Saskia Straße von Ridder
Claudia Rieß

Guide durch die Wechseljahre

Bibliografische Information der Deutschen Nationalbibliothek
Die Deutsche Nationalbibliothek verzeichnet diese Publikation in der Deutschen Nationalbibliografie; detaillierte bibliografische Daten sind im Internet über http://d-nb.de abrufbar.

Für Fragen und Anregungen
info@m-vg.de

Wichtige Hinweise
Dieses Buch ist für Lernzwecke gedacht. Es stellt keinen Ersatz für eine individuelle medizinische Beratung dar und sollte auch nicht als solcher benutzt werden. Wenn Sie medizinischen Rat einholen wollen, konsultieren Sie bitte einen qualifizierten Arzt. Der Verlag und die Autorinnen haften für keine nachteiligen Auswirkungen, die in einem direkten oder indirekten Zusammenhang mit den Informationen stehen, die in diesem Buch enthalten sind.

Ausschließlich zum Zweck der besseren Lesbarkeit wurde auf eine genderspezifische Schreibweise sowie eine Mehrfachbezeichnung verzichtet. Alle personenbezogenen Bezeichnungen sind somit geschlechtsneutral zu verstehen.

Originalausgabe
3. Auflage 2024

Türkenstraße 89
80799 München
Tel.: 089 651285-0

Redaktion: Susanne Meinrenken
Umschlaggestaltung: Manuela Amode
Umschlagabbildungen: vorne: shutterstock/dodoit; hinten: Frank Thiele
Abbildungen im Innenteil: 12, 23, 32, 250: depositphotos/Nadezda_Grapes; 272: Frank Thiele
Layout: Katja Muggli
Satz: Daniel Förster
Druck: Florjancic Tisk d.o.o., Slowenien
Printed in the EU

ISBN Print 978-3-7423-2405-4
ISBN E-Book (PDF) 978-3-7453-2160-9
ISBN E-Book (EPUB, Mobi) 978-3-7453-2159-3

Weitere Informationen zum Verlag finden Sie unter
www.rivaverlag.de
Beachten Sie auch unsere weiteren Verlage unter: www.m-vg.de

Saskia Straße von Ridder
Claudia Rieß

Guide durch die Wechseljahre

ganzheitlich • natürlich • selbstbestimmt

riva

Inhalt

Vorwort
von Miriam Stein

Die Wechseljahre sind – trotz schlafloser Nächte und gelegentlich schlechter Laune – die bisher besten Jahre meines Lebens. Wirklich. Nie habe ich mich freier oder authentischer gefühlt. Das latente Thema Kinderwunsch darf ruhen und ich erlebe eine nie gekannte Nähe zu anderen Frauen. Vielleicht lag mir das Jungsein nicht.

Saskia Straße von Ridder und ich begegneten uns erstmals, als ich gerade die Pubertät hinter mir hatte. Ich war gerade 20 Jahre alt und navigierte mit teils heftigen Menstruationsschmerzen durch mein junges Frauenleben. Die Bedeutung von »Fruchtbarkeit« und »Fortpflanzungsfähigkeit« oder »Schwangerschaft« konnte ich noch nicht erfassen. Wie die meisten jungen Frauen interessierte mich nur ein einziger Teil der Frauenheilkunde: die Empfängnisverhütung. Unsere Begegnung war freundlich und flüchtig. Natürlich ahnte ich nicht, dass unsere Wege sich 25 Jahre später wieder kreuzen würden. Dass sich dann zwei gestandene Frauen gegenüberstehen würden, die es sich zur Aufgabe gemacht haben, die »zweite Pubertät« aus der Tabuecke zu befreien, um einerseits die Versorgung, aber andererseits auch die Bedeutung dieses Lebensabschnitts neu zu betrachten. Die Wechseljahre hätten damals kaum weiter von meiner Lebensrealität entfernt sein können.

Das Vierteljahrhundert zwischen unseren Begegnungen nennt man das »fortpflanzungsfähige Alter« und es gilt daher immer noch als die »Blütezeit« im Frauenleben. Studien wollen belegen, dass wir uns um die 30 am glücklichsten fühlen, die Erhebung einer Kosmetikmarke benennt sogar das Alter von 27 Jahren konkret als das Lebensjahr, in dem sich Frauen »am schönsten« fühlen. Biologisch ist das kein Wunder: In diesen Jahren produzieren die Eierstöcke bestenfalls ausreichend Sexualhormone, um die Haare glänzend, die Brüste fest und den Hintern oben zu behalten. Die Natur, so haben wir gelernt, hat das genau so eingerichtet, damit paarungswillige Männchen erkennen: Hier geht was.

Tatsächlich geht einiges in den Zwanzigern – in meinem Fall in erster Linie in Form von Selbstzweifeln und Unsicherheiten. Mit Anfang 30 fühlte ich mich sicherer im Leben und fällte die grundsätzlichen Entscheidungen in Sachen Job, Partner- und schließlich Mutterschaft. Die Komplexität des Körpers, vor allem des weiblichen, dieses Powerhouses, verstand ich jedoch immer noch nicht; ich nahm ihn weiterhin als gegeben. Erst als dieser Hochleistungsorganismus mit Anfang 40 plötzlich nicht mehr funktionierte, erkannte ich, in was für einem effizienten Stoffwechselbetrieb ich all die Jahre unwissend gelebt hatte. Denn nichts ging mehr: Plötzlich schlief ich schlecht, fühlte mich seltsam erschöpft und uncharakteristisch dünnhäutig. Mein Gehör ließ nach, morgens drehte sich das Zimmer um mich, als befände ich mich im Dauerloop eines Kirmeskarussells. Ich ertrank förmlich in Periodenblut, ohne Rettungsring in Sicht. Trotz der Not zuckte meine Frauenärztin gleichgültig mit den Schultern, murmelte etwas von »Natur« und »Da müssen Sie durch«. Nachts zählte ich die Maserung an der Schlafzimmerdecke und googelte mich tagsüber, komplett übernächtigt, von Website zu Studie, von Ratgeberseiten zu medizinischen Fachpublikationen und verschaffte mir nach und nach einen Überblick über das Hormonchaos, das die Natur am Ende der Fruchtbarkeit in den Körper programmiert hat. Die Medizin nennt es »Klimakterium«, der Volksmund »Wechseljahre«.

Ich stellte fest: Kaum einer mag die Wechseljahre, noch nicht einmal Fachleute. Alles, was nach Wechsel riecht oder klingt, scheint irgendwie peinlich oder schambehaftet. Deswegen wurde jahrelang nicht öffentlich darüber gesprochen, deswegen kommen sie nicht im Grundstudium Medizin vor, deswegen können Ärzt*innen sie nicht bei der Krankenkasse abrechnen. Die Tatsache, dass die Hälfte der Menschheit betroffen ist, reicht also nicht aus, um sich diesem Thema medizinisch und gesellschaftlich zu nähern. Ich beschloss, der Sache auf den Grund zu gehen und selbst ein Buch darüber zu schreiben. Als ich die Arbeit an dem Projekt aufnahm, das mittlerweile als *Die gereizte Frau* in den Buchläden steht, schauten mich selbst Freund*innen schräg an: »Warum willst du darüber schreiben? Dafür bist du doch noch viel zu jung!« Nein, bin ich nicht, wir sind nur nicht richtig aufgeklärt!

Ich wünsche mir, dass weniger Frauen ohne Vorwissen in die Wechseljahre stolpern. Ich wünsche mir, dass wir als Gesellschaft offen über die Wechseljahre sprechen, denn die Auswirkungen der teilweise komplexen Symptome betreffen viele Lebensbereiche, darunter Job, Partner- und Mutterschaft. Statistisch waren die meisten Frauen und Männer 2021 45 Jahre alt, als ihre Ehen zerbrachen, die Ehefrauen vielleicht in den Wechseljahren. Oder Kolleginnen verändern sich: Jede vierte berufstätige Frau ab 45 Jahren ist unzufrieden in ihrem Job, weil sie nicht genügend Unterstützung bei menopausalen Beschwerden bekommt. Und die eigenen Kinder kämpfen zeitgleich mit ihren Hormonen – in der Pubertät! Hormonchaos *all around*!

Man sagt, dass ein Drittel aller Frauen das große Los gezogen hat und kaum Beschwerden erlebt, ein Drittel normal und ein Drittel schwer in Mitleidenschaft gezogen wird. Aus eigener Erfahrung kann ich berichten: Wechseljahresbeschwerden können einem richtig zusetzen. Natürlich sind die Wechseljahre keine Krankheit, aber die Symptome können durchaus krankheitsähnlich verlaufen. Entsprechend gleichen die Wechseljahre einem Kontrollverlust auf gesellschaftlicher und biologischer Ebene. Die Schulmedizin, aber auch weitere Teile der Gesellschaft lassen Frauen damit allein. Dabei existieren zahlreiche Methoden, um Beschwerden zu lindern, wie beispielsweise Ernährungsumstellung, Sport, Meditation, Pflanzenheilkunde und bioidentische Hormontherapie. Hier kommt Saskia Straße von Ridder wieder ins Spiel: Gemeinsam mit der Gesundheitsjournalistin und Ernährungsberaterin Claudia Rieß wird sie auf den folgenden Seiten ausführlich auf viele natürliche Gegenmittel eingehen.

Das Klimakterium hat Saskia und mich wieder zusammengeführt. Am Weltmenopausentag im Oktober 2022 entdeckte ich sie in einem Zoom-Fenster einer Onlineveranstaltung mit dem kuriosen Namen »Peng«. Es ist dem einzig bekannten Menopauseritual aus einer ländlichen Region Chinas entnommen, wo die Frauen zum Ende ihrer Fruchtbarkeit durch ein Ritual in die Dorfgemeinschaft der postmenopausalen Frauen aufgenommen werden. Ich habe dieses Ritual online selbst vollzogen. In der Fragerunde erkannte ich Saskia und erfuhr, dass sie als Heilpraktikerin für Frauenheilkunde mit Schwerpunkt Wechseljahre in München praktiziert. Sie will, dass wir Frauen »Weiblichkeit in allen Lebensphasen verstehen, unterstützen und annehmen«. Wie schön, wie wichtig. Ich wollte unbedingt mehr erfahren.

Deswegen freue ich mich so sehr auf den *Guide durch die Wechseljahre*. In diesem Buch teilen Claudia Rieß und Saskia Straße von Ridder ihr umfangreiches

Wissen darüber, wie man Wechseljahresbeschwerden lindern kann. Sie erklären, welche Symptome auftreten, welche Abläufe im Körper dafür verantwortlich sind und was dagegen helfen kann. Verständlich und anwendbar erläutert Saskia ihr bemerkenswertes Wissen der Naturheilkunde, wie beispielsweise Nachtkerzen, Yamswurzel, Schüßler-Salze, aber auch bioidentische Hormone individuell geplagten Frauenorganismen helfen können. Erweitert wird dies mit wichtigen Ratschlägen von Claudia zum Thema Ernährung. Denn die Umstellung der Essgewohnheiten kann bei Beschwerden in den Wechseljahren wirklich Wunder wirken. Beide führen ihre Leserinnen einfühlsam, wissend und geduldig durch die »Perimenopause«.

Wenn ich Frauen um die 50 heute treffe, wird mir klar: Die Erzählung, dass Frauen sich um die 30 am schönsten und besten fühlen, ist eine Momentaufnahme. Es mag einen Höhepunkt des Glücklich- und Schönseins ausmachen, fruchtbar zu sein. Nur ist das Leben länger, komplexer und reichhaltiger. Ich zum Beispiel möchte nie wieder 20 sein. Schönheit und Glück definieren sich auch aus der Tiefe der Lebenserfahrung, aus der Summe dessen, was hinter mir liegt, was ich aufgebaut, kennengelernt oder auch niedergerungen habe. Die überraschende Begegnung mit Saskia nach 25 Jahren macht mich andächtig. In solchen Momenten wird mir klar, dass das Leben im Fluss ist, dass Wellenbewegungen und Weiterentwicklung von Schönheit und Glücklichsein zeugen. Wissen und Austausch helfen, diesen Lebensfluss zu verstehen und zu schätzen.

Mit den Wechseljahren nimmt das Frausein eine neue Form an, schaltet in einen neuen Modus. Dieser kann, je nach Lebensumstand, ganz unterschiedlich aussehen. Für mich gestaltet sich die Lebensmitte als das bisher aufregendste und produktivste Kapitel meines Lebens, allen gelegentlich auftretenden Symptomen zum Trotz. Ich nehme mich mit meinen schwankenden Hormonen an und freue mich auf das, was vor mir liegt. Claudia Rieß und Saskia Straße von Ridders Guide wird mir, und hoffentlich vielen Leserinnen, »ganzheitlich, natürlich und selbstbestimmt« zur Seite stehen.

Miriam Stein, Journalistin und Autorin des Bestsellers *Die gereizte Frau. Was unsere Gesellschaft mit den Wechseljahren zu tun hat* (Goldmann Verlag 2022)

Warum wir dieses Buch schreiben

Wir zwei Autorinnen, Saskia und Claudia, stecken – während wir dieses Buch schreiben – mitten in unserer Perimenopause, also der unmittelbaren Zeit rund um die letzte Periode. Wir sind Heilpraktikerin für ganzheitliche Frauenheilkunde (Saskia) und Journalistin für Gesundheitsthemen und Ernährungsberaterin (Claudia). Die vielen Fragen der Frauen, die wir täglich beruflich und im Freundeskreis erleben, haben uns motiviert, diesen Guide zu schreiben: Ein Buch zum Nachschlagen, das praktisch, unkompliziert und ganzheitlich zur Selbsthilfe anregen soll. Denn wir finden: Es herrscht immer noch allzu großes Schweigen zum Thema Wechsel. Und das wollen wir ändern, damit du genau informiert bist, was sich in deinem Körper während der Wechseljahre wandelt, was diese Veränderungen für dich bedeuten können und wie du ihnen bestmöglich begegnen kannst. Denn wir erleben viele der Themen, über die wir hier schreiben, Tag für Tag persönlich. Während wir fit für Alltag, Familie, Job und natürlich das Buchschreiben sein wollten, hat auch uns immer mal wieder der wechseljahrestypische *Brain Fog* zu schaffen gemacht. Und nach Nächten mit unruhigem Schlaf fiel es uns schwer, am nächsten Morgen einen geraden Satz aufs Papier zu bringen – trotz Unmengen an Kaffee und Rosmarintee. Von Stimmungsschwankungen ganz zu schweigen, die uns oft verzweifeln ließen, am gerade Geschriebenen, an uns, ach, einfach an der ganzen Welt! Kommt dir all das bekannt vor?

Und weißt du, was? Es ist uns absolut nicht gelungen, unsere Symptome immer schnell in den Griff zu bekommen! Wir hatten keine Zeit oder keine Lust und irgendetwas anderes war wichtiger. Aber das Buch und seine Themen haben uns glücklicherweise stets daran erinnert, wie viele Möglichkeiten es gibt, mit kleinen und großen Beschwerden umzugehen. Und wie gut es uns tut, dass wir uns mit anderen Frauen austauschen können und uns Zeit nehmen, um uns mit unseren körperlichen wie seelischen Veränderungen zu beschäftigen. Denn die Wechseljahre sind eine Herausforderung für uns alle. Unser Zyklus gibt uns fast vier Jahrzehnte Struktur. Was danach folgt, ist oft undefiniert: Mal ist es ein unspektakulärer Übergang, mal ein ersehnter Neuanfang, mal ein tiefes Tal.

Jede Frau ist anders, das wird gerade im Wechsel mehr als deutlich. Viele geben sich nicht mit einem pauschalen Bild der Frau um die 45 zufrieden, sind nicht an den wenigen standardisierten Methoden zur Behandlung von Wechseljahresbeschwerden interessiert oder stehen diesen skeptisch gegenüber. Frauen wünschen sich neue Wege, sanftere Lösungen und ganzheitliche Alternativen – diese werden in der Regel aber kaum angeboten.

Genau das ist Ziel unseres Buchs: Wir wollen dir mit Tipps, Empfehlungen und Erklärungen zur Seite stehen. Du wirst auf den folgenden Seiten sehen, dass es jede Menge wirksame Hilfe gibt. Aber unser wichtigster Ratschlag ist: Der Weg zur eigenen Balance gelingt maßgeblich durch ein großes Stück Gelassenheit. Auch mal faul und unproduktiv sein, Schokokuchen, Zeit in der Natur, Lachen mit Freundinnen, lange Abende bei Wein und gutem Essen – all das haben wir während des Buchschreibens sehr genossen, es hat uns Kraft schöpfen lassen, die uns auch weiterhin durch die Zeit des Wechsels trägt. Das Buch ist ein Aufruf an dich, genau jetzt in dieser Phase des Wandels in dich hineinzuhören, dich über die unterschiedlichen Möglichkeiten zu informieren und ganz individuell nach deinen eigenen Bedürfnissen verschiedene Ansätze auszuprobieren.

Saskia Straße von Ridder und Claudia Rieß

Hinweis

Da unsere Leserschaft überwiegend weiblich ist, haben wir uns für eine ausschließlich weibliche Schreibweise entschieden und auf eine Mehrfachbezeichnung beziehungsweise eine genderspezifische Schreibweise verzichtet. Alle personenbezogenen Bezeichnungen sind somit geschlechtsneutral zu verstehen.

Kapitel 1

Jede Frau kommt in die Wechseljahre

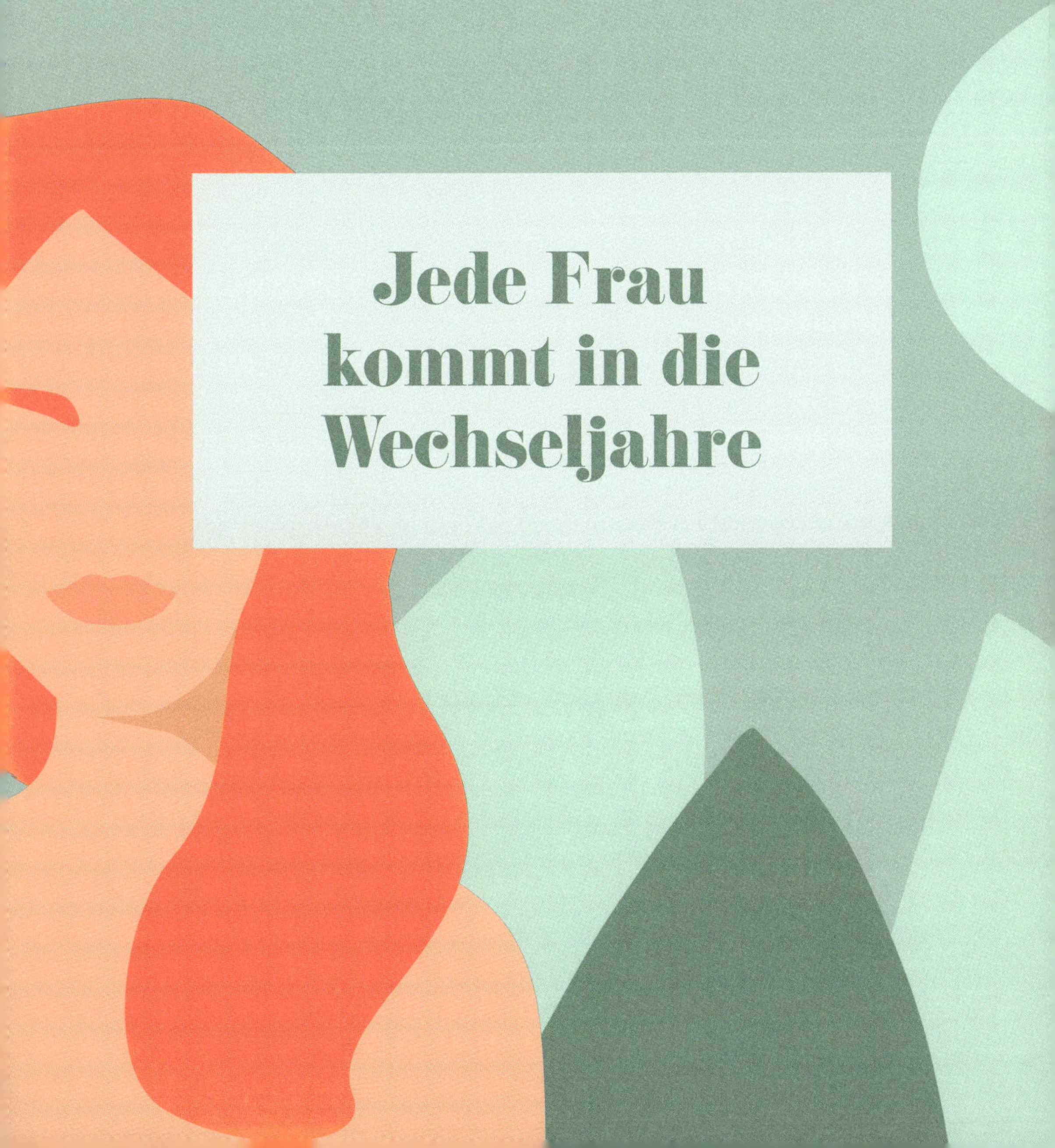

Kannst du dich noch daran erinnern, wie es war, als die Hormone das erste Mal spürbar wurden? Als sie anfingen, Körper und Psyche durcheinanderzuwirbeln? Vielleicht warst du 12 oder 15 Jahre alt. Mit der Pubertät begann eine Zeit des Wandels, der Körper musste lernen, sich auf die Ausschüttung der Geschlechtshormone einzustellen und die richtige Balance zu finden. Das lief bei vielen nicht immer im Takt. Bei mancher Periode tanzten die Hormone so wild, dass sie eine hochemotionale Stimmung auslösten, mal tänzelten sie fast unbemerkt durch einen Zyklus hindurch. Etliche hatten mit Schmerzen, starken Blutungen, Übelkeit und Stimmungsschwankungen zu kämpfen, bei anderen verlief die Periode etwas entspannter. Ganz zu schweigen von der fraulichen Entwicklung – für die eine zu viel, für die andere zu wenig.

Wie ging es dir dabei? Wie hast du dich seelisch und körperlich in dieser ersten Zeit der weiblichen Veränderung gefühlt? Eines war diese Phase auf jeden Fall für alle: ein Wechsel, ein Wandel. Ein Abschied und Neuanfang zugleich: Adieu, Kindheit, hallo, Jugend! Weg vom angepassten, hin zum eigenen Kopf. Zu einer neuen Identität, vielleichter lauter, vielleicht leiser. Etwas Neues ausprobierend, Altes hinter sich lassend. Nicht immer happy, manchmal sogar tieftraurig über den Abschied des noch Unbeschwerten, zugleich neugierig und gespannt auf das, was kommt. Freunde wurden gewechselt, Vorlieben auch. Körper und Psyche veränderten sich durch das hormonelle Geschehen.

Aber warum blicken wir hier zu Beginn des Buchs mit dir zurück auf diese Zeit?

Wechseljahre – die zweite Pubertät?

Die Wechseljahre der Frau erinnern in vielerlei Hinsicht an die Pubertät. In beiden Lebensphasen endet etwas und etwas anderes beginnt. Jeder alte Moment weicht einem neuen. Auch ist die Pubertät der Zeitpunkt, der häufig wegweisend ist für die lebenslange weibliche Identität. Ob sich eine Akzeptanz für die ureigene Weiblichkeit einstellt, vor allem in Bezug auf den Körper, entscheidet sich meist in der frühen Jugend. Und doch ist etwas komplett anders: Die Pubertät ist im Gegensatz zu den Wechseljahren ein akzeptierter Prozess. Der hormonelle Wandel in der Teenagerzeit wird als eine Zeit, um zu sich selbst zu finden und neue Wege der Orientierung zu beschreiten, anerkannt und willkommen geheißen – wenn auch nicht immer von den Eltern, so doch von der Gesellschaft. Körperliche wie seelische Befindlichkeiten, Stimmungsschwankungen, Schmerzen, »Ups« und »Downs« oder erste Lebenskrisen werden nicht nur toleriert, es wird ihnen mit Verständnis begegnet.

Warum nur ist das bei den Wechseljahren nicht so, trotz der vielen Parallelen? Die erwachsene Frau in ihrer hormonellen Umstellung darf vieles nicht, was eine Heranwachsende in einer vergleichbaren Phase darf. Ihr Umfeld und oft letztendlich sie selbst erwarten gewohntes Funktionieren. Obwohl durch den Hormonwechsel alles anders als gewohnt läuft, soll die Frau weiterhin die Stellung halten, den Bauch einziehen, ihren Job machen, gut aussehen und sich – wie immer – um alles kümmern. Und häufig ist das nicht nur eine Erwartung, die von außen an uns Frauen herangetragen wird, sondern oft auch ein Anspruch, den wir an uns selbst haben.

Den Wandel nicht ignorieren

Da hören wir einerseits, wir sollen uns doch wegen des bisschen Bauchwehs nicht so anstellen, andererseits schieben wir manches vermeintliche »Zipperlein«, wie plötzliche Hitzeschübe, Ziehen in der Brust, stechende Kopfschmerzen oder bleierne Müdigkeit, einfach von uns fort, nur um nicht als schwach und unzureichend dazustehen.

Nicht wenige Frauen leiden still und leise vor sich hin, bis vielleicht eine Belastungsgrenze überschritten wird. Das ist sehr problematisch, denn es verleitet dazu, körperliche und seelische Bedürfnisse einfach zu ignorieren und Veränderungen von Körper und Psyche nicht wahrzunehmen. Wichtige Prozesse des Organismus und der natürlichen Entwicklung werden dadurch nicht angenommen oder einfach übergangen – ein in der Frauengesundheit nur allzu verbreitetes Phänomen.

Im Praxisalltag erleben wir viele Frauen, die trotz erheblicher gesundheitlicher Probleme vor oder während des Wechsels erst sehr spät einen Schritt machen, um sich Hilfe zu suchen. Warum das so ist, hat ganz unterschiedliche Gründe: Entweder haben die Frauen einen enormen Anspruch an sich, allzeit zu funktionieren, oder die Leidensfähigkeit ist sehr hoch. Es ist möglich, diverse Mechanismen zur Unterdrückung von Bedürfnissen zu erlernen, vielleicht wurden sie auch schon von Beginn an anerzogen. Eigene Befindlichkeiten ernst zu nehmen, geschweige denn sie zu benennen und zu einer behandlungswürdigen Angelegenheit zu machen, ist manchmal ein langer Prozess. Besonders tragisch ist es, wenn man bereits versucht hat, sich Rat bei Ärztinnen oder Therapeutinnen zu holen und mit seinen Themen nicht ernst genommen wurde oder kaum ein Versuch gemacht wurde, Ursachen zu finden und Symptome zu lindern. Das verunsichert, enttäuscht und viele verlieren das Vertrauen – sowohl in die Medizin als auch in sich selbst.

Wie geht es dir damit? Welche Erfahrungen hast du bereits gemacht? Wichtig ist, dass du dich nicht – im Verborgenen leidend – mit deinen Beschwerden abgibst. Denn es existieren in der Geschichte der Frauenmedizin wirklich viele, bis heute wegweisende Ansätze, Frauen mit all ihren spezifischen Leiden zu unterstützen. Das jahrhundertealte Hebammenwissen und Rezepturen aus den mittelalterlichen Klostergärten sowie stets neu überprüfte, pflanzenheilkundliche Erkenntnisse bieten einen enormen Reichtum bei sämtlichen Beschwerdebildern. Integrative Frauenheilkunde, bei der klassische Therapien durch Naturheilkunde ergänzt werden, findet in den letzten Jahren immer mehr Befürworterinnen. Dabei setzen viele auch zunehmend auf ganzheitliche Konzepte, bei denen nicht nur einzelne Teile des Körpers oder separate Beschwerden behandelt werden, sondern die Frau im Ganzen betrachtet wird. So wird neben dem Körper auch die Seele im Rahmen einer Behandlung berücksichtigt. Erfreulicherweise stehen auch immer mehr Gynäkologinnen, Heilpraktikerinnen und Therapeutinnen, die selbst bereits einige hormonelle Veränderungen durchlebt haben oder sich vielleicht mitten in den Wechseljahren befinden, den Frauen als hervorragende und verständnisvolle Ratgeberinnen zur Seite.

DER WECHSEL IST KEINE KRANKHEIT

Sobald die letzte Periode vorüber ist, schwebt das Grauen des Alterns über uns Frauen. Falls bis dahin keiner die vielen holprigen Jahre vor der letzten Periode bemerkt hat, werden wir spätestens jetzt als schwierig und zickig abgestempelt. Niemand nimmt uns mehr als weibliches Wesen wahr, stattdessen haben wir mit allerlei Beschwerden zu kämpfen. Dieses Bild hält sich hartnäckig, in den Medien und in den Köpfen vieler Frauen – trotz (oder vielleicht wegen?) der Flut an Zeitschriftenartikeln und Ratgeberbüchern.

Wechseljahre und Leiden – für die meisten gehört das immer noch zusammen wie der sprichwörtliche Deckel zum Topf. Kein Wechsel ohne Schweißausbrüche, Migräneanfälle, Depressionen oder Schlafstörungen. Obwohl die Wechseljahre ein absolut normaler körperlicher Prozess sind, werden sie mit ihren seelischen und körperlichen Begleiterscheinungen in der Gesellschaft häufig als therapiebedürftige Erkrankung dargestellt. Medizinische Begriffe wie »menopausal«, »Rückgang der Gonadenfunktion« oder »Ende der reproduktiven Phase« verstärken das Bild, dass Frauen in dieser Lebensphase potenziell krank seien. Wechseljahre, ein behandelbares Schicksal. Herrlich erfrischend dazu ist das Statement der renommierten amerikanischen Ärztin Dr. Susan Love aus den 1990er-Jahren: »Wenn Östrogenmangel tatsächlich eine Krankheit wäre, hätten die Mediziner alle Männer für chronisch krank erklären müssen.«[1]

Im Umkehrschluss könnte man meinen, eine Frau sei nur »vollständig und gesund«, solange sie gebärfähig ist – leider hat man nicht selten den Eindruck, dass Frauen auf ihr biologisches Alter reduziert werden. Das ist nicht nur abwertend, es sorgt auch keineswegs für ein gesundes Körpergefühl und Selbstvertrauen. Zudem werden völlig unnötig Ängste heraufbeschwört. Damit sollten und wollen wir endlich Schluss machen – daher noch einmal unsere wichtige Nachricht an dich: Die Wechseljahre sind keine Krankheit, aber sie können eine enorme Herausforderung sein. Das gilt vor allem, wenn du zu den zwei Dritteln der Frauen gehörst, bei denen der Wechsel nicht spurlos vorüberzieht, sondern auch größere Beschwerden, möglicherweise sogar Erkrankungen, mit sich bringt.

Laut Statistik verhält es sich so: Ein Drittel der Frauen hat kaum Beschwerden, ein weiteres Drittel hat temporäre Symptome wie beispielsweise die typischen Hitzewallungen, Schlafstörungen oder ab und zu auftretende Erschöpfungszustände. Das letzte Drittel klagt über erhebliche Probleme, sowohl körperlicher als auch seelischer Natur. Es kann auch passieren, dass sich bislang gänzlich unbekannte Symptome, die du erst einmal nicht mit dem Wechsel in Verbindung bringst, wie zum Beispiel Gelenkschmerzen oder Wassereinlagerungen, plötzlich zeigen – und dich an frühere Zeiten hormoneller Veränderungen erinnern: die schmerzhafte, unregelmäßige und blutreiche Periode in der Pubertät, die eigenartigen Veränderungen nach dem Absetzen der Pille oder die totale Umstellung des Körpers und der Gefühlswelten in der Schwangerschaft und in der Phase des Wochenbetts. Gehen Frauen dann mit solch diffusen Beschwerden zur Ärztin, werden sie leider häufig mit ihren hormonellen Leiden entweder nicht ernst genommen oder gleich pathologisiert, also als ständig vom Zyklus beziehungsweise dem ausbleibenden Zyklus gebeutelte, kranke Wesen verstanden. Das darf einfach nicht sein. Es muss noch viel mehr zwischen diesen Extremen geben. Zugegeben, die Folgen oder Begleiterscheinungen der Hormonumstellung können vielschichtig sein. Und natürlich lassen sich Anzeichen und Beschwerden nicht immer gleich den Wechseljahren zuordnen. Vor allem aber entspricht es nicht dem in der Medizin gängigen Muster, wenn es Beschwerden gibt, deren Ursache keine Krankheit, sondern eine hormonelle Umstellung sind. Umso mehr ist der offene Umgang mit der Thematik und das individuelle Wahrnehmen gefragt.

Haben wir uns selbst noch gar nicht so richtig mit dem Thema Wechseljahre befasst und auch keine Ratgeberin an der Seite, wie eine bereits erfahrene Freundin oder eine versierte Therapeutin, stehen wir da mit unseren Beschwerden, fühlen uns nicht krank, gut geht es uns aber auch nicht. Wissen nicht weiter. Und seien wir mal ehrlich: Es hat aus feministischer Sicht viel Zeit und Kraft gekostet, dass wir uns eben nicht mehr als hormongesteuerte Wesen abstempeln lassen. Wir wurden so erzogen, Unterschiede zwischen Männern und Frauen eher zu ignorieren als zu unterstreichen – der Gleichberechtigung wegen. Und damit wären wir gleich bei einem weiteren Grund für eine häufig falsche Behandlung von Frauen: Die fehlende Gendermedizin. Ein sehr schmaler Grat zwischen Gleichstellung und Differenzierung muss hier beleuchtet werden. Frauen wollen ebenso ernst genommen werden wie Männer, ebenso eine ausführliche Diagnose und anschließende optimale Therapieempfehlung erhalten wie Männer – denn das ist leider immer noch keine Selbstverständlichkeit. Viel zu häufig werden Frauenleiden unterschätzt, und das mit fatalen Folgen, wenn es beispielsweise um die rechtzeitige Erkennung eines Herzinfarkts geht. Hier ist Gleichstellung dringend gefragt.

Geht es hingegen um die Medikation, muss klar zwischen den Geschlechtern unterschieden werden, denn der Organismus von Frauen tickt komplett anders als der von Männern. Doch Medizin wird nach wie vor überwiegend von Männern für Männer gemacht – denn in der Regel wird der männliche Körper (also Gewicht, Stoffwechsel, Hormone) als Maßstab genommen, was dazu führt, dass Richtwerte, Diagnosen und auch die Dosis eines Medikaments auf Männer zugeschnitten werden – für Frauen können die Dosierungen demnach viel zu hoch sein. Genauso wenig wird der Einfluss der Hormone, weder des Zyklus noch der Wechseljahre, bei einer allgemeinmedizinischen Untersuchung mit einbezogen. Auch das muss sich ändern: Frauen, die durch das »Zyklisch-Sein« Probleme nun mal haben können, sollten künftig mehr Aufmerksamkeit und Alternativen bei den Behandlungsmethoden geboten bekommen als die gängigen und oft nicht ausreichenden Standards. Und zwar viel selbstverständlicher, als das immer noch in den meisten Praxen der Fall ist – und ohne dass ständig ein »Krankheitswert« bestimmt oder gemessen wird.

Wünschenswert sind auch ein besseres Informationsangebot sowie eine gute Begleitung durch die Zeit der Wechseljahre, damit Frauen ihre Gesundheit und ihr Wohlbefinden aktiver mitgestalten können. Eine gute Möglichkeit hierfür wäre, Frauen eine Wechseljahresbegleiterin an die Seite zu stellen, wie das beispielsweise in den Niederlanden seit 1999 der Fall ist. Sie begleiten Frauen in dieser

Umbruchphase – stunden-, tageweise oder auch über einen längeren Zeitraum. Auch in Deutschland gibt es bereits einige ausgebildete Wechseljahresbegleiterinnen, doch während in den Niederlanden die Kosten von den Krankenkassen übernommen werden, müssen die Frauen hierzulande noch selbst dafür aufkommen. Eine wichtige Aufgabe von ihnen ist es, Frauen zu stärken, zu beraten, zu informieren und sie beispielsweise auch für neue Lebensziele zu motivieren. Darüber hinaus geben sie Empfehlungen zu Ernährung, Bewegung und Entspannung und sparen auch Themen wie Sex nicht aus. Und sie sprechen mit Frauen ganz einfach über den Ablauf des Wechsels und was dabei im Körper passiert, wie sich der Hormonhaushalt verändert und welche Folgen das haben könnte. Denn eines steht fest: Je besser wir Frauen über die Menopause informiert sind, desto besser kommen wir mit Wechseljahresbeschwerden zurecht.[2]

Warum überhaupt Wechseljahre?

Die Biologie hat Frauen mit der wunderbaren Fähigkeit ausgestattet, Leben zu empfangen und zu schenken. Die gebende, behütende weibliche Kraft ist genetisch tief verankert. Und selbstverständlich muss man für diese Urenergie nicht selbst Mutter sein. Dass es einen naturgemäßen Zeitpunkt gibt, an dem diese prägende Aufgabe erfüllt ist und die Fähigkeit zu gebären aufhört, obwohl Frauen durch die gestiegene Lebenserwartung nach dem Wechsel noch locker 30 Jahre vor sich haben, kann aus mehreren Blickwinkeln betrachtet werden. Zuerst kommt einem da der Gedanke »Ist der Wechsel mit all seinen möglichen unangenehmen Begleiterscheinungen vor allem ungerecht?«.

Auf den ersten Blick wahrscheinlich schon: »Jede Periode des weiblichen Lebens bleibt sich gleich monoton, doch die Übergänge von einem Stadium in ein anderes erfolgen mit gefährlicher Brutalität«, schrieb die Schriftstellerin Simone de Beauvoir über die Umbruchphasen im Leben einer Frau.[3] Auch wenn Männer ebenso wie Frauen einen hormonellen Wandel durchmachen (vor allem die Produktion des männlichen Sexualhormons Testosteron nimmt ab), vollzieht sich dieser bei ihnen gemächlich über

Jahre hinweg, sodass der Körper genügend Zeit für eine vergleichsweise sanftere Umstellung hat. Daher bekommt mehr als die Hälfte der Männer kaum etwas von ihrem Wechsel mit. Da bei Frauen das Level der Sexualhormone stark schwankend abnimmt, können Beschwerden plötzlich und teilweise heftig auftreten.

Eine weitere Ungerechtigkeit, zumindest auf den ersten Blick: Während Männer theoretisch bis ins hohe Alter Kinder zeugen können, endet bei Frauen die Gebärfähigkeit mit der letzten Periode. Allerdings hat sich die Evolution etwas dabei gedacht: Wenn eine Frau nach ihrem 50. Geburtstag noch Kinder bekäme, ist das einerseits für den weiblichen Körper eine große Herausforderung und für den Nachwuchs schwierig, denn der braucht mindestens 20 Jahre, bis er auf eigenen Beinen steht. Als Mutter wäre man dann 70 – und man hätte die vorangegangenen Jahre sehr viel Energie fürs Stillen, für schlaflose Nächte, Herumtragen von acht bis zwölf Kilogramm, Ballspielen und mehr aufbringen müssen. Wollen wir das wirklich?

Auch wenn das für viele durchaus machbar klingt, da der Großteil der heute 50-Jährigen wesentlich fitter ist, als die Eltern es waren, hat die Evolution es so eingerichtet, dass Frauen eben nur so lange gebärfähig sind, solange sie die Belastung einer Schwangerschaft und des Aufziehens der Kinder gut bewältigen können. Zudem nimmt die Qualität der Eizellen ab, mit zunehmendem Alter (etwa ab 40) können mehr Eizellen Defekte im Erbmaterial aufweisen, was die Schwangerschaftschancen verringert und gleichzeitig die Fehlgeburtsraten oder die Möglichkeit von schweren Beeinträchtigungen beim Kind steigen lässt. Auch die Anzahl der Eizellen ist endlich und reduziert sich ab dem Zeitpunkt unserer Geburt kontinuierlich. Jede Frau, unabhängig von den Genen oder dem Gesundheitszustand, dem Lebenswandel oder der Einnahme von Hormonpräparaten, hat ungefähr in einem Alter um die 50 ihren Vorrat an Eizellen aufgebraucht. Die Eierstöcke stellen dann die Hormonproduktion weitestgehend ein und die Menopause (die letzte Periode) wird eingeleitet. Eine genaue Beschreibung der drei wesentlichen Phasen der Wechseljahre – Prämenopause, Perimenopause mit der Menopause und Postmenopause – findest du ab Seite 24.

Nach Auffassung der klugen alten Griechen durchläuft der Mensch wie auf einer Stufenleiter alle sieben Jahre eine grundlegende Wandlung. Demnach steigt er Stufe um Stufe nach oben zu Reife und Vollendung. Im Griechischen heißt die Stufe auch *klimakter* – daher hat sich der Begriff »Klimakterium« als weiteres Wort für die Wechseljahre etabliert. Wohin die Treppe führt, liegt ganz im Auge des Betrachters: In der westlichen Auffassung führt sie leider viel zu oft in Richtung Verlust von Attraktivität, Jugend und Fruchtbarkeit bis hin zu Krankheit. In anderen Kulturen hingegen führt sie gen Lebenserfahrung, Entwicklung und spiritueller Kraft. Wie man den Wechsel erlebt, ist also auch eine Frage der Anschauung und der Kultur. Es gibt Studien, die besagen, dass Frauen in einem Kulturkreis, in dem die Wertschätzung und die soziale Stellung mit dem Alter steigen, weniger Beschwerden haben.

Wäre es nicht schön, wenn sich auch in unserem Kulturkreis ein Wandel zum weiblichen Wechsel vollziehen würde? Einerseits in der Gesellschaft und in der öffentlichen Darstellung, allen voran in den Medien, aber auch in unseren eigenen Köpfen. Zugegeben, das ist leicht gesagt, sind wir doch heute manchmal etwas unsicher, wie eine weibliche Identität im Alter aussehen sollte. Denn »alt« wollen wir mit 50 Jahren nicht rüberkommen, dafür aber erfahren und weise. Jugendlich und bauchfrei ist nicht unser Ziel, wir möchten aber auch nicht in die Rolle der Unsichtbaren oder der ollen Schachtel schlüpfen. Es fehlt an authentischen Frauen, die uns vorleben, wie man eine gelassene und im besten Fall gar würdevolle Haltung dem Leben gegenüber findet, wenn man allmählich in die Jahre kommt. Wie man ihr begegnet, dieser Phase der gegensätzlichen Gleichzeitigkeit von Verlust und Gewinn, von Suchen und Finden, von Lachen und Weinen, von Ankommen und Aufbrechen. Hilfreich kann auch hier wieder ein Austausch mit Gleichgesinnten sein, inspirierende, tröstliche, ermutigende Gespräche mit Frauen, die unsere Sorgen teilen und mit denen wir Gemeinsamkeiten haben. Wir sollten uns mit Offenheit begegnen, zugeben, wenn wir überfordert sind oder Angst haben, und um Unterstützung bitten, wenn wir nicht weiterkommen – und uns gegenseitig nicht allein lassen.

Das ist auch das Hauptanliegen unseres Buchs – wir möchten dir so viele Informationen und Unterstützung wie möglich geben, damit du daraus den für dich besten Weg durch die Zeit des Wechsels wählen kannst, selbstbestimmter und aufgeklärter. Es ist an uns allen, das Thema Menopause von Tabus und Scham zu befreien!

Kapitel 2

Wechseljahre – einfach erklärt

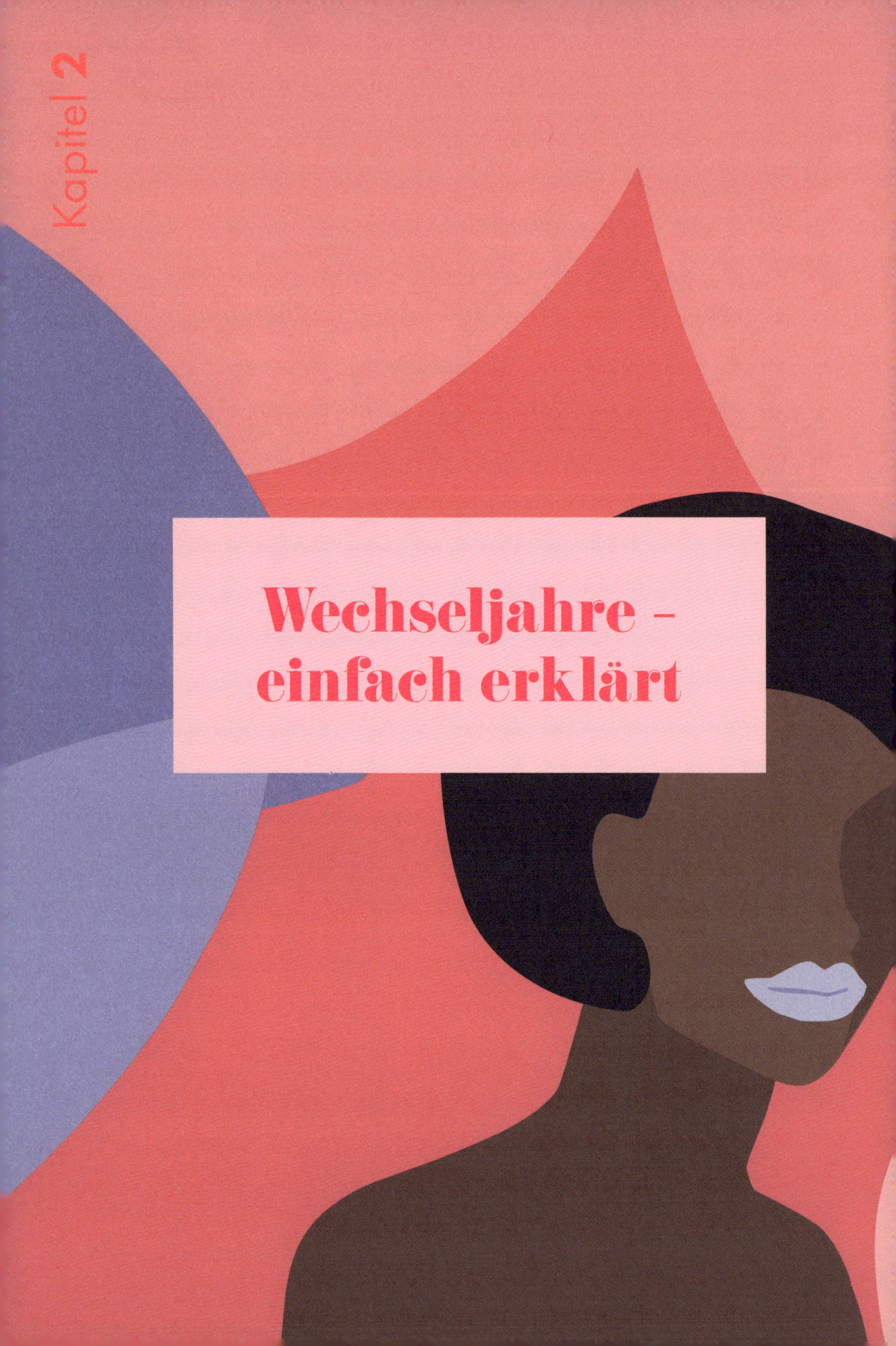

Wenn es um Aufklärung und das Vermitteln von Wissen über Wechseljahre geht, werden entweder komplizierte medizinische Fachbegriffe verwendet, die kaum einer versteht, oder alberne Umschreibungen wie »Eierstöcke in Pension«. Leider sind auch deshalb nur wenige Frauen gut darüber informiert, was am Ende der fruchtbaren Phase im Körper passiert. Im Biologieunterricht haben wir zwar die wichtigsten Geschlechtsorgane von Mann und Frau kennengelernt und erfahren, wie aus einer Eizelle ein Kind heranwächst, aber damit hatte es sich dann auch. Lange Zeit kamen die Wechseljahre nicht einmal als Thema in den zahlreichen Frauenmagazinen vor. Das ändert sich zum Glück gerade.

Denn klar ist: Je mehr du selbst über dich, deinen Körper und die Veränderungen im Wechsel weißt, desto besser kannst du dich darauf vorbereiten und mit allem umgehen, was vielleicht auf dich zukommt. Daher machen wir dich in diesem Kapitel schon mal mit den wichtigsten Hormonen und Phasen der Wechselzeit bekannt und stellen dir ein paar Zahlen vor, von denen uns einige selbst sehr überrascht haben.

Die drei Phasen der Wechseljahre

Die Wechseljahre, medizinisch »Klimakterium« genannt, beschreiben die Übergangsphase im Leben von Frauen, in der die reproduktive Funktion der Eierstöcke eingestellt wird – verkürzt gesagt die Umstellung von der fruchtbaren Zeit in die nicht mehr fruchtbare Lebensphase. In der Regel beginnen die Wechseljahre im Alter zwischen 40 und 50 Jahren und man teilt diese Phase in drei Abschnitte: Prämenopause, Perimenopause und Postmenopause. Der Begriff »Menopause«, der oft als Synonym für den gesamten Wechsel verwendet wird, beschreibt medizinisch korrekt nur die allerletzte Regelblutung. Obwohl es eine grobe Einteilung zu den Phasen der Wechseljahre gibt, sind die Übergänge fließend und nicht immer eindeutig zu bestimmen.

DIE ZEIT VOR DEM WECHSEL: PRÄMENOPAUSE

Die Jahre vor der letzten Regelblutung machen sich meist durch einen unregelmäßigen Zyklus und prämenstruelle Beschwerden bemerkbar, oft begleitet von seelischen Beschwerden wie Reizbarkeit und Traurigkeit. Erste Anzeichen äußern sich durch längere Abstände zwischen den Blutungen oder kürzere Monatsblutungen. Bei manchen Frauen kann die Blutung zwischenzeitlich sehr viel stärker werden, manchmal auch schwächer. Durch hormonelle Schwankungen entstehen mitunter Zysten in der Brust und an den Eierstöcken sowie Myome an der Gebärmutter. Rund um das 40. Lebensjahr beginnt der weibliche Körper, die Produktion der Geschlechtshormone – der Östrogene und des Progesterons, die maßgeblich an der Aufrechterhaltung des Zyklus beteiligt sind – nach und nach zu reduzieren. Wie der Körper auf die einsetzende Hormonumstellung reagiert, ist ganz individuell.

DER ZEITPUNKT DER UMSTELLUNG: PERIMENOPAUSE UND MENOPAUSE

Diese Phase beschreibt ungefähr den Zeitraum zwei Jahre vor bis ein Jahr nach der Menopause, der letzten Periode. Nun beginnt die Ausschüttung der Geschlechtshormone sich weiter zu reduzieren beziehungsweise stärker zu schwanken. Zunächst sinkt weiterhin das Progesteron, da nur noch vereinzelnd Eisprünge stattfinden, was zu einem Überschuss an Östrogenen führen kann (die sogenannte Östrogendominanz). Es kommt zu vermehrten Wassereinlagerungen, die beispielsweise Muskel- und Gelenkbeschwerden begünstigen. Erst etwas später nimmt dann die Produktion von Östrogenen ab. Schweißausbrüche, Herz-Kreislauf-Beschwerden und Schlafstörungen können die Folge sein. Viele Frauen erleben jetzt die intensivsten Symptome auf körperlicher und seelischer Ebene.

Die Eierstöcke stellen langsam ihre Funktion ein. Von Geburt an besitzt jede Frau eine eigene festgelegte Anzahl an Eizellen. Reifen die Eizellen nicht mehr heran und geht der Eizellenvorrat zur Neige, bleiben die Eisprünge und die Periodenblutung immer häufiger aus. Durchschnittlich um die 50 findet die letzte Periode statt – die Menopause.

DIE ZEIT DANACH: POSTMENOPAUSE

Ein Jahr nach der Menopause beginnt der letzte Abschnitt des weiblichen Wechsels. Die Hormonschwankungen nehmen langsam ab, Haut und Schleimhäute werden spürbar trockener. Es dauert je nach individueller Konstitution der Frau mehrere Jahre, bis der Körper und der Geist sich an den neuen Hormonhaushalt gewöhnt und eingependelt haben. Progesteron und Östrogene bleiben dauerhaft auf einem niedrigen Niveau.

Die wichtigsten Hormone kurz erklärt

Hier findest du eine kurze Zusammenfassung der vier Geschlechtshormone, die für die Wechseljahre besonders relevant sind. Wir stellen dir ihre Aufgaben in der Zeit des Wechsels sowie die häufigsten Mangel- und Überschusssymptome vor, die in den Wechseljahren vorkommen können. Interessanterweise lässt sich häufig beobachten, dass sowohl ein Mangel als auch ein Überschuss ähnliche Beschwerden hervorrufen können.

ESTRADIOL (17-BETA-ESTRADIOL, ÖSTRADIOL, E2)

Das weiblich geschlechtsprägende Hormon aus der Gruppe der Östrogene wird im Zyklus unterschiedlich stark ausgeschüttet und unterliegt zyklisch bedingt Schwankungen. Estradiol ist für das Wachstum der weiblichen Geschlechtsorgane und deren Funktion verantwortlich. Daneben ist es an Stoffwechselvorgängen, der Blutgerinnung, dem Knochenaufbau und vielen anderen Prozessen beteiligt.

Estradiol: Mangel- und Überschusssymptome

Diese Symptome deuten auf einen Mangel an Estradiol hin:

- Hitzewallungen und Schweißausbrüche
- Depressive Verstimmungen, Ängste, Nervosität
- Schlafstörungen
- Konzentrationsschwierigkeiten
- Gelenk- und Muskelschmerzen
- Herz-Kreislauf-Beschwerden
- Kopfschmerzen und Migräne
- Schmerzhafte Periode

- Libidoverlust
- Senkungsbeschwerden (Absenkung von Uterus, Harnblase etc. im Beckenbereich, Deszensus)
- Osteoporoserisiko
- Haarausfall
- Faltenbildung und Hautirritationen

Diese Symptome weisen auf einen Überschuss an Estradiol hin:

- Starke Periodenblutung und Zwischenblutungen
- Zysten, Myome
- Gewichtszunahme
- Wassereinlagerungen
- Bluthochdruck
- Thromboserisiko
- Kopfschmerzen und Migräne
- Depressive Verstimmungen, Ängste, Nervosität

ESTRIOL (E3, ÖSTRIOL)

Estriol ist ein schwaches Östrogen ohne geschlechtsprägende Wirkung. Es wird häufig als Schleimhaut-Östrogen bezeichnet, da es mitverantwortlich für den Aufbau der Schleimhäute im Körper ist und diese gegen krankheitserregende Keime schützt.

Estriol: Mangelsymptome

Diese Symptome deuten auf einen Mangel an Estriol hin:

- Trockene und überempfindliche Schleimhäute (Augen, Nase, Mund, Vaginalbereich)
- Vulvovaginale Atrophie
- Probleme der Darmschleimhaut
- Gelenkschmerzen
- Risiko für Entzündungen der Schleimhäute, zum Beispiel Blaseninfekte

PROGESTERON

Progesteron wird hauptsächlich in der zweiten Hälfte des Zyklus nach dem Eisprung aus Zellen der Hülle des Eibläschens im Eierstock gebildet. Entsteht keine Schwangerschaft, setzt durch den Abfall des Progesteronspiegels die Menstruation ein. Wenn in den Wechseljahren keine Eizellen mehr heranreifen und keine Eisprünge mehr vorkommen, sinkt das Progesteron ab. Neben den Fortpflanzungsorganen wirkt es auch auf den Knochenaufbau, den Fettstoffwechsel und das Gehirn. Progesteron ist ein Vorstufenhormon und dient auch der Synthese anderer Hormone.

Progesteron: Mangel- und Überschusssymptome

Diese Symptome deuten auf einen Mangel an Progesteron hin:

- Verkürzte Zyklen
- Prämenstruelles Syndrom (PMS)
- Stressempfindlichkeit
- Schwankungen der Schilddrüsenhormone
- Myome
- Wassereinlagerungen
- Schlafstörungen
- Libidoverlust
- Depressive Verstimmungen und Reizbarkeit
- Verminderte Konzentration und Leistungsfähigkeit

Diese Symptome weisen auf einen Überschuss an Progesteron hin:

- Depressive Verstimmungen
- Müdigkeit, Erschöpfung
- Verstopfung
- Spannungsgefühl in der Brust

TESTOSTERON

Das männlich geschlechtsprägende Geschlechtshormon wird bei Frauen in den Eierstöcken und in der Nebennierenrinde gebildet. Testosteron ist auch ein Vorstufenhormon für Estradiol und Estriol, die aus Testosteron gebildet werden können. Es ist beteiligt am Muskel- und Knochenaufbau, an der Blutbildung, am Fettstoffwechsel und auch bei Frauen an der Lust auf Sex.

Testosteron: Mangel- und Überschusssymptome

Diese Symptome deuten auf einen Mangel an Testosteron hin:

- Bindegewebsschwäche
- Muskelschwäche
- Fettstoffwechselstörungen
- Antriebsstörungen
- Abnehmende Leistungsfähigkeit
- Sexuelle Unlust

Diese Symptome weisen auf einen Überschuss an Testosteron hin:

- Haarausfall am Kopf
- Unreine Haut, Akne
- Zunehmende Körperbehaarung, Bartwuchs
- Gewichtszunahme

Wichtig zu wissen ist aber, dass die Geschlechtshormone mit anderen Hormonen des Organismus interagieren. Die Schilddrüse und die Nebennieren sind zwei wichtige Hormondrüsen und üben Einfluss auf den Hormonhaushalt aus. Vor allem in Zeiten der hormonellen Umstellung wie in den Wechseljahren können sich die Geschlechtshormone und die **Schilddrüsenhormone** wechselseitig beeinflussen. Es gibt einige Schilddrüsenfunktionsstörungen wie die Unterfunktion (Hypothyreose), die Überfunktion (Hyperthyreose), aber auch Autoimmunerkrankungen wie beispielsweise Morbus Hashimoto, die im gesamten Hormonhaushalt Störungen hervorrufen können.

Viele wechseljahresbedingte Beschwerden ähneln denen von Schilddrüsenerkrankungen. So sind die Ursachen von Erschöpfungssymptomen und Gewichtszunahme möglicherweise nicht durch die Wechseljahre begründet, sondern durch eine Unterfunktion der Schilddrüse. Herzbeschwerden, Haarausfall, Schlafstörungen sowie nervöse Unruhe könnten an einer Überfunktion der Schilddrüse liegen.

Die **Nebennieren** produzieren Hormone wie Adrenalin, Cortisol und DHEA (Dehydroepiandrosteron), die neben der Immunabwehr, dem Schlaf-wach-Rhythmus und anderen wichtigen Funktionen vor allem die Belastbarkeit und Ausdauer steuern. Cortisol ist als »Stresshormon« unverzichtbar und gerät bei zu großer Stressbelastung leicht ins Ungleichgewicht. So kann ein niedriger Cortisolspiegel unter anderem Muskelschwäche, Müdigkeit, lange Krankheitsverläufe und depressive Verstimmungen verursachen.

Achtung

Nebennieren und Schilddrüse setzen verschiedene Hormone frei. Liegen hier Funktionsstörungen vor, kann das zu ähnlichen Symptomen wie denen führen, die für die Wechseljahre im Rahmen der Umstellung der Geschlechtsorgane typisch sind. Es handelt sich dabei um wichtige Zusammenhänge der Hormonaktivität, die man, falls Vorerkrankungen bekannt sind oder die Regulierung der Wechseljahresbeschwerden trotz geeigneter Maßnahmen nicht gelingen will, im Auge behalten sollte.

Schilddrüse und Nebennieren arbeiten eng zusammen und sowohl ein Ungleichgewicht an Cortisol als auch der Schilddrüsenhormone können den jeweils anderen Hormonspiegel negativ beeinflussen. Ein dauerhaft hohes Cortisol kann einen Progesteronmangel zur Folge haben. Auch DHEA fungiert als Vorstufenhormon und ein Mangel kann hier zu einer Ursache weiterer Hormonmangelerscheinungen führen.

Die Wechseljahre in Zahlen

Das Mysterium der Menopause wird nach und nach anhand von kleinen und großen Studien erforscht – mit teils überraschenden, aber auch aufrüttelnden Ergebnissen. Wir haben einige Zahlen für dich zusammengestellt.

- Aktuell erleben knapp **8 Millionen** Frauen in Deutschland ihre Wechseljahre.
- Im Jahr 2025 werden es weltweit schätzungsweise rund **1 Milliarde** sein.
- Anzahl der Eizellen, wenn wir geboren werden: **rund 1 Million**
- Anzahl der Eizellen bei der ersten Menstruation: **ca. 500 000**
- Anzahl der Eizellen zu Beginn der Wechseljahre: **ca. 50 000**
- Anzahl der Eizellen bei der Menopause: **0**
- Durchschnittlich kommt eine Frau **im Alter von 52** in die Wechseljahre. Frauen, die **wöchentlich Sex haben**, kommen deutlich später in die Wechseljahre.[4]
- **7,4 Jahre** beträgt die mittlere Dauer der Wechseljahresbeschwerden; **4,5 Jahre** davon liegen nach der Menopause.[5]
- **Nur noch etwa jede 16. berufstätige Frau** zwischen 45 und 65 nahm 2022 ein Hormonpräparat gegen Wechseljahresbeschwerden – das sind nur **6,2 Prozent** der Frauen. Vor 20 Jahren waren es noch **37 Prozent** – mehr als jede dritte Frau nahm damals Hormone.[6]
- **25 Prozent der Frauen** scheiden wegen Beschwerden der Menopause früher aus dem Job aus, **47 Prozent der befragten Frauen** wollen sich aufgrund der Begleiterscheinungen der Wechseljahre nicht um eine Beförderung bemühen, wie eine Studie an Frauen im Finanzsektor zeigte.[7]
- **Jede vierte Frau** spricht die Wechseljahre in ihrer Beziehung nicht an.[8]
- **64 Prozent der Frauen** wünschen sich, dass Frauen in den Wechseljahren offener darüber sprechen.[9]
- **78 Prozent der Frauen** glauben, dass sie die Wechseljahre positiv beeinflussen können.[10]

Kapitel 3

Ganzheitliche Hilfe bei Wechseljahres-beschwerden

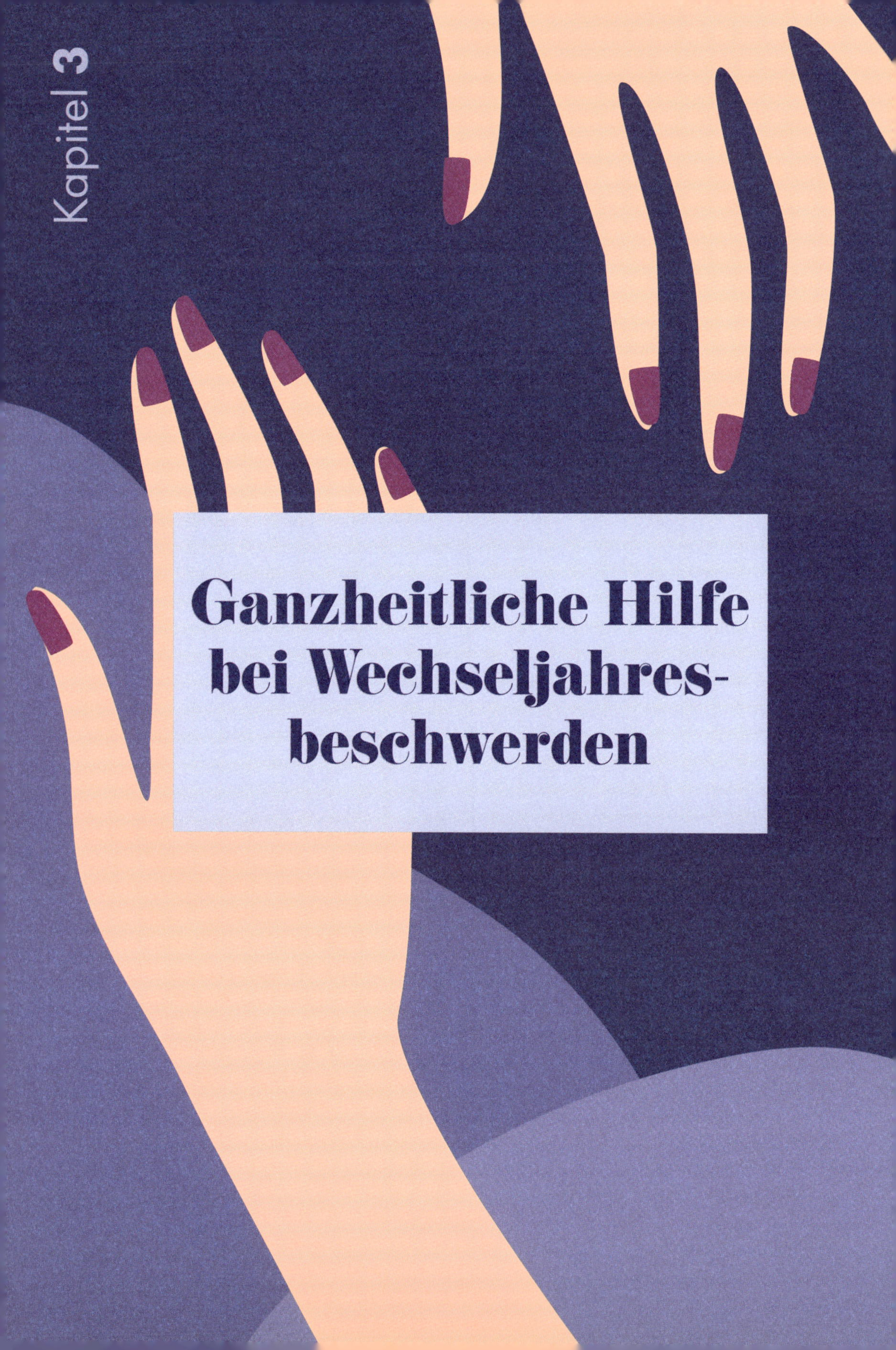

Das große Bedürfnis vieler Frauen, sich mit den Auswirkungen der Wechselzeit zu befassen, sich zu informieren und selbstbestimmt Eigeninitiative zu ergreifen, war unser Antrieb, einen ganzheitlichen und praktischen Selbsthilfe-Guide zu schreiben. Gleichzeitig wollen wir Alternativen zum recht einseitigen Angebot der herkömmlichen Therapiemöglichkeiten von wechseljahresbedingten Beschwerden bieten. All unsere Tipps und Empfehlungen geben wir aus unseren Erfahrungen heraus – als Heilpraktikerin, Ernährungsberaterin und als selbst betroffene Frauen, die sich ebenso wie du mitten in den Wechseljahren befinden.

So nutzt du unsere Empfehlungen

Nun hältst du diesen Guide in den Händen, um dich umfassend über die Wechseljahre zu informieren, zu erfahren, was in deinem Körper vorgeht und warum – und wie du selbst aktiv werden kannst, sei es vorsorglich, weil du bereits erste Anzeichen spürst, oder weil du bereits mittendrin bist. Die Empfehlungen, die wir dir hier zusammengestellt haben, sollen dich inspirieren, dein eigenes Wohlbefinden in die Hand zu nehmen, und zwar auf die Weise, die zu dir passt und die du dir selbst nach deinen Vorlieben zusammenstellen kannst. Unser Guide bietet dir die Möglichkeit, dir eine für dich geeignete Vorgehensweise zu erschließen und die Ratschläge nach deinen Bedürfnissen auszuprobieren, abzuwechseln und miteinander zu kombinieren.

Du wirst nicht alle möglichen Beschwerden der Wechseljahre haben, schon gar nicht zeitgleich, und ziemlich wahrscheinlich auch sehr unterschiedliche Intensitäten deiner Beschwerden erleben. Im besten Fall stellst du mithilfe der Ratschläge fest, dass schon kleine Umstellungen wie beispielsweise eine Ernährungsempfehlung oder Tipps für den Alltag und einfache Anwendungen erheblich zu deinem Wohlbefinden beitragen können.

Passend zu deinen Symptomen findest du eine umfangreiche Auswahl naturheilkundlicher Heilmittel. Ausgewählt haben wir die Vorschläge aufgrund von Erfahrungswerten und nicht aus Gründen der Werbung. Ein großer Fokus liegt im Guide auf pflanzlichen Heilmitteln, die seit Jahrhunderten ein wichtiger Bestandteil der Frauenheilkunde sind. Hier stellen wir sowohl heimische Heilpflanzen als auch ayurvedische Kräuter vor sowie Gemmotherapie und Bachblüten. Schüßler-Salze und Komplexmittel sind beliebte Heilmittel für Homöopathie-Begeisterte. Du wirst merken: Die Auswahl ist groß, sodass du sicher das für dich Passende findest und parallel dazu angeregt wirst, Neues zu testen. Vielleicht willst du es, trotz Skepsis, auch mal mit Homöopathie versuchen oder die spannenden Vitalpilze probieren!

Bitte beachte, dass es manchmal Zeit und Geduld braucht, bis der Effekt von Naturheilkunde eintritt und langfristig für Linderung sorgt. Weder die Arzneien noch viele der anderen beschrieben Tipps werden dir nach einmaligem Anwenden sofort deine Beschwerden wegzaubern können. Und ohne zugleich den einen oder anderen Ratschlag für deinen Lebensstil zu beherzigen, wird sich die ersehnte Verbesserung nicht einstellen. Aber nur Mut! Auch für die Ernährung gilt: Lasse dir Zeit auszuprobieren, was die guttut und was nicht. Überdenke immer wieder deine Gewohnheiten und mache entspannte Schritte in die Richtung, in die du gehen möchtest. Es gibt hier kein Muss, wichtig ist nur, dass du dranbleibst und dir immer wieder deine Motivation vor Augen führst: Du möchtest dich wohler fühlen. Niemand drängt dich und schreibt dir etwas vor. Beginne in deinem Tempo, die Themen anzugehen, die dir wichtig sind. Nimm dich deinem Wohlbefinden liebevoll und sorgsam an!

Folgende Kategorien liefern dir zu jeder wechseljahresbedingten Beschwerde wertvolle Informationen und Ratschläge:

- Erklärung der Ursachen und Beschreibung der Symptome
- Praktische Tipps und einfache Anwendungen
- Wie Naturheilkunde und Homöopathie helfen können
- Ernährungsempfehlungen
- Bewegungstipps
- Unterstützung für die Seele

Blutungsstörungen und Zyklusbeschwerden

Die hormonelle Situation wandelt sich ungefähr ab dem 40. Lebensjahr immer spürbarer und ein erstes Zeichen dieser Umstellung ist oft eine Veränderung des Zyklus und der Menstruation. Bei einigen Frauen verabschiedet sich der Zyklus einfach nach einer letzten normalen Blutung von heute auf morgen für immer. Das kann als Glück oder als Schock empfunden werden. Häufiger sind einige Jahre mit Blutungsunregelmäßigkeiten, die in den meisten Fällen kein gesundheitliches Problem verursachen. Nicht mehr mit einem voraussehbaren Zeitpunkt der Monatsblutung planen zu können, nervt viele Frauen. Da die Funktion der Eierstöcke langsam nachlässt, ist es vollkommen normal, dass sich der Zyklus verkürzt, verlängert oder für einige Zeit ganz ausbleibt. Es kann auch zu Zwischenblutungen kommen. Mal gibt es viel Blut, mal wenig, mal ist es hell, mal dunkel, sehr flüssig oder mit klumpigen Gewebeteilchen. Die Periode kann neuerdings nur zwei Tage oder auch über eine Woche andauern.

Den Beginn dieser Unregelmäßigkeiten spürst du meist durch ein paar mühsame Tage, kurz bevor die Periode einsetzt. Vielleicht ist dir das prämenstruelle Syndrom (PMS) von deinem Zyklus her bereits bekannt, es kann aber auch sein, dass sich diese Beschwerden jetzt zum ersten Mal zeigen. Nicht zwingend treten alle Symptome gleichzeitig auf, meist in schwankender Intensität und oft unterschiedlich von Zyklus zu Zyklus: Brustspannen und Wassereinlagerungen gehören dazu, aber auch Migräne, Schmerzen im Unterleib und vor allem Stimmungsschwankungen.

Besorgt sind Frauen oft über die veränderte Blutung. Ist diese nur schwach, haben sie das Gefühl, den Prozess nur halb zu durchlaufen, noch nicht alles losgeworden zu sein. Die Monatsblutung hat für Frauen aus Sicht der Naturheilkunde eine durchaus auch ausleitende Funktion: Einmal im Monat nutzt der weibliche Körper die Chance, sich auf diesem Weg zu reinigen. Findet dieser Prozess weniger oder gar nicht mehr statt, sucht sich der Körper neue Wege, um auszuscheiden – so zum Beispiel über das vermehrte Schwitzen (siehe »Hitzewallung und Schweißausbrüche« ab Seite 120) und über die Haut (siehe »Haut und Haarprobleme« ab Seite 80).

Ist durch ein erhöhtes Estradiol (aus der Gruppe der Östrogene) die Gebärmutterschleimhaut zu stark aufgebaut, kann es zu fast unheimlich starken Blutungen kommen, manchmal sogar blutsturzartig. Da aufgrund des Blutverlusts ernsthafte gesundheitliche Probleme entstehen können, ist es wichtig, dieses Thema besonders eingehend zu behandeln. Zuallererst stellt sich die Frage, wie viel Periodenblutung eigentlich normal ist und wie man das messen kann. Wenn du über fünf Binden oder Tampons am Tag verbrauchst, weil diese auch wirklich voll mit Blut sind, und auch in der Nacht aufstehen musst, um die jeweilige Monatshygiene zu wechseln, blutest du stark. Bei einer regulären Menstruation verlieren Frauen etwa 60 Milliliter Blut, bei einer starken Blutung aber auch das Doppelte oder sogar mehr.

Naturgemäß ist die Blutung nicht in jedem Zyklus gleich und eine Periode mit einer stärkeren Blutung darf mal vorkommen. Finden aber heftige Blutungen in kurzen Abständen statt, die die üblichen ein bis zwei starken Blutungstage des Menstruations-Peaks überdauern, kommt der Organismus mit der Blutbildung manchmal nicht mehr nach. Unter Umständen entwickelt sich eine Blutarmut (Anämie) mit einem Eisenmangel als Folge, der Betroffene müde und erschöpft werden lässt und einige weitere Symptome mit sich bringt. Diese ähneln zwar vom Beschwerdebild den Problemen in den Wechseljahren, stehen hier aber im direkten Zusammenhang mit der Blutarmut: Schwindel, Kurzatmigkeit, Herzklopfen und Kreislaufschwäche sind typisch. Manchmal sieht man regelrecht die Blässe im Gesicht, stellt vermehrten Haarausfall fest und ist von Kopfschmerzen geplagt. Denn Eisen spielt eine sehr wichtige Rolle im Organismus. Das Spurenelement sorgt für die Blutbildung und den lebensnotwendigen Sauerstofftransport im Körper. Zudem gibt Eisen einfach enorm viel Kraft.

Hast du also über einen längeren Zeitraum immer wieder die beschriebenen sehr starken Blutungen, lasse dich von deiner Hausärztin, Gynäkologin oder Heilpraktikerin beraten und gegebenenfalls ein Blutbild anfertigen, bei dem ein Eisenmangel festgestellt werden kann. Die Gynäkologin kann außerdem mit dem

Ultraschall die Gebärmutterschleimhaut untersuchen und feststellen, ob sich durch den hohen Östrogenspiegel eventuell Myome (gutartige Geschwulste in der Gebärmutter) gebildet haben, die ebenfalls Auslöser der übermäßigen Blutungen sein können.

TIPPS UND EINFACHE ANWENDUNGEN

Damit du einen Überblick behältst, ob und wie sich deine Periode verändert, ob sie sich verkürzt, verlängert oder sogar auch einmal ausfällt, lohnt es sich, Notizen zum Zyklus zu machen. Es gibt ein großes Angebot an Apps, mit denen du deine Blutungen dokumentieren kannst. Dabei solltest du ins Detail gehen: Wie lange hat die Blutung gedauert, welche Farbe hatte das Blut, war viel klumpiges, geronnenes Blut dabei?

Zur Monatshygiene empfehlen sich in den letzten Jahren der Periodenblutungen keine Tampons mehr, diese trocknen die Vagina zu sehr aus (siehe den Abschnitt »Trockene Schleimhäute und vulvovaginale Atrophie« ab Seite 234). Menstruationstassen sind durch die Vermeidung von Müll sehr nachhaltig und haben den Vorteil, dass man in etwa die Menge der Blutung abschätzen kann. Wenn allerdings die Periode unerwartet stark ausfällt, kann die Tasse auch mal überlaufen. Mit Binden kommen die meisten Frauen gut zurecht, da sie einem das Gefühl geben, dass alles Blut ungehindert fließen kann und man gleichzeitig eine ganz offensichtliche Kontrollmöglichkeit über Menge und Beschaffenheit hat. Auch Periodenunterwäsche, die nicht nur dicht hält, sondern auch hübsch aussieht, ist mittlerweile bei vielen Frauen jeglichen Alters äußerst beliebt.

Unser Tipp

Bleibe auf der Toilette einfach mal in Ruhe sitzen und lasse das Blut ungehindert fließen.

TEEKUR BEI STARKEN BLUTUNGEN

Wenn du häufig starke Blutungen hast, empfiehlt es sich, vier bis sechs Wochen lang täglich zwei Tassen Tee mit blutflussregulierenden Kräutern zu trinken, danach zwei Wochen zu pausieren und wieder mit der Kur zu beginnen, falls die Blutungen nach wie vor heftig sind. Eine andere Möglichkeit ist es, den Tee nur an den besonders starken Blutungstagen zu trinken. Dann eignen sich bis zu vier Tassen täglich.

Rezept Lasse dir in der Apotheke deinen Frauentee aus jeweils 20 Gramm Schafgarbenkraut, Hirtentäschelkraut, Frauenmantel und Tormentillwurzel mischen. Auch in guten Kräuterläden sind die Heilpflanzen erhältlich. Übergieße für 2 Tassen Tee 2 gehäufte Teelöffel der Kräutermischung abends mit frischem, kaltem Wasser. Lasse den Tee abgedeckt über Nacht ziehen. Koche den Sud am nächsten Tag einmal kurz auf und trinke den Tee über den Tag verteilt.

KRAMPFLÖSENDES SITZBAD

Ein Sitzbad mit Gänsefingerkraut, das auch Krampfkraut genannt wird, wirkt lindernd bei Menstruationsschmerzen. Melisse und Kamille unterstützen den wohltuenden Effekt und beruhigen die krampfende Gebärmutter- und Unterbauchmuskulatur.

Rezept Erstelle eine Mischung aus jeweils 30 Gramm Gänsefingerkraut, Melissenblättern und Kamillenblüten. Übergieße ungefähr 2 Handvoll der Kräutermischung mit circa 5 Litern heißem Wasser in einem großen Kochtopf und lasse den Sud einige Minuten ziehen, bevor du ihn vorsichtig abseihst. Gib die Mischung in dein Badewasser. Die Temperatur für ein Sitzbad ist optimal bei circa 37 Grad Celsius. Du kannst das Sitzbad bis zu 2-mal täglich in jeder Bade- oder Duschwanne anwenden und die Badedauer kann bis zu 15 Minuten dauern.

PETERSILIE – WENN DIE PERIODE EINFACH NICHT KOMMEN WILL

Du spürst, es könnte jeden Moment losgehen, doch es passiert nichts oder die Blutung fängt nur tröpfchenweise an, dabei hast du das Gefühl, langsam, aber sicher zu platzen? Hier hilft unser liebstes Küchengewürz: die Petersilie! Baue sie in der »abwartenden Zeit« so oft es geht als frisches Kraut in deinen Essensplan ein, koche sie als Tee oder streue sie frisch gehackt über Brote, Salate oder Suppen.

Rezept Für 1 Tasse Tee zerkleinere ein paar Stängel frische Petersilie und übergieße sie mit heißem Wasser. Lasse die Mischung einige Minuten ziehen, bevor du sie durch ein Sieb abgießt und trinkst.

WIE NATURHEILKUNDE UND HOMÖOPATHIE HELFEN KÖNNEN

Erste Unregelmäßigkeiten im Zyklus mit Symptomen wie Schmierblutungen oder PMS treten meist infolge eines niedrigen Progesteronspiegels, dem Hormon der zweiten Zyklushälfte, auf. Das Hormon, das in den Eierstöcken im sogenannten Gelbkörper gebildet wird, entwickelt sich nach dem Eisprung aus der geplatzten Hülle des Eibläschens (Follikel). In den Jahren des Wechsels stehen Frauen immer weniger Eizellen zur Verfügung und ein Eisprung findet seltener statt. Eine Östrogendominanz, entweder als Folgeerscheinung des Progesteronmangels oder durch andere Einflüsse (siehe das Special zu Umweltgiften ab Seite 217), verursacht häufig schmerzhafte Menstruationsbeschwerden und starke Blutungen, die wiederum zu Eisenmangelerscheinungen führen können.

SANFTE HORMONREGULIERUNG MIT HEILPFLANZEN

Der **Frauenmantel** *(Alchemilla vulgaris)* ist ein absoluter Klassiker unter den Frauenheilpflanzen, denn er tut fast jeder Frau ab 40 einfach gut. So ist er auch die Heilpflanze der ersten Wahl, wenn der Zyklus unregelmäßiger wird. Hast du häufiger Unterleibskrämpfe und wird deine Blutung stärker, gleicht der Frauenmantel hormonell aus. Zudem mindert er Stimmungsschwankungen, umhüllt und beschützt das angestrengte Gemüt wie ein echter Mantel aus der Natur.

Rezepte zur Hormonregulierung

Zur sanften hormonellen Regulierung kannst du täglich etwa 2 Tassen Tee aus getrocknetem Frauenmantelkraut trinken: Übergieße für 1 große Tasse etwa 1 Teelöffel Kraut mit heißem Wasser und lasse es ungefähr 8 Minuten ziehen.

Bei stärkeren Beschwerden hilft ein Extrakt (z. B. Tigofem Frauenmantel Komplex, 1-mal täglich 1 Kapsel) oder eine Urtinktur aus Alchemilla (z. B. von Ceres Heilmittel oder DHU). Hier nimmst du in den Tagen vor der Periode und auch währenddessen täglich 2- bis 3-mal jeweils 3 Tropfen in einem Schluck stillen Wasser ein.

Die **Yamswurzel** *(Dioscorea villosa)* gehört zu den sogenannten Phytohormonen und ähnelt unserem Geschlechtshormon Progesteron. Aus Yams wird bereits seit vielen Jahren zu pharmazeutischen Zwecken Diosgenin gewonnen, das chemisch zu körperidentischem Progesteron umgebaut wird und in der Medizin in zahlreichen Hormonprodukten zum Einsatz kommt. Gute Erfahrungen machen Frauen mit der Yamswurzel bei typischen prämenstruellen Beschwerden wie Brustspannen, Wassereinlagerungen und Stimmungsschwankungen. Es gibt den Wirkstoff in Kapselform, als Tee, als homöopathische Globuli und in Salben, die in einigen versierten Apotheken (siehe ab Seite 268) in praktischen Spendern und mit hautfreundlicher Salbengrundlage hergestellt werden.

Du verwendest hier einen erbsengroßen Klecks und reibst diesen abwechselnd auf dünne Hautstellen wie die Innenseiten der Arme oder der Oberschenkel ein. Ist der Zyklus noch regelmäßig, kannst du die Kapseln oder die Salbe täglich, allerdings nur in der zweiten Zyklushälfte, also nach dem Eisprung bis zum Einsetzen der Blutung, anwenden. Denn auch Progesteron wird physiologisch maßgeblich in deiner zweiten Zyklushälfte benötigt. Kommt die Periode nicht mehr in gewohnten Abständen und du kannst die ungefähre Zyklusmitte nicht mehr ermitteln, dann nutze die Salbe nach Bedarf an den mühsamen Tagen bei Symptomen wie Brustspannen oder Schmierblutungen.

UNTERSTÜTZUNG FÜR DIE EIERSTÖCKE

Zur Unterstützung der Eierstockfunktion bei ersten Unregelmäßigkeiten des Zyklus hilft die **Erzengelwurzel**, auch **Angelikawurzel** *(Angelica archangelica)* genannt, die uns Frauen zudem vitalisiert, physisch und psychisch stärkt, stimmungsaufhellend wirkt und lästige Blähungen mindert. Wenn die Periode schleppend und mit Unterleibsbeschwerden beginnt, lindert die Heilpflanze Schmerzen und löst Menstruationskrämpfe.

Anwendung von Angelikawurzel

Du solltest die Angelikawurzel nicht als Dauermedikation, sondern nur an den Tagen deiner Beschwerden oder zeitlich begrenzt für rund acht Wochen als Kur mit Teekräutern, Kapseln oder Tinkturen (z. B Angelika Urtinktur von DHU oder Ceres Heilmittel täglich 1- bis 3-mal 2 bis 3 Tropfen in wenig Wasser einnehmen) anwenden, da eine längerfristige Anwendung die Lichtempfindlichkeit der Haut erhöhen kann.

HILFE BEI STARKEN BLUTUNGEN

Die **Blutwurz** *(Potentilla erecta)* trägt ihre Bestimmung im Namen. Im Abschnitt »Tipps und einfache Anwendungen« (siehe ab Seite 38) findest du bereits einen blutflusshemmenden Tee mit der Blutwurz, die auch *Tormentilla* heißt. Eine tägliche Einnahme für circa zwei bis drei Zyklen von Tormentilla comp. Globuli von WALA (2- bis 3-mal täglich 5 Globuli) ist zu empfehlen, falls die Blutungen häufig stark ausfallen. Zur akuten Behandlung einer einmalig starken Blutung eignet sich eine Urtinktur (z. B. von DHU). Nimm hiervon zur Blutstillung bis zu fünfmal fünf Tropfen am Tag in einem Schluck stillem Wasser ein.

Achtung

Wenn du Salbeipräparate zu dir nimmst (z.B. bei einer Erkältung oder gegen Hitzewallungen, siehe ab Seite 122), solltest du unbedingt beachten, dass Salbei blutfördernd wirkt und lange und starke Periodenblutungen nochmals verstärken kann.

Auch die Arzneipflanze **Hirtentäschel** *(Capsella bursa-pastoris)*, die bei uns auf vielen Wiesen wächst, hat eine lindernde Wirkung auf den verstärkten Blutfluss und kann als Trockenextrakt (z. B. KadeZyklus »bei starken Blutungen«, 3-mal am Tag 1 Tablette) bereits ein paar Tage vor und während der Blutung eingenommen werden. Die Einnahme von Hirtentäschel ist auch hilfreich bei länger andauernden Blutungen.

Vitalisierung mit Schüßler-Salzen bei starken Blutungen

Zur Unterstützung des Organismus bei starken oder langen Blutungen können die Schüßler-Salze die Körperzellen mit wichtigen Mineralsalzen versorgen und ins Gleichgewicht bringen:

- Ferrum phosphoricum D 12 (Nr. 3) kommt in allen eisenverwertenden Zellen im Körper vor.
- Calcium Carbonicum Hahnemanni D 6 (Nr. 22) stärkt und vitalisiert den Organismus.

Du kannst über einen Zeitraum von acht bis zwölf Wochen beide Mittel im täglichen Wechsel einnehmen, dafür lässt du jeweils dreimal am Tag 1 bis 2 Tabletten langsam im Mund zergehen.

EISENMANGEL UND BLUTARMUT VERMEIDEN

Zur Unterstützung der Blutbildung kennt die Naturheilkunde gute und effektive Mittel. Aber hier nochmals der wichtige Hinweis: Bitte achte gut auf dich und gehe bei ausgeprägten Symptomen einer Blutarmut (Anämie), wie wir sie eingangs beschrieben haben, zu deiner Ärztin oder Heilpraktikerin.

Das **Curryblatt** ist mittlerweile vielen als Eisenlieferant bekannt, besonders geeignet ist es für Frauen, die vegetarisch oder vegan leben und sich mit bioverfügbarem Eisen versorgen wollen. MoFerrin von Biogena (täglich 1 Kapsel) oder Curryblatt Eisen + C von Hevert (täglich 1 Kapsel) beinhalten zum Beispiel die in der ayurvedischen Heilkunde sehr geschätzte Heilpflanze.

Gut verträglich sind blutbildende Pflanzenstoffe, die teilweise auch mit Eisen kombiniert werden, wie die Kräuterblutsäfte Floradix von Salus oder Eisen Vital von Hübner. Wenn du ein konventionelles Eisenpräparat einnimmst, kannst du die Aufnahme mit einer gleichzeitigen Einnahme von Vitamin C, auch in Form eines frischen Safts, und durch **Bitterstoffe** fördern. Diese wiederum sind wichtig für die Verwertbarkeit von Eisen im Darm. Bitterstoffe kannst du als Tropfen oder praktische Sprays (z. B. Bitter & Friends oder Gutsmiedl-Naturprodukte), als Pulver (z. B. von Sonnenmoor oder Heidelberger 7 Kräuter Stern) oder als Elixier (z. B. Bittrio von Herbaria) anwenden.

Die jungen Frühlingstriebe der **Brennnessel** *(Urtica dioica)* beinhalten reichlich pflanzliches Eisen sowie Vitamin C. Diese Kombination nutzen die Anaemodoron-Tropfen von Weleda. Zur Verbesserung der Eisenaufnahme und Verwertung im Körper kannst du in der Zeit der starken Blutung je nach Bedarf ein- bis dreimal täglich circa zehn Tropfen vor den Mahlzeiten einnehmen.

ERNÄHRUNGSEMPFEHLUNGEN

Bei starken oder häufigen Blutungen ist es wichtig, dass du auf deinen Eisenhaushalt achtest. Der Körper kann den Vitalstoff nicht selbst bilden, er muss von außen – also über die Ernährung – zugeführt werden. Normalerweise beträgt der tägliche Eisenverbrauch rund ein bis zwei Milligramm, während der Menstruation mindestens zwei Milligramm und bei starken Blutungen noch mehr (diese Werte sind sehr individuell und hängen auch vom vorhandenen Eisenspeicher im Körper ab). Das klingt erst einmal nicht viel, schließlich nehmen wir bei einer ausgewogenen Ernährung meist locker 10 bis 15 Milligramm Eisen täglich zu uns. Das Problem ist aber: Der Körper kann über die Zellen im Darm nur fünf bis zehn Prozent des Eisens (das wären dann maximal 1,5 Milligramm) aus der Nahrung aufnehmen. Der Rest wird mit dem Stuhl ausgeschieden. Darüber hinaus gibt es sogenannte Eisenräuber, die die Eisenaufnahme erschweren oder sogar hemmen. Auch chronisch-entzündliche Darmerkrankungen, Zöliakie, die Einnahme von Medikamenten gegen übermäßige Magensäureproduktion (Protonenpumpenhemmer und Antazida) oder von Kalzium- und Magnesiumpräparaten sowie ein hoher Kaffee- und Schwarzteekonsum können die Aufnahme von Eisen verhindern.

Eisenräuber

Die folgenden Stoffe solltest du nicht mit eisenhaltigem Essen oder Eisenpräparaten kombinieren:

- **Oxalsäure**, zum Beispiel in Rhabarber, Spinat, Roter Bete und Kakao bindet Eisen, das dann kaum noch löslich ist und nicht mehr von der Darmschleimhaut aufgenommen werden kann.
- **Phosphat**, zum Beispiel in koffeinhaltigen Erfrischungsgetränken wie Cola oder als Zusatzstoff in verschiedenen Lebensmitteln, hemmt die Eisenaufnahme.
- Der Gerbstoff **Tannin** in Kaffee, schwarzem und grünem Tee oder Rotwein behindert die Aufnahme von Eisen. Daher solltest du diese Getränke nicht zum (eisenhaltigen) Essen trinken, sondern im Abstand von mindestens 20 bis 30 Minuten, und sie auf keinen Fall gleichzeitig mit der Einnahme von Eisenpräparaten konsumieren.
- **Phytinsäure**, unter anderem in Hülsenfrüchten und Getreide enthalten, kann sich mit dem Eisen aus der Nahrung so fest verbinden, dass eine Aufnahme des Minerals über die Darmwand nicht mehr möglich ist. Durch Fermentation, etwa im Sauerteig, aber auch durch Gären, Rösten, Einweichen und Keimen wird der Phytinsäuregehalt gesenkt. **UNSER TIPP:** Weiche Getreideflocken zum Müsli immer ein oder koche sie!
- **Kalzium** ist unter anderem in Milchprodukten enthalten. Bereite daher Haferflocken besser als Porridge oder Overnight Oats mit Wasser oder Milchalternativen (z. B. Hafer-, Mandel- oder Kokosmilch) zu. **ACHTUNG:** Manchmal wird den Pflanzendrinks Kalzium zugesetzt, diese Varianten sind nicht geeignet.

Um einem Eisenmangel vorzubeugen, baue während der Menstruation (und bei starker Blutung ganz besonders) verstärkt eisenreiche Nahrungsmittel in deinen Speiseplan ein. Für Vegetarierinnen nicht so erfreulich ist, dass das im Fleisch enthaltene Eisen besser verwertet wird als Eisen aus pflanzlicher Nahrung; zudem haben Eisenräuber hier keine Chance. Aber es gibt einige hilfreiche Tricks, um die Eisenaufnahme aus pflanzlicher Nahrung zu verbessern, die wir gleich vorstellen.

DIE BESTEN EISENLIEFERANTEN

Den höchsten Eisengehalt findet man in **dunklem Fleisch und Innereien**. Leber, Niere und Herz erreichen Spitzenwerte von bis zu 17 Milligramm Eisen pro 100 Gramm. An der Spitze liegt die Entenleber mit einem Gehalt von 30 Milligramm je 100 Gramm. Beim dunklen Fleisch ist der Eisengehalt vor allem in Wild, Lamm, Schaf, Kaninchen, Wildschwein, Kalb und Rind sehr hoch: Ein Steak (150 Gramm) beispielsweise liefert allein 3,2 Milligramm des lebenswichtigen Spurenelements.

Das soll jedoch kein Aufruf sein, täglich ein Steak zu essen oder den Fleischkonsum zu erhöhen. Denn Fleisch enthält auch einen hohen Anteil der Fettsäure Arachidonsäure, die einen wichtigen Baustein für die Bildung der Prostaglandine darstellt, die für die Krämpfe und Schmerzen während der Menstruation verantwortlich sind. Daher solltest du versuchen, möglichst einen Großteil des täglichen Eisenbedarfs aus pflanzlichen Eisenquellen zu decken. Um die Aufnahme zu verbessern, hilft schlicht und einfach Vitamin C. Füge deinem Gericht beispielsweise etwas Zitronen- oder Sanddornsaft hinzu, trinke ein Glas Orangensaft zum Essen oder kombiniere eisenhaltige pflanzliche Nahrungsmittel mit Vitamin-C-reichem Gemüse, Obst oder Kräutern (zum Beispiel Petersilie).

Auch in **Fisch und Meeresfrüchten** steckt Eisen. Den höchsten Gehalt weisen Miesmuscheln auf, aber auch Thunfisch, Krabben, Heringsfilets und Sardinen sind gute Lieferanten.

Eigelb ist ebenfalls ein tierisches Produkt, das Eisen liefert, nämlich etwa 1,3 Milligramm pro Stück.

Grüne Salat- und Gemüsesorten enthalten viel Eisen, vor allem Grünkohl, Mangold, Brokkoli, Rosenkohl, Fenchel, Feldsalat und Rucola, aber auch Radicchio, Radieschen, Schwarzwurzel, Karotten und Paprika.

Beim **Obst** sind Beeren wie etwa Johannisbeeren, Himbeeren, Erdbeeren, Heidelbeeren und Gojibeeren, Kakis, getrocknete Aprikosen, Feigen und Pflaumen sowie Rosinen gute Eisenquellen.

Kräuter und Sprossen wie Löwenzahn, Petersilie und Kresse sind ebenfalls optimale Eisenlieferanten.

In **Getreide- und Pseudogetreidesorten** wie Quinoa, Amaranth und Hirse sowie in Haferflocken, Weizenkeimen und Buchweizen(flocken) ist Eisen enthalten – den höchsten Wert weist allerdings Weizenkleie auf. Noch nie probiert? Wichtig ist es, diese vorher in reichlich Wasser einzuweichen und das Wasser dann abzugießen, damit die vorhandene Oxalsäure (Eisenräuber!) »herausgespült« wird – das enthaltene Eisen geht damit nicht verloren. Mische die Weizenkleie anschließend einfach unter das Müsli, am besten mit einem Löffel Orangensaft, damit das Eisen gut aufgenommen wird.

Auch Hülsenfrüchte wie Sojabohnen, rote, grüne und weiße Bohnen sowie Kichererbsen und Linsen stecken voller Eisen.

Eisenhaltige Nüsse und Kerne

Nüsse und Kerne sind perfekt als Topping für Müsli und Salate – oder zum Snacken.

- **Kürbiskerne** sind der Sieger unter den Eisenlieferanten, zudem enthalten sie Mangan, das Menstruationsschmerzen reduziert. Pur bei Heißhungerattacken oder angeröstet über den Salat geben sie ein tolles nussiges Aroma!
- **(Schwarzer) Sesam** schmeckt, in einer beschichteten Pfanne leicht geröstet, lecker über Müsli, griechischem Joghurt (mit einer ausgepressten Orange) oder zu Salat aus geraspelten Karotten.
- Lasse einen Esslöffel geschrotete **Leinsamen** kurz einweichen (in Wasser oder Orangensaft) und rühre ihn unter dein Müsli (Achtung: viel trinken!).
- **Pistazien** eignen sich zum Knabbern – bitte ungesalzen und nicht in Öl geröstet! Sie peppen auch jeden orientalischen Salat oder Bulgur auf.
- Röste **Mandeln**, **Walnüsse** und **Haselnüsse** kurz in der beschichteten Pfanne an – das perfekte Aroma für jeden Salat oder jedes Müsli. Mandeln besitzen einen hohen Anteil an Magnesium, das die Muskeln in der Gebärmutter entspannt und so Krämpfe mildert.

UNSER TIPP: Um die Eisenaufnahme zu verbessern, schneide einfach ein bisschen frische Paprika in den Salat oder gib ein paar Scheiben Kiwis oder Orangenspalten über das Müsli.

Wenn du unter starken Menstruationsschmerzen sowie PMS leidest, solltest du ballaststoffreich essen, denn laut Studien kann dies die Produktion von krampfauslösenden Prostaglandinen hemmen.[11] Insgesamt zeigten Studien, dass eine Ernährungsweise nach der mediterranen Küche mit viel frischem Obst und Gemüse, Vollkornprodukten, Fisch und Olivenöl Regelschmerzen lindern kann.[12] Auch Leinöl hat einen guten Effekt, da die enthaltene Alpha-Linolensäure ebenfalls einen hemmenden Effekt auf die Prostaglandine hat, die für die Kontraktion der Gebärmutter mitverantwortlich sind. Leinöl kannst du einfach in einen Kräuterquark mischen (zu Pellkartoffeln) oder über den Salat geben. Baue in dieser Zeit zudem ausreichend krampflösende Gewürze in deinen Speiseplan ein, wie Vanille, Zimt, Koriander, Kardamom, Fenchelsamen und Anis.

BEWEGUNGSTIPPS

Sollte man trotz oder gerade aufgrund der Beschwerden während der Menstruation Sport treiben? Diese Frage stellen sich viele. Unsere Meinung dazu: Wer gerade sehr stark seine Periode hat, sollte sich besser für diese Tage Ruhe gönnen. Spaziergänge oder sanftes Nordic Walking tun natürlich immer gut und sind auch in dieser Zeit, sofern man sich fit genug fühlt, empfehlenswert.

Regelmäßige Bewegung kann zwar nicht die Blutung verringern, dafür aber menstruationsbedingte Krämpfe, Rückenschmerzen und Stimmungsschwankungen lindern.[13] Die Gründe dafür sind noch nicht eindeutig geklärt, doch man geht davon aus, dass Sporttreiben einerseits für weniger hormonelle Schwankungen sorgt. Andererseits soll Bewegung allgemein Menstruationsschmerzen und das Schmerzempfinden reduzieren, denn durch das »Schütteln« der Beckenregion werden die Muskeln der Gebärmutter gelockert und gleichzeitig werden mehr Endorphine ausgeschüttet, also die Hormone, die Stress reduzieren, schmerzhemmend wirken und die Stimmung heben.

Wenn du sehr starke Blutungen hast, solltest du regelmäßigen Sport vor und nach der Periode in deine Alltagsroutine einbauen, um für ein besseres hormonelles Gleichgewicht zu sorgen. Wenn du Menstruationsschmerzen hast, dabei aber keine außergewöhnlich starken Blutungen, darfst du natürlich auch während der Periode weiter Sport treiben, um die Schmerzen zu reduzieren – höre dabei stets auf deinen Körper und übertreibe es nicht. Perfekt ist lockeres Ausdauertraining wie Nordic Walking und Schwimmen sowie Yin Yoga, das größtenteils im Sitzen mit rundem Rücken und weichem Bauch praktiziert wird, oder sanftes Pilates, das durch die tiefe Atmung die Bauch- und Beckenbodenmuskeln geschmeidig werden lässt, was Menstruationsschmerzen lindern kann. Auf intensives Bauchtraining, den Kopfstand beim Yoga oder anstrengendes High Intensity Interval Training (HIIT) solltest du besser verzichten, da dies Menstruationsbeschwerden verschlimmern könnte. Wichtig ist, dass du ausreichend trinkst und auf eine gute Kalzium- und Magnesiumversorgung achtest (z. B. über gute Mineralwässer mit einem hohen Mineralstoffanteil).

Unser Tipp

Schwimmen und Periode? Hier eignen sich ausnahmsweise Badetampons, die mit einer extra Schicht Vaseline besonders dicht halten.

YOGA GEGEN REGELSCHMERZEN

Die folgenden Yogaübungen gelten als krampflösend[14] und können den Bauchraum entspannen. Wenn du zum ersten Mal Yoga machst: Es geht nicht darum, sich exakt an die Anleitungen zu halten oder auf »richtig« oder »falsch« zu achten. Finde heraus, auf welche Positionen dein Körper gut anspricht und welche Bewegung für dich eine krampflösende Wirkung hat.

Apanasana

Lege dich entspannt auf den Rücken, am besten auf eine Yogamatte. Ziehe deine Knie sanft zur Brust und umfasse diese mit deinen Händen. Mache nun leichte Kreise mit den Knien, die ganz nach Belieben gern auch größer werden dürfen – erst rechts herum, dann die Richtung wechseln. Spüre genau hin, wie sich der gesamte Rücken entspannt, der oft in Mitleidenschaft gezogen ist, und wie sich die Muskulatur der Gebärmutter lockert.

Hüftöffner

Diese Entspannungsübung kannst du auch gut mit einer Wärmflasche kombinieren. Lege dich auf den Rücken, stelle die Füße auf und winkle dabei deine Knie an. Lasse dann die Knie entspannt nach außen fallen (wie eine Raute) und schiebe die Fußsohlen zusammen. Die Arme liegen locker neben dem Körper oder halten eine Wärmflasche auf dem Unterbauch. Halte diese Position einige Minuten lang mit geschlossenen Augen. Atme dabei bewusst in die schmerzende Region ein und aus. Spürst du die wohlige Entspannung und Wärme im Unterbauch?

UNTERSTÜTZUNG FÜR DIE SEELE

Rhythmik strukturiert auf vielen Ebenen unser Leben. Tag und Nacht, die Mondphasen, der Atem- und der Herzrhythmus sowie unser Zyklus geben einen klaren Takt vor. Selbst wenn deine Periode mitunter etwas unvorhersehbar verlief und durch Lebensumstände auch Unregelmäßigkeiten auftraten, ist der Verlust dieses monatlichen Rhythmus durchaus ein triftiger Grund, aus dem Takt zu geraten. Nicht nur der Körper, auch der Geist kommt durcheinander, wenn sich jahrzehntelange monatliche Ereignisse verabschieden oder auf eine vollkommen ungewohnte Art und Weise passieren. Das kann mental zur Stressbelastung werden und unbewusst stark auf uns einwirken. Stress führt wiederum dazu, dass sich Schmerzen verstärken. Auch scheint es so, dass besonders Frauen, die sich sehr verausgaben, häufiger von richtig starken Blutungen betroffen sind. Deswegen ist auch hier, wie bei vielen anderen Wechseljahresbeschwerden, Stressreduktion enorm wichtig. Das geht mithilfe von Spaziergängen im Grünen oder auch mit Yoga, Meditation und Gedankenreisen. Es gibt viele gute Apps, mit denen du tägliche Entspannungszeiten ausüben kannst (z. B. 7Mind oder Achtsamkeits-App). Auch Atemübungen (siehe Seite 132 und Seite 184) sowie Meditationen (siehe Seite 183 und Seite 232) können dir helfen.

Die monatliche Blutung gehört für viele zur weiblichen Identität. Natürlich ist es aber genauso möglich, dass du Erleichterung verspürst, wenn sich die Blutung verabschiedet, da du die Periode als eher ungeliebten Taktgeber wahrnimmst und sie dir immer schon Probleme bereitet hat. Auf alle Fälle ist jetzt ein guter Zeitpunkt, sich mit dieser Thematik zu beschäftigen. Je nach erlebter Periodenhistorie und dem aktuellen Zustand der Blutungssituation können Wegweiser erkennbar sein, die für den Umgang hilfreich sein können. Vielleicht helfen dir Fragen wie diese dabei:

- Würde es sich gut anfühlen, wenn die Periode noch weitere Jahre andauern würde?
- Triggert diese neue Unregelmäßigkeit ein Gefühl von Kontrollverlust?
- Gefällt es mir, auch anderen berichten zu können, noch regelmäßig meine Periode zu haben?
- Erschöpfen mich meine Lebensumstände so sehr und kann es daher sein, dass die starken Blutungen ein weiteres Zeichen meiner großen Belastung sind?
- Bin ich bereit, dieses zyklische Sein hinter mir zu lassen?

Gewichtszunahme und Wassereinlagerungen

Die Kombination aus Hormonveränderungen, Schlafmangel, Erschöpfung, Antriebslosigkeit, Stress und emotionalem Essen lässt viele Frauen in der Zeit des Wechsels an Gewicht zunehmen. Und selbst wer auf das Snacken verzichtet und nichts an seinen bisherigen Essgewohnheiten ändert, bringt jetzt häufig ein paar Kilos mehr auf die Waage. Das passiert nicht plötzlich, von heute auf morgen, sondern die ungewollte Gewichtszunahme ist meist ein schleichender Prozess, der mit Mitte 40 beginnen kann.

Es ist wichtig, dass du weißt, dass dies ein ganz normaler Verlauf des Älterwerdens ist, der jede (und jeden) betrifft. Denn mit zunehmendem Alter verlangsamt sich der Stoffwechsel und der Energieverbrauch sinkt. Da der Energieumsatz überwiegend in den Muskeln stattfindet, die Muskelmasse aber ebenfalls mit dem Alter abnimmt (sofern du nicht sehr viel Sport treibst), verbraucht dein Körper weniger Energie. Wenn du nichts an deinem Ernährungs- und Bewegungsalltag änderst, obwohl du weniger Kalorien benötigst, kann das zu einem höheren Körpergewicht führen. Zusätzlich kann ein Ungleichgewicht des Hormonspiegels bewirken, dass du vermehrt Heißhungerattacken hast.

Auch die Art und Weise, wie Fett gespeichert wird, verändert sich: Meist kommt es bei Frauen zu einer Umverteilung der Fettpölsterchen und die Figur wandelt sich von der Birne zum Apfel – während Po- und Hüftgold eher schwinden, wächst der Bauchumfang. Und das hat seinen guten Grund: Auch Fettgewebe kann in geringem Maß Östrogene produzieren. Dein Körper will mit dem Bäuchlein vorsorgen für die Zeit, wenn die Eierstöcke kein Östrogen mehr produzieren. Ein bisschen mehr ist hier also durchaus von Vorteil für die Hormonversorgung nach der Menopause. Behalte deinen Bauchumfang dennoch entspannt im Auge – 80 Zentimeter sollte er nicht überschreiten. Denn das ist meist ein Hinweis, dass sich sogenanntes viszerales Fett gebildet hat. Dieses tief in der Bauchhöhle liegende Fett ist sehr stoffwechselaktiv und sendet entzündungsfördernde Botenstoffe ab, die Herz-Kreislauf-Erkrankungen oder eine (nicht durch Alkohol verursachte) Fettleber begünstigen können.

Aber so weit lassen wir es gar nicht erst kommen! Du ahnst es schon: Mit der richtigen Ernährung und regelmäßiger Bewegung, die Spaß macht, kannst du locker gegensteuern. Ein ganz wichtiger Rat: Geh das Ganze gelassen an und setze dich nicht unter Druck, indem du täglich auf die Waage schaust. Die Zeit des Wechsels kann herausfordernd genug sein, ein zusätzlicher »Gewichtsstress« führt eher zum Gegenteil – zum Frustessen und Schlafmangel. Doch guter Schlaf ist hilfreich beim Abnehmen, denn beim Schlafen wird das appetitzügelnde Hormon Leptin freigesetzt, im Wachzustand das appetitanregende Hormon Ghrelin. Schlafen wir schlecht, kann das Verhältnis der beiden Hormone durcheinandergeraten – was wiederum Heißhunger triggert.

Auch Crash-Diäten sind absolut keine Lösung, sie führen zum Jo-Jo-Effekt und ändern langfristig nicht das Geringste an deinem Gewicht. Was hilfreich sein kann, sind sogenannte Formula-Diäten und Entlastungstage – mehr dazu findest du bei den Ernährungstipps (siehe ab Seite 62).

Unsere vier wichtigsten Maßnahmen, um langfristig ein passendes Wohlfühlgewicht zu erreichen, lauten:

1. Setze auf eine Ernährung mit überwiegend Gemüse, Obst und Proteinen und reduziere »leere« Kohlenhydrate.
2. Bewege dich, so oft es geht, im Alltag (Stichwort Rad statt Bus!) und lasse beim Ausdauer- und Muskeltraining die Kilos schmelzen.
3. Versuche, dich nicht zu stressen, und sorge für einen erholsamen Schlaf.
4. Reduziere deinen Alkoholkonsum. Wie wäre es stattdessen mit einem alkoholfreien Bier oder einer tollen alkoholfreien Cocktailvariante (wir meinen nicht die zuckersüßen, sondern die mit den leckeren Bitterstoffen).

Auf diese Weise fühlst du dich in deinem Körper gesund und wohl – und das Abnehmen kommt ohne Stress und Verzicht.

Zu Beginn der Wechseljahre, wenn das Progesteron niedrig ist und die Östrogene im Verhältnis oft hoch oder sogar zu hoch sind, fördert dieses hormonelle Ungleichgewicht unangenehme **Wassereinlagerungen** (Ödeme), die tatsächlich zwei bis drei Kilogramm auf der Waage ausmachen können. Hierbei tritt Wasser aus den Blutgefäßen oder dem Lymphsystem ins umliegende Gewebe und führt zu einem Anschwellen. Viele Frauen kennen das Phänomen aus der Zeit kurz vor der Regelblutung, wenn die Brüste, manchmal auch die Beine, Finger und das Gesicht anschwellen und man vor allem um den Bauch herum das Gefühl hat, als hätte man über Nacht ein paar Pfund zugenommen. Das ist natürlich lästig, aber mit der richtigen Ernährung, Bewegung im Wasser und Unterstützung durch Heilkräuter lässt sich das Problem meist gut in den Griff bekommen.

Achtung

Wenn du das Gefühl hast, dass deine Beine und Füße ständig geschwollen sind, könnte auch ein Venenleiden dahinterstecken. Ödeme treten auch bei einer Herzschwäche, bei Nierenproblemen, Lebererkrankungen sowie Schilddrüsenstörungen begleitend auf. Lasse dies bitte bei deiner Ärztin abklären.

Noch ein wichtiger Hinweis: Eine **unbehandelte Schilddrüsenunterfunktion** führt nicht selten zu einer Gewichtszunahme und macht das Abnehmen trotz vieler Bemühungen scheinbar unmöglich. Die instabile Hormonbalance in den Wechseljahren hat mitunter einen Effekt auf die Schilddrüsenhormone beziehungsweise diese Hormone beeinflussen sich gegenseitig. Ohnehin ähneln viele Symptome der Wechseljahre denjenigen bei Schilddrüsenerkrankungen und sind nicht einfach davon zu differenzieren. Ist bislang keine Schilddrüsenfunktionsstörung bekannt, kannst du beim ärztlichen Check-up eine Blutuntersuchung der Werte erfragen. Liegt eine Schilddrüsenerkrankung vor und wird diese daraufhin mit Hormonen behandelt und richtig eingestellt, verliert man das Gewicht meist wieder. Wenn nicht, kann es sein, dass die Dosis falsch ist. Diese Erfahrung machen einige Frauen, die bereits mit Schilddrüsenhormonen behandelt werden: Aufgrund der neuen hormonellen Umstellungen ist – ohne dies zu wissen – die verordnete Hormondosis zu hoch, was wiederum zu einem gesteigerten Hungergefühl führen kann.

Warum Blutzuckerspitzen zu Heißhunger, Stimmungsschwankungen und Müdigkeit führen

Der Blutzucker unterliegt ständigen natürlichen Schwankungen. In der Regel ist er morgens vor dem Frühstück am niedrigsten und steigt nach einer Mahlzeit an. Je nachdem, was du isst, ist diese Steigerung langsam oder der Blutzuckerspiegel rast nach oben – vor allem wenn die Mahlzeit reich an Kohlenhydraten ist. Du hast auch einen höheren Blutzucker, wenn du gestresst bist.

Häufige, kurzfristige Blutzuckerspitzen können auf Dauer dazu führen, dass man sich müde und antriebslos fühlt, sich schlecht konzentrieren kann, unter »Gehirnnebel« *(Brain Fog)* leidet und leicht reizbar ist. Nach einem raschen Anstieg der Blutzuckerwerte fällt der Blutzuckerspiegel nämlich schnell zurück in einen unerwünscht niedrigen Bereich, was zu verstärktem Heißhunger und Stimmungsschwankungen führen kann. Um dieses Tief auszugleichen, greift man dann oft gleich wieder in die Snackkiste, meist zu Süßem.

Natürlich sind ein Anstieg des Blutzuckers und Schwankungen völlig normal. Du tust dir aber sehr viel Gutes, wenn du – sooft es dir eben möglich ist – vermehrte Spitzen vermeidest. Setze dich dabei nicht unter Druck, wir alle wissen, wie gut Schokolade, ein Croissant oder ein Stück Kuchen die Seele streicheln kann. Manchmal braucht man das eben. Aber lasse dich von den Schwankungen nicht in eine ungute Heißhungerspirale ziehen.

UNSER TIPP: Starte jedes Essen möglichst mit Gemüse oder etwas Proteinhaltigem wie Nüssen, Joghurt, Quark oder Fisch – nicht mit Kohlenhydraten beziehungsweise Zucker (damit ist auch süßes Obst gemeint); so steigt dein Blutzuckerspiegel nicht so stark an. Versuche, ab und an proteinreich oder »herzhaft« zu frühstücken (z. B. ein Omelett mit Gemüse vom Vortag, ein Vollkornbrot mit Avocado und so weiter).

TIPPS UND EINFACHE ANWENDUNGEN

Wir haben keine Trickkiste parat, die jeder Frau zur Bikinifigur verhilft – denn das ist nicht unser Anliegen. Dafür bieten wir dir ein paar kluge Tipps und alltagstaugliche Maßnahmen, die dich beim gesunden Abnehmen oder Beibehalten des Gewichts unterstützen können. Vor allem geht es darum, Blutzuckerspitzen zu vermeiden, die wiederum zu Heißhungerattacken führen – hierauf liegt der Fokus unserer Tipps. Da essen etwas sehr Individuelles ist, solltest du unsere Ratschläge als Bausteine sehen, aus denen du dir dein eigenes Konzept zusammenstellen kannst, denn eine »One fits all«-Lösung zur Gewichtsreduktion gibt es nicht. Schließlich hat Essen auch mit Geschmack und Genuss zu tun. Daher probiere aus, was zu dir passt und dir weiterhilft.

MIT APFELESSIG DEN STOFFWECHSEL ANKURBELN

Apfelessig, am besten ein naturtrüber, nicht pasteurisierter **Bio-Apfelessig**, versorgt dich mit Vitaminen, Spurenelementen und Mineralstoffen, regt den Stoffwechsel an und gilt seit einiger Zeit auch als Fatburner. Apfelessig hat eine absenkende Wirkung auf den glykämischen Index, das heißt, wenn du Essig zum Essen kombinierst, steigt dein Blutzuckerspiegel nicht so stark an – und ein ausgeglichener Blutzuckerspiegel verhindert Heißhungerattacken. Um diese positive Wirkung zu nutzen und damit dein Hungergefühl sanft zu regulieren, kannst du 15 Minuten vor den Mahlzeiten ein Glas mit 0,3 Liter warmem Wasser und zwei Esslöffeln Apfelessig darin trinken. Ist dir das geschmacklich zu sauer, gib einen Teelöffel Honig dazu. Übrigens: Auch wenn es sauer schmeckt – Apfelessig wird im Organismus basisch verstoffwechselt. Da die Säure aber den Zahnschmelz angreifen kann, spüle deinen Mund nach dem Trinken kurz mit Wasser aus.

Achtung

Trinke Apfelessig nicht pur, da die unverdünnte Säure die Schleimhäute reizt.

ABNEHMEN MIT UNTERSTÜTZUNG DURCH MAISBART

Maisbart, auch Maishaar genannt, entsteht an den weiblichen Blüten der Maispflanze. Maisbart ist ein ursprünglich südamerikanisches Arzneimittel, wird aber ebenso häufig in der traditionellen chinesischen Medizin eingesetzt. Maria Treben, eine österreichische Kräuterheilkundige, empfahl den Maisbart als Heilpflanze in ihrem millionenfach gelesenen Buch *Gesundheit aus der Apotheke Gottes.*[15] Durch die Regulierung des Blutzuckerspiegels soll der ganzheitlich gesundheitsfördernde Maisbart beim Abnehmen helfen und dem Heißhunger entgegenwirken.

Maisbart-Tinktur nach Maria Treben

Übergieße 1 gehäuften Teelöffel getrockneten Maisbart mit ¼ Liter heißem Wasser und lasse ihn kurz – circa 30 bis 60 Sekunden – ziehen. Seihe den Maisbart ab und nimm alle 2 bis 3 Stunden 1 Esslöffel der süßlich schmeckenden Tinktur ein. Die Tinktur sollte nicht zusätzlich gesüßt werden. Getrockneter Maisbart ist im Kräuter- oder Teeladen oder in Apotheken erhältlich.

Achtung: Bei einer Unverträglichkeit gegen Salicylsäure (wie zum Beispiel Aspirin) solltest du Maisbart nicht zu dir nehmen.

AUF ZWISCHENMAHLZEITEN VERZICHTEN

Lange Zeit hieß es: Besser fünf kleine als drei große Mahlzeiten am Tag. Inzwischen weiß man: Je länger die Pausen zwischen den Mahlzeiten sind, desto besser. Optimal wären fünf Stunden tagsüber und zwölf Stunden über Nacht. Das kann und muss man natürlich nicht immer einhalten. Wir nennen dir diese Zeiten als Anhaltspunkte, damit du ein Gefühl dafür bekommst, was deinem Körper guttut. Denn er braucht diese Pausen, damit der Insulinspiegel wieder vollständig absinken kann.

Warum ist das notwendig? Häufiges Essen, vor allem von Kohlenhydraten, führt dazu, dass der Körper mehr Insulin ausschüttet und Kohlenhydrate zur Energiegewinnung nutzt – der Nachteil: In dieser Zeit geht er nicht an die Fettreserven. Wenn du dein Gewicht reduzieren möchtest, solltest du versuchen, so wenig wie möglich zu snacken – vor allem nichts Süßes, keine »leeren« Kohlenhydrate aus Weißmehl, keine zuckrigen Müsliriegel, Kekse und Ähnliches. Sollte dich doch der kleine Hunger überkommen, greife zu Proteinquellen wie Nüssen, Mandeln oder Kernen, Naturjoghurt, einem Rührei oder noch besser: Bereite dir gleich am Morgen leckere Rohkoststicks zum Knabbern für den Tag vor, zum Beispiel mit einem Dip aus Joghurt mit frischen Kräutern.

BEI WASSEREINLAGERUNGEN: WECHSELDUSCHEN, TROCKENBÜRSTEN UND FÜSSE HOCH

Wenn du morgens nach dem Aufstehen geschwollene Beine hast, lege die Füße fünf bis zehn Minuten an der Wand hoch, das entstaut (dasselbe kannst du natürlich auch abends vor dem Schlafengehen machen, falls die Waden oder Knöchel geschwollen sind). Eine lymphanregende und entstauende Wirkung hat das »Trockenbürsten«, das du zweimal pro Woche rund fünf Minuten anwenden kannst – wir erklären dir im Abschnitt »Haut- und Haarprobleme« genau, wie du diese trockene Massage ganz einfach durchführen kannst (siehe ab Seite 84). Ebenso regen Wechselduschen den Lymphfluss an – eine Anleitung dazu findest du ab Seite 84. Auch Basenbäder sind eine sanfte Hilfe bei Wassereinlagerungen (Anwendung siehe ab Seite 83).

Löwenzahntee

Löwenzahntee entstaut und regt sanft die Entwässerung an.

Übergieße 1 Teelöffel getrocknete Löwenzahnblätter (aus der Apotheke oder dem Bioladen) mit 1 Tasse kochendem Wasser. Lasse die Blätter zugedeckt 5 Minuten ziehen, bevor du sie abseihst. Trinke täglich 1 bis 2 Tassen.

WIE NATURHEILKUNDE UND HOMÖOPATHIE HELFEN KÖNNEN

Abnehmen ist in erster Linie ein Ernährungs- und Bewegungsthema. Naturheilkundlich macht es zusätzlich Sinn, den Stoffwechsel anzuregen, um dem Körper die Möglichkeit zu geben, die Nahrung optimal zu verwerten und wieder auszuscheiden. Ziel ist es, Energie zu gewinnen, alle Organsysteme mit den wichtigen Nährstoffen zu versorgen und gesund und fit zu bleiben, um die mitunter anstrengende Wechselzeit kraftvoll zu bewältigen. Die Voraussetzung für eine bestmögliche Verwertung ist ein funktionierendes Verdauungssystem. Die Leber zu stärken, zahlt sich immer aus, schließlich ist sie maßgeblich am Fettstoffwechsel beteiligt. Der Darm und das dort ansässige Mikrobiom haben einen beträchtlichen Einfluss darauf, wie du verwertest. Zu- und Abnehmen sowie das Halten des Gewichts unterliegen hormonellen Einflüssen, aber vor allem deinem Verhalten und eben auch der Gesundheit deiner Stoffwechselorgane.

DIE FETTVERBRENNUNG ANREGEN

Ein aktiver Stoffwechsel bietet eine gute Grundlage abzunehmen. Der **Löwenzahn** *(Taraxacum officinale)* ist dafür hervorragend geeignet. Er ist eine Pflanze mit starker Widerstandskraft, denn ihm gelingt es, an sehr belasteten Standorten zu gedeihen und selbst durch den kleinsten Riss im Beton zu wachsen. Nicht umsonst ist er eine der wichtigsten Pflanzen zur Entgiftung.

Stärkung für die Leber

Um die Leber zu stärken und eine mangelnde Fettverdauung anzuregen, trinke 15 Milliliter Löwenzahn-Heilpflanzensaft (z. B. von Schoenenberger, 2- bis 3-mal täglich kurz vor den Mahlzeiten) oder nimm eine Tinktur in etwas Wasser ein (z. B. Taraxacum Urtinktur von Ceres, 1- bis 3-mal täglich 3 Tropfen in Wasser, oder Löwenzahn Kräuterelixir von Seewald, 3-mal täglich 5 Tropfen in Wasser oder unverdünnt, jeweils kurz vor den Mahlzeiten).

Eine Pflanze mit hervorragender Fähigkeit, die Blutfettwerte zu senken, ist die **Artischocke** *(Cynara scolymus)*. Sie enthält Bitterstoffe, die die Verdauungsvorgänge hervorragend unterstützen, und wird besonders bei Heißhungerattacken empfohlen (z. B. Artischocken-Heilpflanzensaft von Schoenenberger, 2- bis 3-mal 10 Milliliter kurz vor den Mahlzeiten trinken, oder Heparstad-Kapseln mit Trockenextrakt von Stada, 3-mal täglich 1 Kapsel zur Hauptmahlzeit). Löwenzahn und Artischocke sind oft gemeinsam in Leberheilmitteln enthalten (z. B. in den pflanzlichen Pangea Kapseln von Köhler Pharma, 2-mal täglich 2 Kapseln).

Progesteronähnliche Pflanzen gegen Ödembildung

- Die wunderbare Frauenheilpflanze **Frauenmantel** *(Alchemilla vulgaris)*, die auf alle Geschlechtshormone regulierend einwirkt, kannst du sehr wirksam und wohltuend als Tee (siehe auch Abschnitt »Blutungsstörungen und Zyklusbeschwerden« ab Seite 36) trinken. Etwas intensiver, um ein Zuviel an Östrogenen auszugleichen, wirkt eine Tinktur (z. B. Frauenmantel-Tinktur von Ceres oder DHU, 1- bis 3-mal täglich 3 Tropfen in etwas Wasser).
- Das Extrakt der **Yamswurzel** *(Dioscorea villosa)* ist neben ihrer leichten progesteronähnlichen Wirkung zusätzlich äußerst verdauungsfördernd. Du kannst das Extrakt in eine Salbe gemischt auf der Haut auftragen (siehe Abschnitt »Blutungsstörungen« ab Seite 36) oder als Kapseln einnehmen (z. B. Yams Balance von Biogena, 3-mal täglich 1 Kapsel, oder von Sanatur, 2 Kapseln täglich).
- Progesteronähnlich hilft auch die extravagante **Tigerlilie** *(Lilium tigrinum)*, besonders wenn eine Östrogendominanz schmerzhaftes Brustspannen und oft dazu unerwünscht eine um eine Nummer größere Körbchengröße mit sich bringt (z. B. im homöopathische Komplexmittel Mastodynon von Bionorica, als Tablette 2-mal täglich 1 Tablette oder als Tropfen 2-mal täglich 30 Tropfen).

Die antioxidative und vitalisierende Wirkung des wohlschmeckenden **chinesischen Grüntees** *(Camellia sinesis)* ist seit Jahrzehnten auch im europäischen Raum beliebt und bekannt. Grüntee ist unter anderem wirksam bei Kopfschmerzen oder Erschöpfung. Grüntee kann Gewichtsabnahme fördern, weil er die Fettverbrennung anfeuert. Dazu werden bestimmte Inhaltsstoffe der Grünteepflanze in einem Extrakt konzentriert und als Kapseln eingenommen. Da Grüntee belebt, sollte die Einnahme nicht abends erfolgen und keinesfalls zusammen mit einem Eisenpräparat, da das Teeextrakt die Wirkung herabsetzt (z. B. Grünteekomplex von Tigovit, 2- bis 3-mal täglich 1 Kapsel, oder catechin-Loges Grüntee-Kapseln von Dr. Loges, 2-mal täglich 1 Kapsel).

SANFT ENTWÄSSERN

Gegen das lästige Problem der hormonell bedingten Wassereinlagerungen, die durch einen Progesteronmangel und eine Östrogendominanz entstehen, kann man einerseits mit progesteronähnlichen Heilpflanzen wie Frauenmantel, Yamswurzel und Tigerlilie entgegensteuern. Es gibt aber auch die Möglichkeit, das **Lymphsystem** und die **Nierentätigkeit** zu unterstützen, damit die Ödeme, also die Schwellungen, die sich durch das Wasser im Gewebe angesammelt haben, reduziert werden.

Das ist auch interessant für Frauen mit Schmerzen in angeschwollenen Gelenken, wie es manchmal insbesondere bei den Fingergelenken der Fall ist. Wassereinlagerungen betreffen nämlich nicht nur das unangenehme Anschwellen von Brust, Bauch und den Gliedmaßen, einige Frauen spüren sie hauptsächlich in den Gelenken oder, genauer gesagt, im umliegenden Gewebe. Es dauert oft eine ganze Weile, bis dieser Zusammenhang hergestellt wird, da man selbstverständlich erst an Überlastung oder gar entzündliche Prozesse denkt, die üblicherweise diese Beschwerden verursachen. Gelenkschmerzen haben, wie viele anderen Symptome, möglicherweise mehrere ursächliche Faktoren, deshalb solltest du dich auch im Abschnitt »Muskel- und Gelenkschmerzen« ab Seite 140 informieren. Dort wird dir sogar die Brennnessel wiederbegegnen.

Aktivierung der Lymphe und der Nieren zur sanften Entwässerung

- Aus der heilkundlichen Verwendung von Vitalpilzen ist der **Polyporus** zum Entwässern und zum Aktivieren des Lymphflusses empfehlenswert (z. B. in sehr guter Bioqualität von Hawlik 2-mal täglich 2 Kapseln mit reichlich Flüssigkeit morgens und mittags zu den Mahlzeiten).
- Die Blätter der **Brennnessel** *(Urtica dioica)* fördern nicht nur die Verdauung, sie sind auch harntreibend und spülen so eingelagertes, überflüssiges Wasser über den Urin hinaus. Ein Brennnesseltee ist oft schon ausreichend in seiner Wirkung, intensiver wirkt ein Saft (z. B. Brennnessel-Heilpflanzensaft von Schoenenberger, 10 Milliliter 2- bis 3-mal täglich pur oder in Wasser verdünnt) oder eine Tinktur (z. B. Urtinktur von Ceres oder DHU, 1- bis 3-mal täglich 3 Tropfen in einem Glas Wasser).
- Das homöopathische Komplexmittel aus der anthroposophischen Medizin Renes/Borago comp. von WALA (2- bis 3-mal täglich 10 Globuli velati unter der Zunge zergehen lassen) unterstützt das Lymphsystem und die Nieren, um Wassereinlagerungen aus dem Körper zu bringen. Dabei hilft unter anderem der enthaltene **Borretsch** *(Borago officinalis)*.

ACHTUNG: Nimm keinesfalls entwässernde Mittel ein, wenn du an einer Herz- oder Nierenerkrankung leidest!

ERNÄHRUNGSEMPFEHLUNGEN

Die Rechnung ist einfach: Wer abnehmen will, darf nicht mehr Energie aufnehmen, als er verbraucht. Wenn du also deinen Verbrauch nicht deutlich erhöhst (z. B. in Form von viel Sport), musst du deine tägliche Kalorienzufuhr reduzieren. Das ist oft leichter gesagt als getan. Denn entscheidend ist, dass du weiterhin gut mit allen

Vitalstoffen versorgt bist! Es geht also nicht darum, pauschal einfach weniger zu essen, sondern die Verteilung auf deinem Teller zu ändern: Wenn du gesund abnehmen willst, sollten deine zwei Hauptmahlzeiten überwiegend aus Gemüse bestehen (circa die Hälfte deines Tellers), denn es ist kalorienarm, aber nährstoffreich. Dazu gesellen sich pflanzliche Proteine in Form von Hülsenfrüchten, fettarmem Joghurt, Magerquark oder Hüttenkäse und ab und an Fisch oder Geflügel und schließlich Beilagen wie Reis, Pasta, (Süß-)Kartoffeln oder (Pseudo-)Getreide wie Quinoa, Couscous, Bulgur, Buchweizen oder Hirse. Verwende dazu jede Menge frische Kräuter und gutes Olivenöl. Verzichte weitgehend auf »leere« Kohlenhydrate wie Weißbrot, Toast, Croissants und Kekse und bevorzuge Vollkornprodukte – diese lassen den Blutzucker langsamer ansteigen und halten durch ihre Ballaststoffe länger satt.

Auch süße Getränke solltest du meiden, vor allem fertige Smoothies oder Fruchtsäfte sind »Dickmacher«. Wusstest du, dass ein Glas frisch gepresster Orangensaft (circa 91 Kilokalorien) fast genauso viel Kalorien hat wie dieselbe Menge Cola (circa 85 Kilokalorien)? Wenn du also Lust auf einen Orangensaft hast, trinke ihn als kleine Mahlzeit und nicht »on top«.

Mit dieser Umstellung ist schon sehr viel gewonnen. Ausnahmen sind natürlich immer erlaubt! Wenn du eingeladen bist oder essen gehst, solltest du das genießen und keine Kalorien zählen. Was du hier aber gut weglassen kannst, ist das klassische »Begleitbrot«, das gerne vor oder zum Essen gereicht wird. Dein Hauptgericht hat sicher genug Nährstoffe, sodass du auf diese »leeren« Kohlenhydrate gut verzichten kannst.

Wie schon erwähnt, sind wir keine Fans von Diäten, da sie langfristig nicht zu einem gesunden Gewicht führen. Wir wollen dir hier aber zwei Möglichkeiten zur Gewichtsreduktion vorstellen, die einfach umsetzbar und gut mit der herausfordernden Zeit des Wechsels zu vereinbaren sind: zum einen die sogenannte Formula-Diät für eine recht zügige Gewichtsreduktion und zum anderen Hafertage, die deinen Organismus entlasten, den Blutzucker regulieren und den Fettstoffwechsel anregen – und dir so beim Abnehmen helfen.

FORMULA-DIÄTEN

Eins vorweg: Nichts ist besser als eine gesunde und ausgewogene Ernährung plus ausreichend Bewegung für ein nachhaltiges Wohlfühlgewicht. Sollte es keine Bedenken aus medizinischer Sicht geben, können Formula-Diäten dich unterstützen, damit die Lieblingshosen wieder passen, und dir als Motivationsschub für den Weg in eine Ernährungsumstellung dienen.

Bei Formula-Diäten ersetzt man mit speziell entwickelten Fertigdrinks, Shakes oder anderen Fertigprodukten wie Suppen die eine oder mehrere Mahlzeiten am Tag. Diese Shakes enthalten genau abgestimmte Mengen an Proteinen, Kohlenhydraten, Fetten, Vitaminen und Mineralstoffen, sind jedoch kalorienärmer als gewöhnliche Mahlzeiten. So nimmt man pro Tag meist nur 800 bis 1200 Kilokalorien auf. Der Körper kann an Gewicht verlieren und ist trotzdem gut versorgt, denn die in Deutschland zugelassenen Formula-Produkte müssen nach den Vorgaben der Diätverordnung zusammengesetzt sein und alle notwendigen Nährstoffe (Fett, Eiweiß und Kohlenhydrate sowie Vitamine und Mineralstoffe) enthalten. Es gibt allerdings Qualitätsunterschiede. Empfehlenswert sind Produkte, die aus rund 70 Prozent Eiweiß, guten Fetten und wenig Kohlenhydraten (höchstens 7 Gramm pro 100 Gramm Pulver) bestehen und weder zugesetzten Zucker noch Aromastoffe enthalten, dafür aber viele Ballaststoffe, Vitamine, Mineralstoffe und Spurenelemente.

Achtung

Die Formula-Diät ist nicht als Langzeitanwendung gedacht, sondern als Kur für all diejenigen, die bereits mit einer gemüsebasierten, leichten Kost versuchten haben, Gewicht zu reduzieren, und nicht weiterkommen.

Wichtig ist, dass du dir entweder in der Apotheke oder von einer Ärztin, Heilpraktikerin oder Ernährungsberaterin ein für dich passendes Formula-Produkt empfehlen lässt (hierbei sind auch Allergien gegen bestimmte Eiweiße wie etwa Soja oder Milch zu beachten) und nicht zu irgendwelchen Abnehm-Shakes aus der Drogerie oder dem Internet greifst. Auch wäre es sinnvoll, deine Abnehmkur begleiten zu lassen, um wirklich gesunden, langfristigen Erfolg zu haben, anstatt letztendlich für einen enttäuschenden Effekt nur viel Geld auszugeben. Es gibt glücklicherweise richtig gut ausgebildete Ernährungsberaterinnen, die sich speziell mit dem Stoffwechsel von Frauen in hormonellen Umbruchphasen auskennen.

Zur Gewichtsreduktion empfiehlt es sich, sofern es deine gesundheitliche Verfassung zulässt, eine Woche lang jede Mahlzeit durch einen Formula-Drink zu ersetzen und in der zweiten Woche nur noch zwei Formula-Drinks und ein »richtiges« Gericht täglich zu dir zu nehmen.

In der dritten Woche isst du morgens und abends »normal« und ersetzt nur noch das Mittagessen durch einen Formula-Shake. Entscheidend ist, dass du ausreichend trinkst, um die Nieren zu schützen. Das mag jetzt anstrengend klingen, aber der Körper gewöhnt sich recht schnell an das neue »Weniger« – Hunger kommt selten auf. Genaue Zahlen oder Versprechungen, wie viel du damit abnimmst, geben wir hier nicht, da dies ganz individuell ist. Die größte Herausforderung besteht darin, die »normalen« Gerichte so zu gestalten, dass man nicht gleich wieder zunimmt – also viel Gemüse und Ballaststoffe, wenig »leere« Kohlenhydrate (siehe Seite 63) – und zwar auch in Zukunft.

Wir sehen Formula-Diäten vor allem als »Kick-off« für eine langfristig gesunde Ernährung in Kombination mit ausreichend Sport und Bewegung. Denn ohne eine grundsätzliche Umstellung der Ernährung und Lebensweise wirst du keinen dauerhaften Erfolg erzielen. Und wenn du einmal längere Zeit schlemmst, zum Beispiel im Urlaub, bei Festen oder zu den Feiertagen, kannst du jederzeit einzelne Formula-Tage einbauen oder eine Woche lang eine Mahlzeit am Tag durch einen Shake ersetzen.

HAFERTAGE

Hier stehen einen Tag nur Haferflocken auf dem Programm: Du bereitest dir morgens, mittags und abends aus jeweils 75 Gramm Haferflocken und 300 bis 500 Milliliter Wasser (oder als würzige Variante mit fettfreier Brühe) einen Haferbrei zu. Je nach Vorliebe kannst du die Flocken in kaltem Wasser quellen lassen oder auch kochen. Wenn dir der Brei am Morgen mit Wasser gar nicht schmeckt, kannst du auch ungesüßte Mandelmilch nehmen. Zum Frühstück kannst du dein Porridge mit 50 Gramm zuckerarmem Obst wie Beeren, Orangenspalten, Kiwi oder geriebenem Apfel und einer Prise Zimt mischen. Mittags und abends verfeinerst du den Haferbrei mit je 50 Gramm gedünstetem Gemüse wie Lauch, China- oder Spitzkohl, Champignons, Brokkoli, Zucchini oder Zwiebeln und frischen Kräutern. Am Kurtag kannst du morgens Kaffee und über den Tag verteilt Wasser und Kräutertee trinken (keine süßen Getränke, Smoothies oder Obstsäfte!).

VORKOCHEN SPART KALORIEN!

Hier kommt ein Rat, bei dem du gleichzeitig Zeit und ein paar Kalorien einsparen kannst: Wenn du Reis, Pasta oder Kartoffeln vorkochst und abkühlen lässt, wird ein Teil der in ihnen enthaltenen Stärke unverdaulich – und liefert folglich auch keine Kalorien. Diese sogenannte »resistente Stärke« wird zu einem Ballaststoff, sie passiert also den Dünndarm, ohne dass er sie verwerten kann. Das spart nicht nur Kalorien, sondern die resistente Stärke hält, wie andere Ballaststoffe auch, länger satt und hilft so zusätzlich beim Abnehmen. Zusätzlich dient sie als gesundes Futter für deine Dickdarmbakterien und fördert so eine gesunde Darmflora.

Da es bis zu zwölf Stunden dauern kann, bis sich die resistente Stärke bildet, koche Pasta, Reis oder Kartoffeln einen oder zwei Tage im Voraus und lagere sie nach dem Abkühlen im Kühlschrank, damit sie nicht verderben. Wenn du das Vorgekochte wieder erwärmen möchtest, geht das fettfrei im Ofen. Oder du kannst den Reis mit zwei bis drei Esslöffeln Wasser in einer beschichteten Pfanne wieder langsam erwärmen, die Pasta einfach noch mal kurz in kochendes Wasser geben und die Kartoffeln beispielsweise als Beilage in einer Suppe verwenden, unter ein Gemüsecurry mischen oder mit Kräuterquark und einem Schuss Leinöl als kalorienarmes, proteinreiches Mittag- oder Abendessen genießen.

ESSEN UND TRINKEN BEI WASSEREINLAGERUNGEN

Mache bitte nicht den Fehler, weniger zu trinken, wenn du unter Ödemen leidest, denn eine ausreichende Flüssigkeitszufuhr ist wichtig, damit der Körper überschüssiges Wasser ausscheidet. Neben Wasser eignen sich Kräutertees mit Brennnessel, Birkenblättern, Löwenzahn oder Pfefferminze als gute Entwässerer.

Auch die Ernährung kann dich dabei unterstützen, Wassereinlagerungen abzubauen. Besonders hilfreiche sind Nahrungsmittel mit Magnesium, Kalium und B-Vitaminen, denn diese Vitalstoffe unterstützen den Körper dabei, überschüssiges Wasser aus dem Gewebe abzutransportieren. Hierzu zählen vor allem grüne Gemüsesorten, Kopfsalat, Erdbeeren, Hülsenfrüchte, Nüsse, Reis, Kartoffeln und Vollkornprodukte. Empfehlenswert ist Sellerie, der mit seinem besonders hohen Kalzium- und Kaliumgehalt den Flüssigkeitsaustausch im Körper reguliert und so Wassereinlagerungen reduzieren kann. Stangensellerie ist ein toller Mittagssnack fürs Büro, am besten zusammen mit einem kleinen Kräuterquarkdip. Auch Spargel gehört zu den stark entwässernden Gemüsesorten.

Unser Tipp

Gehe sparsam mit Salz um, da es das Wasser im Körper bindet, und ersetze es durch frische und getrocknete Kräuter oder sogenannte Kräutersalze, die ohne Salz auskommen (z.B. von Sonnentor). Verzichten solltest du auch auf Fertigprodukte, Konserven und Fast Food, die in der Regel sehr salzhaltig sind, und stattdessen frische Lebensmittel bevorzugen.

Es gibt auch Lebensmittel, die Ödeme eher fördern – da dies individuell sehr unterschiedlich sein kann, kann dir ein Ernährungstagebuch helfen, deine Trigger ausfindig zu machen.

BEWEGUNGSTIPPS

Allein durch eine Umstellung der Ernährung ist es schwierig, Gewicht zu verlieren. Du brauchst die Kombination mit Bewegung, um wirklich langfristig dein Gewicht zu halten oder ein paar Kilos zu verlieren. Natürlich wird mit einer Crash-Diät oder mit Fasten die Waage kurzfristig weniger anzeigen, doch wenn du in dieser Zeit keinen Sport treibst, verlierst du das Gewicht an den falschen Stellen. Statt Fett baut der Körper bei einer Diät zunächst Muskulatur ab – ausgerechnet den besten »Fettkiller«, da Muskulatur auch im Ruhezustand mehr Kalorien verbrennt. Zudem hilft dir regelmäßiger Sport dabei, dass dein Körper aus überschüssiger Energie nicht gleich wieder neue Fettpolster bildet, zum Beispiel wenn du mal etwas mehr isst, als du an Energie benötigst.

Um dein Gewicht zu reduzieren und langfristig zu halten, ist eine Kombination aus Kraft- und Ausdauersport sinnvoll. Beim Laufen, Walken, Schwimmen oder Radfahren baust du zwar auch ordentlich Fett ab, aber das Ausdauertraining regt dein Muskelwachstum nur begrenzt an. Und da, wie wir ja wissen, mehr Muskelmasse mehr Energie verbraucht, ist zusätzliches Krafttraining empfehlenswert. Dafür musst du nicht ins Fitnessstudio und Gewichte stemmen. Es gibt jede Menge guter Youtube-Videos oder Apps, bei denen du Muskeln nur mit deinem Körpergewicht oder beispielsweise mit einem Theraband trainierst. Um Bauchfett zu reduzieren, eignet sich sehr gut das sogenannte HIIT-Training (High Intensity Interval Training), eine Art Zirkeltraining, bei dem sich konzentrierte Anstrengungsphasen mit kurzen Pausen abwechseln. Auch hierfür gibt es gute Anleitungen im Internet (einfach »HIIT« bei Youtube eingeben). Abnehmwillige müssen nicht gleich mit einem Riesentrainingsprogramm oder einem schweißtreibenden Workout starten. 20 bis 30 Minuten Aktivität am Tag reichen für den Anfang aus (alles, was dir Spaß macht, aber wechsele hier Muskelaufbau und Ausdauer ab). Wenn du das regelmäßig nicht schaffst, kannst du am Wochenende eine längere Einheit einlegen, zum Beispiel eine Wandertour oder eine längere Schwimmstrecke.

Einen Fehler solltest du unbedingt vermeiden: Belohne dich nach der Runde Joggen oder dem Wandern nicht mit einer Extraportion Essen oder etwas besonders Kalorienreichem wie mit einem Croissant oder einem Stück Kuchen. Greife lieber zu etwas Leichtem, Proteinreichem wie einem Joghurt mit frischen Früchten, ein paar Nüssen oder leckerer Rohkost mit Dip. Auch eine Schale mit Porridge oder Salat, Gemüse(suppe) und Hülsenfrüchte sind besser, als zu Süßem oder Fast Food zu greifen.

Abnehmen durch Sport

Wenn du wirklich ein paar Pfunde loswerden willst, versuche, vor dem Sport nichts zu essen, damit dein Körper sich daran gewöhnt, an die Fettreserven zu gehen. Sind die Kohlenhydratspeicher leer, greift der Körper auf die Fettdepots zurück. Somit kann dir morgens vor dem Frühstück eine Ausdauereinheit beim Fettverbrennen und Abnehmen helfen. Das gilt natürlich nicht, wenn du sehr intensiv trainierst oder beispielsweise einen Halbmarathon läufst!

Nutze auch den »Nachglüheffekt« und probiere, die Mahlzeit nach dem Training etwas hinauszögern – rund 30 bis 40 Minuten. Bekommt der Körper jedoch zu lange (mehr als eine Stunde) nach der Belastung keine neue Energie, führt dies eher zu einem Muskelabbau.

SCHWIMMEN GEGEN WASSEREINLAGERUNGEN

Da uns wichtig ist, dass dir das bewusst ist, wiederholen wir es hier noch einmal: Hormonell bedingte Wassereinlagerungen können für ein Plus auf der Waage sorgen, auch für geschwollene Beine oder Finger, aber es handelt sich dabei um keine Gewichtszunahme durch Körperfett. Jede Art von Bewegung aktiviert deinen Lymphfluss und damit den Abtransport der Wassereinlagerungen. Wie eine natürliche Lymphdrainage wirken Sportarten im Wasser wie Schwimmen, Aqua Cycling, Aqua Fitness, Aqua Walking oder Wassergymnastik, denn der Wasserdruck entstaut. Daher sind diese Sportarten besonders zu empfehlen. Auch das Training auf dem Stepper oder Trampolinspringen sind gut geeignet, da hier ebenfalls der Lymphfluss angeregt wird. Zusätzlich wird die Muskulatur gekräftigt und die Fettverbrennung wird angekurbelt.

MEHR MUSKELN – MEHR GEWICHT!

Wundere dich nicht, wenn du zu Beginn deines neuen »Sport-Ichs« keine Reaktion auf der Waage siehst – oder diese womöglich mehr anzeigt. Das liegt daran, dass

Muskeln schwerer als Fett sind. Wenn du also Muskeln aufbaust, können diese zu Beginn sogar mehr wiegen als die abgebauten Fettpolster. Aber du wirst es an deinen Hosen merken: Sitzen sie nicht schon viel lockerer? Und überhaupt: Fühlst du dich nicht viel beweglicher, leichter, energiegeladener?

Auch wenn du es schon zum x-ten Mal gelesen hast: Wichtig ist, dass du überhaupt loslegst und dranbleibst. Noch wichtiger ist, dass dir bewusst ist, dass du aktiv etwas tun musst, wenn du abnehmen möchtest. Und das heißt: den inneren Schweinehund überwinden, aufraffen und Sport treiben, denn Abwarten verbrennt keine Kalorien.

UNTERSTÜTZUNG FÜR DIE SEELE

Ein stressiger Tag, nachts schlecht geschlafen, Streit in der Partnerschaft, Druck, Überforderung, Erschöpfung, Frust, Einsamkeit oder einfach Langeweile – es gibt unendlich viele Gründe, warum wir essen, obwohl wir keinen Hunger haben. Denn ein echtes Hungergefühl steckt in den seltensten Fällen dahinter, wenn wir uns schnell ein süßes Teilchen vom Bäcker holen, die Kekspackung öffnen oder uns ein Sandwich machen – kurz nach dem Mittagessen. Vor allem wenn es uns nicht gut geht, aber manchmal auch, wenn wir uns für einen harten, anstrengenden Tag belohnen wollen, verdrängt das emotionale Essen echten Hunger. Dabei stehen Kuchen, Schokolade, Pizza, Chips und Fast Food ganz oben auf der Liste, da Zucker und Fett uns nicht nur schnelle Energie spenden, sondern mit ihrem Geschmack dafür sorgen, dass Botenstoffe wie Dopamin (oft als »Glückshormon« bezeichnet) ausgeschüttet werden. Und das tut ja auch häufig richtig gut – für den Moment jedenfalls. Mit einem Stückchen Schokolade haben wir alle schon einen wirklich miesen Tag etwas besser überstanden. Und jeder kennt Gerichte, die in einem sofort das Gefühl der Geborgenheit hervorrufen – das ist wunderbar und absolut richtig.

Essen sollte allerdings nicht als Lückenfüller dazu dienen, emotionale Bedürfnisse zu befriedigen. Hier kommt es wie immer auf die Balance an – und die Dosis. Gönnst du dir hin und wieder (in Zahlen: nicht öfter als ein- bis zweimal pro Woche) eine Belohnung oder eine »Frustbremse« in Form eines (!) Kuchenstücks, einer Schoki oder was immer dich glücklich stimmt, ist das vollkommen in Ordnung. Schwieriger wird es, wenn sich der Griff zum Essen bei Stress oder Frust zu einer unbewussten Strategie entwickelt, um mit Überforderung fertigzuwerden, oder wenn emotionales Essen zur Ersatzbefriedigung wird. In beiden Fällen verleitet es zu übermäßigem Essen und du nimmst weder echten Hunger noch ein Sättigungsgefühl richtig wahr. Kommen dann noch Schuldgefühle hinzu, weil du doch eigentlich weniger essen wolltest, wird das Ganze nicht einfacher.

ECHTES HUNGERGEFÜHL WIEDER LERNEN

Ein erster Weg aus der gefühlsgesteuerten Nahrungsaufnahme ist, dass du wieder erkennst, ob du wirklich Hunger hast und wann du satt bist. Und das geht am besten so: Immer, wenn sich der kleine Appetit bei dir meldet (oder auch der Heißhunger), halte einen Moment inne und horche in dich hinein: Hast du tatsächlich ein »Loch« im Magen, ein echtes Hungergefühl? Kommt das plötzlich? Merke dir: Echter, körperlicher Hunger ist meist geduldig und wird nach und nach stärker, während dich emotionaler Hunger meist regelrecht überfällt. Überlege kurz, wann du das letzte Mal etwas gegessen hast. War es ausreichend? Reflektiere: Wie fühlst du dich gerade? Bist du gestresst, müde, gefrustet, traurig? Oder hast du vielleicht auch einfach nur Durst? Trinke erst einmal einen großen Schluck Wasser oder Tee und versuche, einen Moment Ruhe zu finden. Wenn du feststellst, dass die Lust aufs Essen rein emotional ist, überlege, wie du den Ursprung des Problems lösen kannst – zum Beispiel mit den folgenden Strategien.

- **Bei Stress:** Im Abschnitt »Schlafstörungen, Erschöpfung, Unruhe und Konzentrationsschwierigkeiten« (siehe ab Seite 166) stellen wir dir kurze Meditationen und Stresskiller vor, die dir hier weiterhelfen können. Auch Apps mit Mini-Gedankenreisen oder -Meditationen können hilfreich sein, um dir kurze Auszeiten zu verschaffen und dich vom emotionalen Snacken abzulenken. Oder hast du schon einmal vor dem Spiegel Grimassen geschnitten? Was vielleicht albern klingt, ist eine gute Methode, um »locker zu lassen« – und zwar nicht nur die

Muskeln im Gesicht, am Hals und im Mund. Die lustige Gesichtsgymnastik hilft dir, alles nicht mehr so »verbissen« zu sehen (denn oft knirschen wir bei Stress mit den Zähnen und verspannen dabei). Ganz nebenbei lenkst du dich von deinem Appetit ab.

- **Bei Frust und Langeweile:** Lege dir eine kleine »Wohlfühlliste« an. Sie kann Dinge wie Musik hören, einen Spaziergang oder eine entspannende Gesichtsmaske enthalten. In dem Moment, in dem du zum Beispiel wieder zur Chipstüte greifen willst, sage »Stopp« und wähle stattdessen eine Alternative aus deiner Liste. Du wirst merken, wie schnell du dein Gehirn auf diese Verhaltensstrategie umpolen kannst.
- **Bei Müdigkeit:** Lüfte ausreichend und atme die frische Luft in tiefen Zügen ein. Ein großes Glas Wasser mit einem Spritzer Zitrone und einem erfrischenden Zweig Minze geben dir einen schnellen Frischekick. Auch Rosmarintee macht dich wieder wach. Schalte Musik an und tanze durch die Wohnung, singe deine Lieblingssongs mit. Dehne und strecke dich nach allen Seiten. Wenn es dir guttut, hüpfe auf der Stelle – das schüttelt deinen ganzen Körper durch, lockert die Muskeln, baut Stress ab und sorgt für gute Laune.

Achtung

Reine Ablenkung bei emotionalem Hunger kann vielleicht deinen Appetit reduzieren und dir so beim Abnehmen helfen, auf Dauer ist es aber entscheidend, dass du auch tatsächlich die Ursache dafür – also Stress, Überforderung, Erschöpfung oder andere negative Gefühle – erkennst und behebst. Meist ist der emotionale Hunger ein Hilferuf, damit du dir mehr Zeit für dich selbst und deine Bedürfnisse nimmst. Statt dich also häufig abzulenken, kümmere dich gut um dich selbst. Nur so wirst du dich auf Dauer wohlfühlen – und dann erreichst du auch schneller dein Wohlfühlgewicht!

ACHTSAM ESSEN – »SATT SEIN« ÜBEN

Wusstest du, dass sich ein erstes Sättigungsgefühl erst nach rund 20 bis 30 Minuten beim Essen einstellt? Darum ist es wichtig, dass du dir bewusst Zeit nimmst für deine Mahlzeit. Leider essen wir meist zu schnell und sind oft viel früher mit einem Gericht fertig – und denken: Da geht noch was, so richtig satt bin ich noch nicht.

Damit sich ein echtes Sättigungsgefühl einstellt und du nicht in Verlegenheit kommst, immer weiterzuessen, versuche es mit Achtsamkeit. Weder der Fernseher noch das Handy sollten dein Begleiter sein, während du isst. Richte deine ganze Aufmerksamkeit mit all deinen Sinnen auf das Essen. Betrachte deinen Teller, nimm die Zutaten und unterschiedlichen Düfte wahr, die Konsistenz – ob cremig oder knackig – und die Temperatur. Beim langsamen und genüsslichen Kauen kannst du die unterschiedlichen Aromen herausschmecken. Versuche, sie in Gedanken zu beschreiben. Der gesundheitliche Benefit: Durch das gründliche Kauen unterstützt du Magen und Darm, die Nahrung leichter zu verdauen – das macht dein Essen bekömmlicher. Lasse dir Zeit, mache Pausen, in denen du nachspürst und dich entspannt unterhältst. Oder sei einfach ganz bei dir und nur für dich. Werde dann zum Ende deiner Mahlzeit immer langsamer und höre zwischendurch in dich hinein: Bin ich schon satt? Satt sein – das ist ein wohliges Gefühl von Zufriedenheit in der Magengegend. Bei diesem Gefühl höre auf zu essen.

Wenn du dir nicht sicher bist, ob du tatsächlich satt bist, mache einfach eine längere Pause von fünf Minuten; sollte sich dann noch Hunger melden, iss langsam weiter. Das wird zu Beginn vielleicht ungewohnt sein und sicher klappt das langsame Essen nicht von jetzt auf gleich, aber mit der Zeit gelingt es dir immer besser. Und schließlich gibt es auch immer wieder Situationen, in denen du einfach Hunger hast oder Zeitdruck und eine schnelle Sättigung brauchst.

Wichtig ist, dass du dich nicht unter Druck setzt und ständig ans Abnehmen denkst, denn das kommt mit der Zeit von ganz allein. Mit jedem Mal, bei dem du dein Tempo reduzierst und dein Sättigungsgefühl besser kennenlernst, wirst du automatisch aufhören, wenn du tatsächlich satt und mit allen wichtigen Nährstoffen versorgt bist. Dein Körper kennt diesen Zeitpunkt. Und »immer weiteressen« wird uninteressant, sobald die Sättigung einsetzt und du diese auch wahrnimmst.

NIMM DICH AN – UND WIRF ALTE GLAUBENSSÄTZE ÜBER BORD

Trotz der vielen Body-Positivity-Bewegungen haben Frauen immer noch ein eigenartiges Körperbild. Doch wir sollten uns immer wieder klarmachen: Wenn wir uns im Spiegel betrachten, sehen wir nicht denselben Körper, dieselbe Ausstrahlung wie andere Menschen, die uns betrachten. Wir Frauen konzentrieren uns viel zu oft auf das, was uns an uns nicht gefällt, statt auf all die wunderbaren Dinge, die besonders und schön an uns sind. Wir sind getrieben von dem Gedanken, dass wir so und so aussehen müssen, um geliebt und angenommen zu werden. Dabei vergessen wir das Wichtigste: Wir müssen niemals einem Ideal entsprechen, wir müssen nur uns selbst annehmen – und lieben.

Dein Körper ist ein Geschenk, kümmere dich gut um ihn, betrachte ihn liebevoll, kleide ihn so ein, dass du dich in ihm wohlfühlst, und zwänge dich nicht in ein Outfit. Schenke ihm die Nährstoffe, die er braucht, aber überlade ihn nicht. Streichele ihn mit allem, was ihm guttut, einer ausgiebigen Pflege, Massagen, fordere ihn hin und wieder heraus, komme ins Schwitzen, gönne ihm ausreichend Pausen.

SPECIAL

Die beste Ernährung in den Wechseljahren

Was du isst, hat einen großen Einfluss darauf, wie es dir geht und wie du dich fühlst. Ernährung ist ein zentraler Bereich der Gesundheit, aber in der Medizin wird diese Tatsache kaum beachtet. Mediziner haben sich jahrelang kaum dafür interessiert und auch wir selbst tun uns oft schwer damit, uns mit Freude und Genuss ausgewogen zu ernähren! Kein Wunder, denn es gibt wohl kaum ein Thema, das so polarisiert wie die gesunde Ernährung und zu dem so viele Fehlinformationen kursieren. Mal soll auf Kohlenhydrate verzichtet werden, dann wieder auf Fett – oder ist es etwa doch gesund?

Es war auch für uns gar nicht so einfach, seriöse wissenschaftliche Informationen als Grundlage für unsere Empfehlungen zu finden, denn einerseits tummeln sich gerade auf dem Feld der Ernährung zahlreiche Studien, die von der Lebensmittelindustrie vernebelt werden. Anderseits ist Essen eben auch eine sehr individuelle Angelegenheit, bei der der Genuss, aber eben auch die Grundkonstitution oder eventuelle Unverträglichkeiten berücksichtigt werden sollten. Daher sind unsere Ratschläge eine Schnittmenge aus persönlichen Erfahrungen, beruflichem Know-how und aktuellen Studienergebnissen.

Eins vorweg: Es gibt kein von vornherein schlechtes Lebensmittel – alles ist eine Frage der Balance. Und diese ist gerade in einer Zeit, in der das hormonelle Gleichgewicht ins Schwanken kommt, für Frauen umso wichtiger. Doch gerade Frauen setzen gesunde Ernährung häufig mit Abnehmen gleich und lassen Essen so zu einem kleinen Kampf werden. Dabei sollte Essen vor allem eins sein: Wohlfühlen, Lust, Liebe – statt Anstrengung, Verzicht und Kalorienzählen. Es sollte abwechslungsreich sein und glücklich stimmen.

Geht man von den aktuellen Ernährungsstudien[16] und unseren eigenen Erfahrungen aus, ist in den Wechseljahren vor allem die **mediterrane Ernährung** empfehlenswert. Die Mittelmeerküche verfügt über ein ausgesprochen ausgewogenes Verhältnis an Nährstoffen, denn sie besteht in erster Linie aus viel frischem Gemüse (vor allem viel Kreuzblütler-Gemüse) und Obst, Omega-3-reichem Fisch, Olivenöl, vielfältigen pflanzlichen Proteinquellen und gesunden »langsamen« Kohlenhydraten. Der hohe Gemüseanteil macht sie zudem reich an essenziellen Vitaminen und Mineralien sowie sekundären Pflanzenstoffen und Ballaststoffen für eine gesunde Darmflora und eine gute Verdauung. Vor allem Kreuzblütler-Gemüse enthält Vitamine wie Folsäure (Vitamin B_9), Vitamin C, Vitamin E und Vitamin K. Hierzu zählen sämtliche Kohlarten. Brokkoli, Grünkohl und Blumenkohl sind zudem auch reich an Kalzium, was deine Knochen stärkt (wichtig, da der sinkende Östrogenspiegel das Osteoporoserisiko erhöht!).

Ein weiterer interessanter Aspekt der mediterranen Ernährung: Bei ihr kommt selten tierisches Protein auf den Tisch, dafür pflanzliches aus Hülsenfrüchten, Nüssen und Getreide, das bei uns leider häufig abgewertet wird gegenüber Fleisch und Milchprodukten als Proteinquelle. Dabei gibt es inzwischen einige Studien, darunter eine aktuelle des Deutschen Krebsforschungszentrums von 2023,[17] die zeigen, dass eine Ernährung mit hauptsächlich tierischem Protein das Risiko für Herz-Kreislauf-Leiden und Diabetes erhöht. Daher kommen in unseren Ernährungsempfehlungen immer wieder gute pflanzliche Proteinquellen wie Nüsse, Kerne und Mandeln sowie Hülsenfrüchte vor, die zudem auch Kalium, Magnesium, Eisen und B-Vitamine enthalten – alles wichtige Mikronährstoffe für Frauen im Wechsel. Denn gerade in der manchmal herausfordernden Zeit ist es entscheidend, dass du gut mit allen Mikronährstoffen versorgt bist – dazu zählen Vitamine und Mineralstoffe.

Du wunderst dich vielleicht, dass wir im Buch selten Nahrungsergänzungsmittel vorstellen. Wir sind der Meinung: Je bunter dein Speiseplan ausfällt, desto besser bist du mit allem versorgt, was du brauchst. Denn eine gesunde Ernährung ist die wichtigste Voraussetzung dafür. Und eine schlechte, also einseitige Ernährung lässt sich nicht einfach mit »Mittelchen« ausgleichen, auch wenn wir uns das häufig wünschen.

Je ausgewogener du dich ernährst, desto besser sind deine Nährstoffspeicher gefüllt und du hast ausreichend Puffer für Tage, an denen du vielleicht einmal über die Stränge schlagen möchtest, du stressbedingt einfach nur Zucker brauchst oder der Job es mal nicht zulässt, ernährungsmäßig in Balance zu bleiben.

Wenn du jedoch tatsächlich einen Mangel aufweist, der durch eine Blutuntersuchung festgestellt wurde, sind Nahrungsergänzungsmittel sinnvoll. Dann ist es wichtig, die korrekte, auf dich eingestellte Dosis hochwertiger und geprüfter Mittel einzunehmen und nicht einfach auf gut Glück eine Multivitamintablette aus der Drogerie. Wir empfehlen Reinsubstanzen, die frei von Zusatz- und Konservierungsstoffen sind. Du solltest auch bedenken: Wenn die Grundlagen aus einer ausgewogenen Ernährung, ausreichend Bewegung und Stressreduktion nicht stimmen, dann nutzen auch die besten Nahrungsergänzungsmittel nichts. Viele Produkte sind zudem sehr teuer; und auch wenn die Gesundheitsversprechen, die sogenannten *Health Claims*, vielversprechend sind, bringen die stylischen bunten Mixturen selten genau das, was du individuell gerade benötigst. Oft ist es sinnvoller, das Geld in frisches regionales Bioobst und -gemüse zu investieren, das neben Vitaminen und Mineralstoffen auch noch gesunde Ballast- und sekundäre Pflanzenstoffe enthält.

Es gibt für Frauen – vor allem im Wechsel – allerdings tatsächlich einige **Mikronährstoffe**, bei denen sich eine Ergänzung lohnt: **Magnesium** könnte man als eine Art Wechseljahres-Allrounder bezeichnen, denn der Mineralstoff sorgt für Muskelentspannung, besseren Schlaf, gute Stimmung sowie Stressresistenz. Auch **Omega-3-Fettsäuren**, die Herz-Kreislauf-Erkrankungen vorbeugen und für die Befeuchtung der Schleimhäute sorgen, und **Vitamin D**, das die Kalziumaufnahme reguliert, zur Erhaltung der normalen Knochen- und Muskelfunktion beiträgt und eine wichtige Rolle fürs Immunsystem spielt, sind wichtige Mikronährstoffe für uns Frauen im Wechsel. Du kannst diese als Monopräparat einnehmen oder als Kombipräparat, beispielsweise in einem Algenöl.

Ein weiteres wichtiges Thema im Wechsel ist eine gute **Säure-Basen-Balance**. Denn der Prozess der Hormon- und Stoffwechselumstellung geht meist mit einer altersgemäß nachlassenden Nierenfunktion einher. Ein Säureüberschuss im Körper kann dann zu einem Problem werden. Der Körper ist stets auf Balance ausgerichtet, da ein Organismus in einem ausgeglichenen Zustand optimal funktioniert. So strebt er auch stets einen harmonischen Säure-Basen-Zustand an. Wird beispielsweise durch den Konsum einer Fertigpizza oder eines Schinken-Sandwiches Säure produziert, versucht der Körper mit seinem raffinierten Puffersystem, diese zu neutralisieren. Wird das System überfordert – beispielsweise durch eine einseitige Ernährung und Stress bei gleichzeitigem Nachlassen der Funktionsfähigkeit der Nieren –, geht der Körper an sein Mineraliendepot in den Knochen, um wieder eine Balance herzustellen. Das kann zum einen eine Osteoporose begünstigen, zum anderen negativ auf das Bindegewebe wirken, das trockener, schlaffer und schmerzempfindlicher werden kann. Auch hier kannst du mit der richtigen Ernährung gegensteuern. Vollwertiges und überwiegend vegetarisches Essen mit viel Obst und Gemüse bietet die beste Möglichkeit.

Ob ein Lebensmittel basisch oder sauer wirkt, hängt nicht von seinem Geschmack ab; so zählen saure Zitronen beispielsweise zu den basenbildenden Nahrungsmitteln.

- **Basisch wirkende Lebensmittel:** Gemüse, Salat, Sprossen, frische Kräuter, Obst, Kartoffeln und Süßkartoffeln, Amaranth, Buchweizen, Hirse und Quinoa
- **Neutral wirkende Lebensmittel:** hochwertige (Omega-3-reiche) Pflanzenöle wie Leinöl oder Olivenöl, Kokosfett, Ghee, Butter, Sahne, Naturjoghurt, Mandeln, Molke (wirkt sogar leicht basisch)
- **Leicht sauer wirkende Lebensmittel:** Fisch, Eiweiß, Käse, Quark, Hülsenfrüchte, Sojaprodukte
- **Stark sauer wirkende Lebensmittel:** Schweinefleisch, Wurstwaren, Zucker und Süßwaren, Süßstoffe, Weißmehl, Nudeln, Sonnenblumen-, Distel- und Maiskeimöl, Chips und Co., Fertiggerichte, Eigelb, Alkohol

WICHTIG: Es geht hierbei weniger um Verbote als vielmehr um einen Ausgleich, denn es ist alles eine Frage der Balance: Wenn du zum Beispiel gerne Quark (eher säuernd) isst, kannst du diesen mit Kartoffeln oder einem Löffel gutem Oliven- oder Leinöl (basisch) wieder ausgleichen.

Da der Rückgang der Hormone zu Darmträgheit und Verstopfung führen kann, ist eine **ballaststoffreiche Ernährung** wichtig. Wenn du Rohkost nicht gut verträgst, kannst du Ballaststoffe über Getreidebreis aus Vollkorn und vitaminschonend gedämpftes Gemüse und Obst (zum Beispiel Birne, Apfel oder Pflaume) aufnehmen. Bei Darmträgheit helfen dir Joghurt oder eingeweichte Leinsamen.

Vor allem **entzündungsfördernde Nahrungsmittel**, wie Gluten, Kuhmilchprodukte, Schweinefleisch, raffinierten Zucker (Kuchen, Gebäck, Limonaden, fertige Fruchtsäfte), raffinierte Pflanzenöle und Fertiglebensmittel sowie Koffein und Alkohol, solltest du **reduzieren.** Sie können Wechseljahresbeschwerden verstärken. Zudem kann es sein, dass du im Wechsel leichte Nahrungsmittelunverträglichkeiten entwickelst, die du vorher nicht gespürt hast. Noch ist der Grund dafür nicht eindeutig geklärt; möglich ist, dass das Hormonungleichgewicht rund um die Menopause zu einem geringeren Histaminabbau führt und Unverträglichkeiten triggert.

Studien, Trends, Dogmen – lasse dich nicht verrückt machen. Schließlich gibt es weder für die Gesundheit noch für die Ernährung ein »One fits all«-Programm. Daher ist uns bei all unseren Empfehlungen vor allem eines wichtig: Wir möchten, dass du eine entspannte Haltung zum Essen einnimmst und selbst lernst, was dein Körper wirklich braucht, indem du in dich hineinhorchst. Wenn dir das gelingt, spürst du mit der Zeit ganz intuitiv, was dir guttut – und was nicht.

Haut- und Haarprobleme

Hormone haben einen großen Einfluss auf Haut und Haare. Zum ersten Mal erleben das viele Frauen in der Pubertät, einige dann auch weiterhin beim monatlichen Menstruationszyklus, bei dem rund eine Woche vor der Periode hormonell bedingt Pickel und Rötungen auftreten können (die sogenannte Menstruationsakne). Nach Schwangerschaften müssen viele Frauen Phasen mit verstärktem Haarausfall und irritierter Haut durchstehen.

Mit dem Wechsel stellen sich die Hormone erneut um und wieder kann es zu Unreinheiten, Irritationen, Entzündungen oder Haarproblemen kommen – und zu all dem wird auch noch das Altern sichtbar. Bei manchen beginnt dies bereits mit 40, bei anderen rund um die Menopause oder auch erst später. Jede Haut altert in ihrem eigenen, individuellen Tempo. Darum ist die »typische Hautpflege ab 40« nicht viel mehr als ein Marketinginstrument. Die Hautsituation ist deutlich vielfältiger und setzt sich aus inneren und äußeren Komponenten zusammen wie den Genen, der Ernährung, der gesundheitlichen Situation und dem Lebensstil. So können starke Sonneneinstrahlung, häufiges Rauchen, übermäßiger Alkoholgenuss, Stress und einseitige Ernährung zu »oxidativem Stress« führen, der Bildung freier Radikale, die eine vorzeitige Hautalterung vorantreiben. Zudem hängt es vom Hauttyp ab, wie die Hautalterung verläuft. Falten treten bei trockener Haut meist früher auf als bei anderen Hauttypen. Bei den Haaren sieht es ähnlich aus: Mit dem Alter nimmt die Produktion des Pigments Melanin ab, das für die Haarfarbe verantwortlich ist – die Haare werden grau oder weiß. Auch hier kann oxidativer Stress eine vorzeitige Graufärbung begünstigen.

Obwohl die Alterung als natürlicher Vorgang unvermeidlich ist, gelten Falten, schlaffe Haut und graue Haare meistens als unattraktiv. Manche Frau erträgt unaufgeregt das unvermeidliche Los, für andere ist es eine riesige Belastung. Nur wenige scheinen rundum zufrieden. Es wird viel Energie, Geld und Zeit für Anti-Aging von Haut und Haar aufgebracht. Trotz Body-Positivity-Bewegung und Feminismus bekommen wir es nicht aus unseren Köpfen, dass »Frau sein« immer noch mit »schön sein« gleichgesetzt wird. Und Sätze wie »Du musst deine Pickel loswerden, sonst schaut dich keiner mehr an« sitzen fest verankert in unseren Hinterköpfen. Die Versprechen der Kosmetikindustrie sind riesig und die Produkte setzen genau bei unseren Ängsten an: kein Glow, weite Poren, Unreinheiten, Rötungen, dünnes, glanzloses Haar und so weiter. Dabei sollten wir doch eigentlich mittlerweile wissen, dass »sich wohlfühlen in der eigenen Haut« sehr viel mehr zur Schönheit beiträgt als ein voller Kosmetikschrank.

Und zum Wohlfühlen spielt – neben der inneren Einstellung – vor allem die Gesundheit von Haut und Haaren eine tragende Rolle. Denn viele der üblichen Maßnahmen wenden sich zwar gegen das optische Altern, sind aber der Gesundheit nicht sonderlich zuträglich. In Kosmetik und Haarprodukten, besonders in Haarfarben, stecken viele gesundheitsschädliche Stoffe, die den Hormonhaushalt zusätzlich zum Wechsel durcheinanderbringen können (siehe das Special zu Umweltgiften ab Seite 217). Dabei sind die hormonellen Zusammenhänge für Haut und Haar schon umfangreich und komplex genug, denn auch die Schilddrüse und die Nebennieren sind mit ihren Hormonen beteiligt.

Aber zurück zu den weiblichen Geschlechtshormonen: Östrogene sind für den Stoffwechsel von Hautzellen, die Pigmentierung sowie die Neubildung von Kollagen verantwortlich, das unsere Haut elastisch hält und dafür sorgt, dass sich vermehrt Wasser einlagert, das die Haut gut durchfeuchtet. Zudem begünstigen Östrogene die Wundheilung und verbessern die Hautbarriere. Progesteron verhindert den Abbau von Kollagen. Mit zunehmendem Alter und dem Rückgang von Östrogenen und Progesteron verlangsamt sich der Zellerneuerungsprozess und damit auch die Hauterneuerung. Da der Hautbarriere nun Lipide fehlen, kann die in tieferen Hautschichten gespeicherte Feuchtigkeit schneller entweichen. Insgesamt wird die Haut nach und nach dünner, feuchtigkeitsärmer und empfindlicher, sie neigt zu Rötungen und Spannungsgefühl bis hin zu Juckreiz und es können kleine Äderchen durchschimmern. Meist leidet die Haut jetzt auch häufiger bei trockener Luft oder extremer Kälte und ihre Anfälligkeit für Reizungen oder Ekzeme nimmt zu. Ein Mangel an Progesteron fördert zudem Wassereinlagerungen im Gewebe und kann unerwünschte Dellen und Schwellungen hervorbringen sowie die Entstehung von Besenreisern und Krampfadern begünstigen.

Meist zu Beginn des Wechsels, wenn die Hormone ins Ungleichgewicht geraten, kann die Haut mit Pickeln bis hin zu richtiger Akne reagieren. Eine Hyperpigmentierung, das sogenannte Melasma, das sich durch dunkle Flecken oft auf der Stirn und der Oberlippe zeigt, ist ein Zeichen einer Östrogendominanz. Zudem führt ein Überschuss an männlichen Hormonen und gleichzeitiger Mangel an Östrogenen dazu, dass die Kopfhaare feiner und schütterer werden und stattdessen Härchen dort sprießen, wo wir sie nicht haben wollen – wie auf der Oberlippe oder am Kiefer.

TIPPS UND EINFACHE ANWENDUNGEN

Viele Frauen lieben es, sich ausgiebig zu pflegen. Es ist ja auch tatsächlich eine besonders schöne Möglichkeit, sich Gutes zu tun, zu entspannen und sich buchstäblich in seiner Haut wohler zu fühlen. Es gibt eine Reihe an Anwendungen, die praktisch und wunderbar zu Hause durchzuführen sind. Dabei müssen weder teure Produkte gekauft noch viel Zeit investiert werden. Natürlich ist es wunderbar, sich gerade jetzt mal mehr zu gönnen, wie ein Besuch bei der Kosmetikerin oder ein Wellnesswochenende – alles, was ein gutes Gefühl gibt und hilft, zufrieden mit sich selbst zu sein, ist großartig.

REGENERATION ÜBER NACHT

Während du schläfst, ist deine Haut aktiv. Sie scheidet Stoffwechselprodukte aus und sollte deshalb frei von Produkten sein, die die Poren von außen verschließen. Eine **Pflegeroutine ohne Öle und Fette zur Nacht** ist vor allem bei Frauen mit unreiner Haut geeignet und zeigt auch bei überpflegter Haut, die nicht selten mit einer perioralen Dermatitis (entzündliche Pickel rund um den Mundbereich) reagiert, wirklich gute Ergebnisse. Nach dem Abschminken und Reinigen solltest du ein Gesichtswasser mit viel feuchtigkeitsspendenden Wirkstoffen, wie zum Beispiel mit Auszügen von Rose, Orangenblüte oder Aloe vera, verwenden. Darüber kannst du höchstens noch ein vitalisierendes, leichtes Serum auftragen. In den ersten Tagen wird die Haut spannen und sich trocken anfühlen. Aber nach ungefähr vier Wochen, denn so lange dauert der Prozess der Hautzellerneuerung, regeneriert sich die Haut über Nacht wieder aus eigener Kraft und kann am Morgen viel besser eine zum Hautbild passende Pflege aufnehmen.

STÖRENDE HAARE IM GESICHT

Das hormonelle Ungleichgewicht lässt manchmal mehr männliche Hormone aktiv werden, was sich durch eine zunehmende Gesichtsbehaarung zeigen kann. Hier kannst du selbst unkompliziert ein sogenanntes ***Sugaring*** aus wenigen Zutaten herstellen. Das *Sugaring* entfernt die lästigen Härchen mit der Wurzel und du hast sehr viel länger Ruhe vom Haarwuchs im Gegensatz zum Rasieren.

Sugaring

100 g Zucker • 15 ml Wasser • 15 ml Zitronensaft

1. Gib alle Zutaten in einen Topf und erhitze sie unter ständigem Rühren, bis der Zucker schmilzt und kleine Blasen bildet. Es dauert nur wenige Minuten, bis eine zähflüssige Masse entsteht. Nimm diese vom Herd, fülle sie um und lasse sie etwas abkühlen.
2. Ist die Paste lauwarm, kannst du sie mit einem Spachtel großzügig auf die betreffenden Hautstellen auftragen. Lasse sie trocknen und ziehe sie dann mit einem kräftigen Ruck ab. Wasche danach die Haut mit Wasser ab und kühle sie gegebenenfalls kurz. Dazu reicht ein metallener Esslöffel, der vorher im Kühlschrank aufbewahrt wurde.

STÄRKUNG DER HAUTFUNKTION

Mineralisches Basenpulver unterstützt die Haut beim Entsäuern und Ausscheiden von Giftstoffen. Eine Übersäuerung des Gewebes zeigt sich unter anderem durch schlaffes Bindegewebe oder bei trockenen Hautausschlägen. Die Haut selbst hat einen leicht sauren pH-Wert. Bei einem Vollbad von mindestens 30 Minuten mit einem hochwertigen Basenpulver (es sollte als dermatologisch geprüftes Medizinprodukt gekennzeichnet sein) kommt es zur sogenannten Badeosmose, das heißt, dass das basische Wasser den Ausscheidungsprozess über die Haut anregt. Eine wunderschön glatte und weiche Haut bekommst du, wenn du das Basenpulver vor dem Baden als Peeling auf der befeuchteten Haut nutzt. Praktisch ist, wenn du bereits abgeduscht in der Wanne stehst und dich mit dem Pulver abreibst, während die Badewanne zeitgleich langsam mit circa 35 bis 38 Grad Celsius warmem Wasser einläuft und du anschließend das Bad genießen kannst. Nach dem Peeling und dem Bad sind tatsächlich keine Lotionen oder Cremes notwendig, da die natürliche Rückfettung der Haut aktiviert wird und ein angenehmes, gepflegtes Hautgefühl hinterlässt. Hast du keine Zeit für ein Bad, macht auch nur ein Peeling die Haut weich und zart, der entgiftende Effekt ist aber vermindert. Anschließend duschst du das Basenpulver einfach ab.

Achte immer darauf, dass das Wasser zum Duschen wie auch zum Haarewaschen nicht zu heiß ist, sondern idealerweise lauwarm. Zu heißes Wasser kann zu einer Gefäßerweiterung und dadurch zu einem transepidermalen Wasserverlust führen. Das stört die Schutzbarriere von Haut und Kopfhaut und macht beide trocken, schuppig und angreifbar.

TROCKENBÜRSTEN UND WECHSELDUSCHEN ZUR HAUTSTRAFFUNG DES BINDEGEWEBES

Das *Dry Brushing* hat eine lange Tradition: Bereits in den Klöstern nutzte man die belebende und entgiftende Wirkung des trockenen Bürstens und Sebastian Kneipp empfahl es im Winter zur Stärkung der Immunabwehr. Wissenschaftliche Studien zur Wirkung auf die Haut liegen bislang zwar nicht vor, aber aus eigener Erfahrung und im Austausch mit anderen Frauen können wir nur bestätigen, dass Trockenbürsten einen guten Effekt auf die Durchblutung der Haut hat und durch das Anregen des Lymphflusses gerade bei Wassereinlagerungen und unschönen Dellen sehr positive Effekte erzielt. Natürlich lässt sich eine ausgeprägte Cellulite nicht einfach wegbürsten, aber das Bindegewebe fühlt sich nach einigen Wochen straffer und fester an.

Zum Bürsten eignen sich Naturfasern wie Wildschweinborsten oder vegane Alternativen aus Sisalfasern. Da das Trockenbürsten den Kreislauf anregt, ist der beste Zeitpunkt morgens. Nimm dir dafür rund zwei bis fünf Minuten Zeit. Starte mit sanftem Druck, den du individuell nach einigen Anwendungen langsam erhöhen kannst. Gebürstet wird immer Richtung Herz. Du beginnst an einem deiner Füße und bürstest mit kreisenden Bewegungen die Beine hoch bis zum Po, wechselst dann zum anderen Fuß und verfährst dort ebenso. Danach kommen die Arme dran: Du beginnst bei den Händen und bürstest bis zu den Schultern. Abschließend sind noch Bauch und – wenn du eine Bürste mit langem Stiel hast – Rücken an der Reihe. Beim Bauch bürstest du entsprechend des Darmverlaufs von dir aus gesehen im Uhrzeigersinn. Nach dem Trockenbürsten kannst du die abgerubbelten Hautschüppchen unter der Dusche abwaschen und eine Pflege auftragen.

Achtung

Bei verletzter Haut, Ekzemen oder anderen Hauterkrankungen ist das Trockenbürsten nicht geeignet beziehungsweise sollte es nur nach Absprache mit der Ärztin angewandt werden.

Für ein gutes Hautbild und Bindegewebe haben sich **Wechselduschen** bewährt: Der Kalt-warm-Reiz sorgt für eine bessere Durchblutung, fördert den Fettstoffwechsel, strafft die Haut und treibt Giftstoffe aus dem Gewebe. Wenn du dich abwechselnd warm und kalt abduschst, beginne mit warmem Wasser und beende die Dusche mit einer kalten Brause. Der Strahl sollte dabei immer von außen nach innen und von unten nach oben geführt werden – stets Richtung Herz.

HAARSPÜLUNG MIT BRENNNESSEL BEI HAARAUSFALL

Die **Brennnessel** ist ein vielseitiges Heilkraut, das wir in diesem Buch oft vorstellen. So ist sie hilfreich bei Blasenentzündungen, ebenso wirkt sie auch entzündungshemmend bei Gelenk- und Muskelschmerzen (siehe Seite 145). Dank ihrer zahlreichen wertvollen Inhaltsstoffe, wie beispielsweise ihres hohen Eisen- und Siliziumgehalts, stärkt die Brennnessel Haare und Haarwurzeln und bringt Fülle und Kraft. Äußerlich angewandt, wirkt die Pflanze als beruhigendes Haarwasser Juckreiz entgegen, pflegt irritierte Kopfhaut und reguliert die Schuppenbildung. Durch ihre durchblutungsfördernden Eigenschaften hilft die Brennnesselspülung auch bei Haarausfall. Du kannst eine Spülung einfach aus frischen oder getrockneten Brennnesselblättern (Letztere erhältst du im Bioladen, Reformhaus oder in der Apotheke) herstellen.

Rezept Spüle 1 Handvoll frischer Blätter (Achtung: beim Pflücken Handschuhe tragen!) kurz unter kaltem Wasser ab und gib sie in eine Schüssel; alternativ kannst du zwei Esslöffel getrocknete Blätter (Teeblätter) verwenden. Koche rund ¼ Liter Wasser auf, lasse es etwas abkühlen und gieße es über die Blätter. Lasse sie so lange ziehen, bis die Spülung eine angenehme Temperatur hat (10 bis 15 Minuten). Massiere nach der regulären Haarwäsche die Spülung auf der Kopfhaut ein und spüle sie am besten nicht mehr aus. Die Brennhaare, die die juckende Hautreaktion auslösen, sind jetzt nicht mehr aktiv, denn sie verlieren durch das Trocknen und Überbrühen ihre Wirkung. Die Spülung kannst du als Kur zweimal pro Woche anwenden.

Unser Tipp

Rubble deine Haare nach dem Waschen nicht trocken, sondern drücke sie in einem Handtuch aus und kämme sie nicht im nassen Zustand, denn sie können dadurch schneller beschädigt werden. Benutze eine Bürste mit Noppen an den Enden, die die Haarstruktur beim Kämmen schützen. Und klar ist: nicht zu oft heiß föhnen, lieber lufttrocknen. Massiere öfter mal deine Kopfhaut, das regt die Durchblutung an und bringt die Talgdrüsen auf Trab; so kannst du dir teure Produkte sparen.

WIE NATURHEILKUNDE UND HOMÖOPATHIE HELFEN KÖNNEN

Die Kosmetikindustrie bedient sich wertvoller naturheilkundlicher Erkenntnisse aus der ganzen Welt. Heimische und exotische Pflanzen, Algen, Moose, Rinden, Wurzeln, Pilze, Samen und Früchte – hier gibt es ein wunderbar vielfältiges Angebot, das noch längst nicht ausgeschöpft ist.

Haut- und Haargesundheit sind für Frauen stark mit Schönheit und Ästhetik verbunden. Attraktivität sollte nicht alterslimitiert sein und viele empfinden die Pflege des Äußeren als gesundheitsfördernde Selbstfürsorge, unabhängig vom Alter.

Naturheilkunde und Kosmetik sind an sich eine sehr stimmige Kombination mit vielfältigen Optionen, wenn es nicht nur darum geht, die Zeichen der Zeit zu negieren. Die oft erwähnte »anspruchsvolle« Haut der Frau ab der Lebensmitte kann mit Problemen konfrontieren, die nicht einfach zu behandeln sind, ganz besonders, weil sie nicht so kaschiert werden können wie manch innere Beschwerde. Viele Frauen leiden darunter sehr und bei einem Überangebot von Herangehensweisen, Produkten und Wirkstoffen dauert es oft unheimlich lange, bis eine individuelle und hilfreiche Methode gefunden wird, die wirklich zufriedenstellt.

BLÜTENKRAFT FÜR ANSPRUCHSVOLLE HAUT

Blumen sind nicht nur wunderschön, sondern auch sehr vielfältig in ihrer Heilkraft. Vielleicht enthält deine Lieblingspflege bereits die eine oder andere heilende Blume, doch bei speziellen Hautbedürfnissen lohnt es sich, einen wirklich passenden Blütenwirkstoff auszuwählen, um den erwünschten Effekt zu erzielen.

Die **Ringelblume** *(Calendula)* hat sonnengelbe oder orangefarbene Blütenblätter, die sie erst vormittags öffnet, wenn die Sonne schon viel Kraft hat, auf sie zu scheinen. Ihre herausragende Eigenschaft ist die Wundheilung. Bei **entzündlicher Haut**, die mit offenen Stellen besonders gefährdet ist, keine ausreichende Schutzbarriere zu haben, fördert eine Ringelblumensalbe oder -tinktur den Wundschluss. Selbst wenn sich bereits **Narben** gebildet haben, schafft die Sommerblume eine Regeneration des Gewebes. Calendulaextrakt (z. B. Calendula-Urtinktur von Ceres oder die Essenz von Weleda) lässt sich mit etwas Wasser verdünnt mehrmals täglich auf die Haut auftupfen und bringt schnell Linderung. Bitte Vorsicht bei Allergien, da Calendula ein Korbblütler ist.

Bei **Rötungen** wie auch bei **Couperose** und **Rosazea** kann die **Malve** *(Malva)* helfen. Hier ist die Haut meist sehr empfindlich und verträgt nicht jeden Pflanzenstoff. Die wilde Malve, auch Käsepappel genannt, ist mild, reizmildernd und beruhigt die gestresste und gerötete Haut. Sie ist in vielen Seren und Cremes für die tägliche Pflege enthalten. Ein abgekühlter Tee aus den Blüten kann optimal genutzt werden, um das Gesicht zu waschen. Du kannst auch einen Wattepad damit tränken, diesen zur Beruhigung auf die geröteten Stellen legen und kurz einwirken lassen.

Rotklee *(Trifolium pratense)* ist eine östrogenähnliche Pflanze und wird auch innerlich bei Östrogenmangelsymptomen wie Hitzewallungen eingenommen (siehe auch den Abschnitt »Hitzewallungen und Schweißausbrüche« ab Seite 120). Durch den leichten, hormonellen Effekt kann Rotklee besonders bei **trockener und reifer Haut** den Zellstoffwechsel und somit die Kollagenneubildung anregen. Das »Phytoöstrogen« wirkt antioxidativ und verhindert so den Einfluss von schädlichen freien Radikalen, die den Ablauf des Zellstoffwechsels beeinträchtigen. Rotklee ist in einigen guten Kosmetikprodukten, Cremes, Salben und Seren enthalten und kann auch als Öl, Extrakt, Tee oder Tinktur (z. B. Rotkleeblüten-Tropfen von St. Severin von Hecht Pharma) verwendet werden. Frauen, die vorbelastet oder gefährdet sind, an hormonabhängigen Tumoren zu erkranken, sollten Rotklee aufgrund der Hormonähnlichkeit nicht innerlich einnehmen. Bei der äußerlichen Anwendung besteht aber keine Gefahr.

Der beliebte Frühlingsbote, das hübsche **Gänseblümchen** *(Bellis perennis)*, ist gar nicht so unscheinbar und harmlos, wie es scheint, sondern ein sehr kraftvolles Naturheilmittel. Es wird bei vielfältigen Beschwerden angewandt und ist besonders bei **unreiner Haut** bis hin zu **Akne** ein verlässlicher Helfer. Antimikrobiell, entzündungshemmend und adstringierend, das heißt zusammenziehend, sind seine Eigenschaften, die der Haut zugutekommen. Das Hautbild wird durch das Gänseblümchen ebenmäßiger und **Poren verkleinern sich**. Außerdem gelingt es der kleinen Blume, Pigmentflecken aufzuhellen. Du findest Auszüge auch dieser Heilpflanze in guter Naturkosmetik. Gänseblümchentinkturen können mehrmals täglich mit Wasser verdünnt auf Pickel aufgetupft werden. Kompressen eignen sich für Stellen mit Pigmentflecken (z. B. Gänseblümchen-Kräuterelixier von Seewald). Bei eitrigen Pusteln empfiehlt sich zum Beispiel Pflügerplex-Bellis-304-H-Tabletten von Pflüger. Hier solltest du dreimal täglich eine Tablette einnehmen. Da auch das Gänseblümchen ein Korbblütler ist, sei damit bei Allergieneigung und innerlicher Einnahme vorsichtig beziehungsweise vermeide dies.

SILBER GEGEN UNREINE HAUT

Silber wirkt antimikrobiell und kann Besiedelungen mit Keimen vermindern. Der Einsatz zur Pflege von Problemhaut ist da naheliegend: Die Keime, die die Hautflora beeinträchtigen, werden vor dem Eindringen in die Haut unschädlich gemacht. Dadurch entstehen weniger Entzündungen und Pickel. Kolloidales Silber besteht aus sehr feinen Silberpartikeln, die in Kosmetika genutzt werden und erfolgreich zur besseren Heilung von Hautverletzungen beitragen. Es gibt entsprechende Lotionen, Cremes und Salben, die je nach Ausprägung der Problematik verwendet werden können. Sinnvoll ist es, auf Produkte zu achten, die Mikrosilber statt Nanosilber beinhalten, da Nanopartikel unter Verdacht stehen, durch die Hautschichten dringen zu können, und bislang nicht abzuschätzen ist, ob das bei regelmäßigem Gebrauch schädlich ist.

ANREGENDE HEILKRÄUTER FÜR DEN HAUTSTOFFWECHSEL

Eine Teekur für sechs bis acht Wochen mit **Erdrauchkraut**, **Eichenrinde**, **Walnussblättern** und **Stiefmütterchenkraut** verbessert den Hautstoffwechsel und bringt müde Haut zum Strahlen. Erdrauch wird bei jeglichen Hautleiden, auch bei Schuppenflechte, insbesondere wegen der enthaltenen Fumarsäure eingesetzt. Für die Widerstandsfähigkeit der Haut gegenüber Erregern und Umweltreizen ist die Eichenrinde optimal. Walnussblätter sind antioxidativ, enthaltenen Gerbstoffe und stärken das Hautgewebe. Das Stiefmütterchen aktiviert den Stoffwechsel, fördert die Regeneration, wirkt reizlindernd und entzündungswidrig.

Tee für die Haut

Die Heilpflanzen kannst du in einem Kräuterladen kaufen oder in der Apotheke mischen lassen.

20 g Erdrauchkraut • 20 g Eichenrinde
• 20 g Walnussblätter • 20 g Stiefmütterchenkraut

1. Übergieße 2 Teelöffel pro Tasse mit heißem Wasser und lasse sie 10 Minuten ziehen.
2. Trinke über einen Zeitraum von ungefähr 2 Monaten 2 bis 3 Tassen täglich. Da sich die Haut alle 28 Tage erneuert, ist es wichtig, mindestens zwei Hautzyklen durchzuhalten.

UNSER TIPP: Die Reste des gut durchgezogenen Tees kannst du anstelle von Wasser verwenden, um dein Gesicht zu waschen, oder in Watte getränkt auf entzündete Hautstellen tupfen.

DAS KOMPLEXE PROBLEM HAARAUSFALL

Haarausfall ist für viele Frauen extrem belastend. Sie leiden sehr, wenn sie Haare verlieren oder lichte Stellen auftreten. Die Ursachen dafür sind ganz individuell, wenn auch viele davon mit Hormonen zu tun haben. Es können die Geschlechtshormone sowie die Hormone der Schilddrüse und der Nebennieren beteiligt sein. Aber auch Stress sowie Darmerkrankungen und eine daraus folgende Unterversorgung mit Vitaminen und Nährstoffen können zum Haarausfall führen. Deshalb sind pauschale Ratschläge schwierig und bei anhaltendem Haarausfall ist tatsächlich eine gezielte Diagnostik durch eine Blutuntersuchung und vielleicht sogar eine Hormonbestimmung im Blut oder Speichel der richtige Weg.

Bei sinkenden Östrogenspiegeln, die die Haare dünner werden lassen, lohnt der Versuch, östrogenisierende Pflanzenwirkstoffe sehr konsequent direkt auf der Kopfhaut anzuwenden. Das ätherische Öl des aromatischen und östrogenartigen **Basilikums** *(Ocimum basilicum)* ist verdünnt (6 Tropfen ätherisches Öl in 30 Milliliter

Pflanzenhydrolat, beispielsweise in einem Hydrolat aus Rosmarin) sehr gut geeignet. Wenn du eine empfindliche Kopfhaut hast, solltest du statt eines ätherischen Öls, das in einzelnen Fällen, besonders bei chemisch gefärbtem Haar, leider reizen kann, eine Tinktur (z. B. von Sagrusan) verwenden. Das vielseitige »Phytohormon« **Hopfen** *(Humulus lupulus)* ist als Tinktur (z. B. von Sagrusan) optimal. Beide Pflanzenwirkstoffe können das Haar und die Haarwurzel kräftigen und das tägliche Einmassieren hat einen durchblutenden Effekt. Eine gut durchblutete Kopfhaut kann die Haarwurzeln sehr viel besser mit Nährstoffen versorgen.

Ein homöopathisches Mittel, das häufiger im diesem Buch zu finden ist, ist **Sepia**. Die Tintenfischtinte ist ein bedeutendes Heilmittel in den Wechseljahren (siehe auch Seite 175 und Seite 228). Erschöpft, ängstlich und nervös, dabei stets getrieben von den Pflichten – das sind in der Wechselzeit leider sehr häufige Empfindungen, die zum Arzneimittelbild von Sepia und zur Frau um die 50 passen, die an hormonell bedingten Haarausfall leidet. Zusätzlich zur täglichen Kopfmassage und einer ausgewogenen Vitamin- und Mineralstoffversorgung kannst du Sepia-Globuli in der Potenz D 12 einmal täglich unter der Zunge zergehen lassen. Falls nach sechs Wochen der Haarausfall nicht merklich stoppt, solltest du eine erfahrene Ärztin oder eine erfahrene Heilpraktikerin aufsuchen.

ERNÄHRUNGSEMPFEHLUNGEN

Die Ernährung hat einen großen Einfluss auf die Gesundheit der Haut. Einerseits können falsche Gewohnheiten zu Hautunreinheiten, Rötungen, Entzündungen und auch Allergien führen, andererseits unterstützen bereits kleine Veränderungen in den Essgewohnheiten die Haut dabei, zu heilen oder gesund und frisch auszusehen. Vor allem das Problem mit Pickeln, das viele im Wechsel plötzlich überkommt, wird neben den hormonellen Einflüssen häufig von der Ernährung bestimmt. Studien haben gezeigt, dass vor allem einfache Kohlenhydrate in Form von Weißmehlprodukten, aber auch Zuckerhaltiges und Softdrinks Unreinheiten auslösen oder verstärken, da der hohe Zuckeranteil die Freisetzung von Insulin ankurbelt, was wiederum die Talgproduktion in der Haut anregt und Pickel sprießen lässt.[18]

Neben Unreinheiten können jetzt auch öfter Rötungen wie Couperose oder Rosazea auftreten. Hier spielt die Veranlagung eine große Rolle, ebenso aber auch die Ernährung. Denn bestimmte Nahrungsmittel stehen in Verdacht, Pickel und Rötungen zu triggern. Darunter fallen neben Schokolade, Süßem und »schnellen« Zuckern wie schon beschrieben (siehe Seite 127) vor allem …

- Milchprodukte (aufgrund ihrer Wachstums- und Sexualhormone),
- Schweinefleisch (enthält entzündungstreibende Arachidonsäure)
- Fertiggerichte, die häufig allergieauslösende Zusatzstoffe enthalten (belasten den Stoffwechsel, provozieren Entzündungsreaktionen in der Haut), sowie
- Alkohol (gefäßerweiternd, sorgt für erweiterte Poren).

Noch ein Satz zur Milch: Das Eiweiß der Milch regt die Insulinproduktion an, die wiederum die Leber stimuliert, ein Hormon mit dem Namen IGF-1 *(Insulin-like Growth Factor 1)* auszuschütten. Dieses Hormon stimuliert die Talgproduktion und kann so zu unreiner Haut führen oder diese verschlimmern.

Allerdings ist zu bedenken: Unverträglichkeiten sind sehr individuell. Daher gestaltet sich die Suche nach der Ursache nicht ganz einfach. Zudem kann eine Unverträglichkeit, begleitet von Pickeln oder Rötungen, im Wechsel recht plötzlich auftreten, und Nahrungsmittel, die nie Probleme verursacht haben, sind auf einmal Auslöser für solche Beschwerden, wie beispielsweise Nachtschattengewächse (wie Tomaten, Chilischoten, Okra, Paprika und Aubergine).

Der beste Weg, um herauszufinden, welches genau deine Trigger sind, ist ein Ernährungstagebuch. Wenn sich ein Verdacht auf ein bestimmtes Lebensmittel oder allgemein beispielsweise auf Zuckerhaltiges oder auf Weißmehlprodukte zeigt, vermeide dies einige Wochen lang und schaue, ob sich dein Hautbild wieder positiv verändert. Hast du deinen Trigger gefunden, solltest du erst einmal auf ihn verzichten oder ihn ersetzen (Kuhmilch beispielsweise durch Mandel- oder Hafermilch, Schweinefleisch durch Rindfleisch oder Geflügel). Du solltest auch immer im Auge behalten, dass neben den Hormonen auch der Darm eng mit der Haut in Zusammenhang steht. Denn im Darm liegt ein Großteil des Immunsystems und hier entstehen Allergien. Bei einer gestörten Entgiftung über den Darm muss oft die Haut einspringen und es werden mehr Giftstoffe über die Haut ausgeschieden, was zu Hautreizungen und Hautunreinheiten führen kann. Deine Hülle zeigt dann, dass im Inneren etwas aus der Balance geraten ist. Hier ist es wieder wichtig, die Darmbakterien zu füttern – mit Präbiotika (Ballaststoffe, vor allem in Gemüse, Vollkornprodukten, Kernen, Haferflocken enthalten) – und für eine Vielfalt im Darm zu sorgen – mit Probiotika (Joghurt, Kefir, Buttermilch, Skyr, Lassi, fermentierten Lebensmitteln wie Sauerkraut, Kimchi, Pickles, Kombucha, Tempeh und Miso).

ANTIOXIDANTIEN FÜR HAUT UND HAARE

Oxidativer Stress und die Bildung freier Radikale treiben nicht nur die Hautalterung voran, sie können auch Unreinheiten triggern und Entzündungen begünstigen, sodass eitrige Pickelchen entstehen. Auch Haar und Kopfhaut können »unter Stress geraten« – hier können freie Radikale die Melaninproduktion stören (graue Haare!) sowie die Versorgung der Kopfhaut, was das Haarwachstum behindert. Um dem entgegenzuwirken, solltest du dich gut mit Antioxidantien versorgen, den Gegenspielern der freien Radikale. Antioxidantien aus der Nahrung sind zum Beispiel:

- **Vitamine C:** Vitamin C findest du zu vor allem in Gemüsepaprika, schwarzen Johannisbeeren, Sanddorn, Petersilie, Grünkohl, Brokkoli, Fenchel, Zitrusfrüchten, Aroniabeere, Hagebutten oder Gartenkresse.
- **Vitamin E:** Der höchste Gehalt an Vitamin E, auch als Tocopherol bekannt, steckt in Weizenkeimöl. Nur ein Teelöffel davon deckt mit etwa 20,3 Milligramm mehr als den Tagesbedarf eines Erwachsenen. Weiterhin ist das Vitamin in Sonnenblumenöl, Rapsöl, Nüssen (vor allem Haselnüssen), Mandeln und Kernen sowie in grünem Gemüse wie Spinat und Brokkoli enthalten.
- **Selen:** Reich am Mineralstoff Selen sind vor allem Hülsenfrüchte wie Linsen, fetter Fisch, wie Bismarckhering und Makrelen, Eier, Pilze, Spargel sowie auch Kohl (z. B. Brokkoli oder Weißkohl) und Zwiebelgemüse (z. B. Knoblauch, Lauch, Zwiebeln oder Schnittlauch).

- **Co-Enzym Q10:** Das Coenzym Q10 ist als fettlöslicher Stoff vor allem in tierischen Lebensmitteln wie Fleisch, Fisch, Geflügel, Leber, Ei und Butter enthalten, aber auch in Pflanzenölen wie Soja-, Raps- und Sesamöl sowie Hülsenfrüchten, Nüssen; weniger auch in Brokkoli, Spinat, Kohl und Knoblauch.
- **Sekundäre Pflanzenstoffe wie Betacarotin** (in Spinat, Grünkohl, grüne Bohnen, Brokkoli und Feldsalat, aber auch in Karotten, Tomaten, Aprikosen, Sanddorn, Möhren, Kürbissen und roter Paprika enthalten), **Lycopin** (vor allem in Tomaten, aber auch in auch Aprikosen, Wassermelonen, Papaya und Pink Grapefruit enthalten), **Resveratrol** (in Schale und Kernen roter Trauben enthalten), Flavonoide (in grünem und schwarzem Tee, Äpfeln, Birnen, Trauben, Kirschen, Pflaumen, Beeren, Zwiebeln, Grünkohl, Auberginen und Soja enthalten), **Anthocyane** (in Açaíbeeren, Aronia, Kirschen, blauen Trauben, Heidelbeeren, Holunderbeeren und Rotkohl enthalten), **Zeaxanthin** (in Maiskörnern, Spinat, Eigelb und gelber Paprika enthalten), **Chlorophyll** (in Spinat, Salat, Weizengras und Spirulina enthalten) oder **Allicin** (in Knoblauch enthalten)

Wichtig

Wir empfehlen keinesfalls die Einnahme von Nahrungsergänzungsmitteln, wenn kein nachweislicher Mangel vorliegt, der durch eine Blutuntersuchung festgestellt wurde und eine therapeutische Anweisung zur Folge hat. Denn man sollte immer bedenken, dass ein Zuviel an Vitamin E, Selen oder Betacarotin auch toxisch wirken und zu Problemen wie Müdigkeit, Gelenkschmerzen, Übelkeit, Verdauungsproblemen oder trockener Haut führen kann; zudem gibt es Studien, die zeigen, dass eine Überergänzung bestimmter Nährstoffe, einschließlich Vitamin A, Vitamin E und Selen, eher zu Haarausfall führen kann, als diesen zu verhindern.[19]

STRAFFES BINDEGEWEBE MIT MINERALSTOFFEN UND VITAMINEN

Das Bindegewebe besteht aus Bindegewebszellen, Protein, Wasser und kollagenen Fasern. Im Wechsel beeinflussen die Östrogene die Haut, allem voran die Kollagenbildung. Die stützenden Kollagenfasern werden schwächer und lassen Unterhautfettgewebe vortreten, was zu einer welligen Oberfläche (Cellulite) oder Dehnungsstreifen führen kann. Zusätzlich kann eine Übersäuerung das Bindegewebe schwächen, denn wenn der Speiseplan zu viele »Säuren« enthält – und zwar aufgrund von Nahrungsmitteln wie Fleisch, Wurstwaren, Milchprodukten, Zuckerhaltigem und Fertigessen –, überfordert dies den Körper. Dieser kann die Säuren nicht mehr binden und ausscheiden, sondern lagert sie – tatata! – im Bindegewebe ab. Die individuelle Beschaffenheit des Bindegewebes hängt wieder stark von den Genen ab, aber mit einer gezielten Ernährung, ausreichend Bewegung und Stretching sowie kleinen Tricks wie Trockenbürsten und Wechselduschen (siehe Seite 85) lässt sich hier einiges ins Positive lenken.

Zuallererst einmal ist eine ausreichende Flüssigkeitszufuhr wichtig. Du solltest immer darauf achten, dass du dich gut mit Wasser und ungesüßten Kräutertees (wirken basisch!) versorgst. Ein Tipp, den wir häufig erwähnen: Trinke morgens gleich nach dem Aufstehen ein großes Glas Wasser (wenn du magst, gerne lauwarm, das kurbelt den Darm optimal an!) – das wirkt wie eine Dusche für die Haut von innen. Speziell für das Bindegewebe sind eine ausreichende Zufuhr von Vitamin C, Vitamin B_2, Vitamin B_3, Biotin, Kupfer, Zink und Silizium (Kieselsäure) wichtig. Vor allem Letztere fördert die Bildung der Kollagenfasern.

Jetzt fragt sich die eine oder andere sicher: Und was ist mit Nahrungsergänzungsmitteln, vor allem Kollagenprodukten? Es gibt tatsächlich keine großen, evidenzbasierten Studien, die einen sichtbaren Effekt auf die Haut nachweisen. Kleineren Erhebungen zu hydrolysiertem Kollagen, die wir nicht vorenthalten wollen, zufolge verbessert sich das Hautbild sowie die Hautfeuchtigkeit bei täglicher Einnahme.[20] Allerdings: Die Studien wurden meist mit sehr wenigen Teilnehmerinnen durchgeführt (weniger als 20) und ein wirtschaftliches Interesse der Hersteller kann nicht ganz ausgeschlossen werden. Wenn du über die tägliche Ernährung Haut und Bindegewebe stärken willst, findest du im Kasten auf Seite 96 die wichtigsten Nährstoffe und in welchen Nahrungsmitteln diese enthalten sind.

Wichtige Nährstoffe für Haut und Bindegewebe

- **Vitamin B_2/Riboflavin:** Sojabohnen, Eier, Seelachs, Grünkohl, Spinat, Milch, Brokkoli
- **Vitamin B_3/Niacin:** Pfifferlinge, Austernpilze, Champignons, Thunfisch, Seelachs, Linsen, Vollkornbrot, Hühnerleber, Rindfleisch, Kaffee
- **Vitamin B_7/Biotin:** Weizenkleie, Haferflocken, Leber, Eigelb, Sojabohnen, Spinat, Erbsen
- **Zink:** Vollkornbrot, Weitenkleie, Kürbiskerne, Leinsamen, Walnüsse, Mandeln, Käse, Eier, Austern, Meerrettich, Erbsen
- **Mangan:** Erbsen, Bohnen, Linsen, Nüsse und Haferflocken, schwarzer Tee
- **Lysin** ist ebenfalls wichtig für den Aufbau des Bindegewebes. Diese Aminosäure steckt unter anderem in Buchweizen, Walnüssen, Erbsen und Tofu.
- **Omega-3-Fettsäuren** sind nicht nur gut für die Herzgesundheit, sie sorgen auch für eine gute Durchfeuchtung der Haut und geben Spannkraft. Omega-3-Fettsäuren findet man zum Beispiel in Fischen, Walnüssen und Leinsamen.
- Auch der Mineralstoff **Silizium**, vielen besser bekannt als Kieselsäure, ist wichtig für ein straffes und elastisches Bindegewebe. Gute Lieferanten sind Hirse, Hafer, Gerste, Spinat, Spargel, Erbsen, Paprika, Kartoffeln, Blumenkohl, Petersilie, Birnen, Weintrauben, Erdbeeren und Bananen. Auch hier gilt: Wir haben nur Studien zur Verbesserung des Bindegewebes gefunden, die vom jeweiligen Hersteller eines Nahrungsergänzungsmittels (NEM) finanziert wurden. Laut Verbraucherzentrale weisen einige NEM bedenkliche Mengen an Blei auf, die eher gesundheitsschädlich sind.

Achtung: Schilddrüsenhormone schwanken nicht selten in den Wechseljahren und sollten deshalb auch vorsorglich beim Check-up kontrolliert werden. Das Zuführen von Biotin, also Vitamin B_7 kann die Hormonwerte im Blutbild verfälschen. Bitte informiere deine Ärztin vorab.

PROTEINE FÜR GESUNDE HAARE

Die Veränderungen der Haare im Wechsel, wie der Verlust der Farbe oder das Ausdünnen der Haarpracht, gehen primär auf das hormonelle Ungleichgewicht zurück. Vor allem Haarausfall gehört zu den häufigen unangenehmen Begleiterscheinungen während der Menopause. Stress oder eine schlechte Ernährung können die hormonellen Auswirkungen noch verschlimmern, daher solltest du auf eine ausgewogene Ernährung achten. Wichtig ist eine gute Versorgung mit Proteinen oder, genauer gesagt, mit Aminosäuren. Vor allem zwei Aminosäuren spielen eine entscheidende Rolle: **Cystein**, der wichtigste Bestandteil von Keratin, dem Hauptbaustoff der Haare, ist verantwortlich für das Haarwachstum und den Haardurchmesser. Cysteinreiche Nahrungsmittel sind Linsen und Limabohnen, Haferflocken, alle Nüsse (vor allem Cashews) und Mandeln, Seefischarten und Garnelen, Steinpilze, Pfifferlinge, Edamer und Eier. Die Aminosäure **Lysin**, die im inneren Teil der Haarwurzel vorkommt, sorgt für die Form und das Volumen der Haare und spielt ebenso eine wichtige Rolle für das Haarwachstum. Bei einer unzureichenden Lysinaufnahme wird das Haar brüchig, dünn und verliert die Spannkraft. Lysinhaltige Lebensmittel sind Sojabohnen, Erbsen, Haferflocken, Walnüsse und Reis sowie Thunfisch, Hähnchen, Lachs und Eier. »Eine niedrige Zufuhr von Linolsäure, Alpha-Linolensäure und langkettigen ungesättigten Fettsäuren kann zu einem Verlust von Haaren führen, da diese Fettsäuren wichtige Bestandteile der Hornschicht der Epidermis sind«, schreibt Zuzanna Sabina Goluch-Koniuszy, Ernährungswissenschaftlerin der Universität Stettin, in ihrem Fachartikel.[21]

Neben den Aminosäuren sind auch Vitamine und Mineralstoffe essenziell für ein gutes Haarwachstum. Versorge dich also – ebenso wie bei der Haut – gut mit Lebensmitteln, die reich an den Vitaminen A, C und E sind und die Vitamine B_2, B_3 und B_7 enthalten. Für eine gute Versorgung der Haarfollikel und der Kopfhaut sind zudem noch Vitamin B_5 (Pantothensäure) sowie B_9 (Folat) wichtig. Die synthetische (industriell hergestellte) Form des Vitamin B_9 wird Folsäure genannt. Gute Quellen für Pantothensäure sind Haferflocken, Vollkornprodukte, Brokkoli, Avocado und Hülsenfrüchte; Folat ist vor allem in grünem Gemüse, insbesondere Spinat und Salaten, Tomaten, Hülsenfrüchten, Nüssen, Orangen, Sprossen, Weizenkeimen und Vollkornprodukten sowie in Kartoffeln, Leber und Eiern enthalten. Bei Haarausfall darfst du hier keine

Wunder erwarten. Aber gerade wenn die Haare im Wechsel dünner und trockener werden, kann ein Versuch mit einer mit Folsäure optimierten Ernährung sinnvoll sein. Wenn du auf Nummer sicher gehen möchtest, lasse die Vitamin-B-Konzentration (vor allem auch des B_9) im Blut messen. Dann kannst du gezielt substituieren. Vor allem Folsäure ist sehr gut bioverfügbar – das heißt, es wird gut vom Körper aufgenommen.

Auch eine gute Versorgung mit den Vitalstoffen Zink, Biotin, Selen und Omega-3-Fettsäuren ist entscheidend. Da Vitamin D indirekt am Wachstum der Haarfollikel beteiligt ist und eine positive Wirkung auf den Haarzyklus haben soll,[22] solltest du auf ausreichend Sonnenschein pro Tag achten.

Wie auch bei der Haut kann eine Ernährung mit zu viel Zucker, Softdrinks, verarbeiteten Lebensmitteln (Fertiggerichten) und »schnellen Kohlenhydraten« (Weißmehlprodukten) den Zustand der Haare verschlechtern. Denn diese Einfachzucker sowie auch eine hohe Zufuhr von gesättigten Fettsäuren (in Fleisch und Wurst, Butter und Sahne) stimulieren die Talgproduktion, was zu entzündlichen Veränderungen und zu Störungen der Hornbildung führen kann. Durch verstopfte Talgdrüsen kann es dann zu vermehrtem Haarausfall kommen.[23] Du solltest daher besser zu komplexen Kohlenhydraten mit niedrigem glykämischen Index greifen, wie etwa Vollkornprodukten oder Gemüse, sowie pflanzliche Öle aus Raps, Oliven, Leinsamen, Algen oder Leinöl mit mehrfach ungesättigten Fettsäuren bevorzugen.

Unser Tipp

Bockshornklee soll laut kleineren Studien Haarausfall mindern und für eine Verbesserung des Haarwachstums sorgen. Da es das »Phytohormon« Diosgenin enthält und somit einen hormonell ausgleichenden Einfluss hat, kannst du das Gewürz großzügig einsetzen. Es passt hervorragend zu Gemüsegerichten, Suppen und Currys, zu Linsengerichten und Dals sowie zu Fisch.

BEWEGUNGSTIPPS

Sport kurbelt den Stoffwechsel an und sorgt dafür, dass deine Haut gut durchblutet und mit allen wichtigen Nährstoffen versorgt wird. Außerdem öffnen sich bei guter Durchblutung und Erwärmung der Körpertemperatur die Poren, sodass der Talg vermehrt aus den Drüsen ausgeschieden werden. Dies hat vor allem eine reinigende Wirkung. Achtung: Viele gehen davon aus, dass auch das Schwitzen die Poren reinigt – das stimmt zwar (daher vor dem Sport immer abschminken), aber Schweiß trocknet die Haut auch aus, sofern man ihn nicht abwäscht. Denn Schweiß bildet einen Feuchtigkeitsfilm, um durch Verdunstung die Körpertemperatur herabzusetzen. Da dieser Film recht salzhaltig ist, entzieht er der oberen Hautschicht Wasser. Außerdem verschließt die Schweißschicht die Poren, sodass sich Schadstoffe festsetzen können und Pickel sprießen. Verhindern kannst du das, indem du gleich nach dem schweißtreibenden Sport mit einem milden (pH-neutralen) Waschgel duschst.

Aber zurück zu den positiven Effekten von Sport: Vor allem sorgt Bewegung für gesunde Gefäße.[24] Laut einer Studie der McMaster University in Ontario aus dem Jahr 2014 scheint Bewegung nicht nur die Haut jünger zu halten, sondern kann sogar die Hautalterung bei Menschen umkehren, die erst später im Leben anfangen zu trainieren. Die Probandinnen gingen jede Woche mindestens drei Stunden joggen oder Radfahren. Nach drei Monaten zeigten vor allem die über 40-Jährigen deutlich dünnere, gesündere Hornhautschichten und dickere Dermisschichten: »Fast wie die Haut von 30-Jährigen«, so die Aussage der Forscherinnen. Sie wiederholten die Studie mit über 65-Jährigen, die zweimal pro Woche 30 Minuten Sport trieben. Hier war das Ergebnis noch überraschender: Die Haut glich noch stärker der Haut halb so alter Menschen. Verantwortlich dafür könnten Myokine sein, also Botenstoffe, die bei Muskelaktivität ausgeschüttet werden und als immunregulierend und entzündungshemmend gelten.[25]

Besonders empfehlenswert zur Stärkung des Bindegewebes ist eine Kombination aus Ausdauersport, wie Joggen, Walken oder Schwimmen, und Krafttraining – am besten 30 Minuten täglich, wenn du wirklich Effekte erzielen möchtest. Die verbesserte Durchblutung stärkt das Gewebe und die aufgebaute Muskulatur unterstützt das Bindegewebe. Bei Cellulite wirkt Schwimmen durch den Wasserdruck wie eine

Unser Tipp

Springseil springen (wenn es der Beckenboden zulässt) und Kniebeugen – zwei einfache Übungen, die die Beine und den Po straffen.

Lymphdrainage. Aber auch hier musst du für einen nachhaltigen Effekt wirklich dranbleiben und regelmäßig mindestens 30 bis 40 Minuten schwimmen. Auch spezielles Faszientraining sowie die regelmäßige Anwendung der Faszienrolle soll Besserung bei Cellulite und Dellen bringen.

Beinrolle gegen Cellulite

Für diese Übung brauchst du eine Faszienrolle. Setze dich auf den Boden, die Beine sind ausgestreckt. Lege die Rolle unter deine Oberschenkel, stütze dich mit den Händen ab und hebe den Po leicht an. Jetzt rollst du langsam über die Rolle vor und zurück.

FALTEN EINFACH WEGMASSIEREN?

Das wäre doch zu schön, um wahr zu sein. Leider können weder Gesichtsmassagen, Gesichtsyoga oder -gymnastik noch Jaderoller eine Zornesfalte, eine Nasolabialfalte oder Knitterfalten rund um die Augen wegzaubern. Denn durch den Druck oder die Bewegung wird weder die Kollagen- noch die Elastinproduktion angekurbelt, die für Elastizität und Spannkraft sorgen, noch bildet sich mehr Hyaluronsäure, die das Wasser in der Haut bindet und für Feuchtigkeit sorgt. Aber: Durch Massage oder Gymnastik werden Durchblutung und Stoffwechsel angeregt und das in der Dermis (Oberhaut) vorhandene Wasser wird hin- und herbewegt. Auch die Lymphgefäße werden ausmassiert. All das kann dafür sorgen, dass das Gesicht weniger »geschwollen« aussieht, wie es zum Beispiel bei den typischen Wassereinlagerungen während des Wechsels der Fall sein kann. Und es lässt die Haut auf jeden Fall frischer und entspannter aussehen. Zudem bringt Gesichtsgymnastik mehr Lebendigkeit in die Mimik und sie hat einen wohltuenden Effekt auf die Seele. Im Internet findest du zahlreiche Anleitungen und Tutorials zu Gesichtsmassagen oder -gymnastik (besonders wirkungsvoll sollen die japanische Kobido-Massage sowie die chinesische Gua-Sha-Technik sein).

UNTERSTÜTZUNG FÜR DIE SEELE

Die Haut ist unser größtes Sinnesorgan. Sie spiegelt unser Innerstes und ist so eigen wie wir selbst. Wir präsentieren uns mit ihr: Blass und müde oder frisch und strahlend. Sie ist zart, sie ist sensibel, sie spürt, sie möchte berührt werden. So wie wir kann sie irritiert und komplex sein. Flecken, Pickel, Falten, Wunden, Dellen, Warzen kommen und gehen – oder bleiben.

Unsere Haut ist stetig um ein Gleichgewicht von Abgrenzung und Durchlässigkeit bemüht. Mit diesem Thema spiegelt die Haut den polarisierenden Konflikt, der viele von uns auch persönlich umtreibt. Frauen haben viele Rollen im Leben, manche verlangen stark nach klaren Grenzen, in anderen Lebensbereichen müssen, wollen und dürfen wir sensitiv, eben durchlässig für Emotionen, Eindrücke und Erfahrungen sein. Die Haut ist ein Organ der Wahrnehmung, mit dem wir sehr viel intensiver in Verbindung stehen als mit den meisten anderen. Sie bildet unser Außen und schützt unser Innen. Daher wundert es nicht, dass gerade bei Frauen Zeiten des Umbruchs und der hormonellen Schwankungen mit Hautproblemen einhergehen. Dazu kommen das Altern und der scheinbare Verlust an Attraktivität. Viele Wechseljahressymptome lassen sich überspielen, aber an der Haut wird eines Tages das Alter sichtbar – es sei denn, man entscheidet sich für invasive Maßnahmen wie Lifting oder Filler.

Wie gehst du damit um? Hier musst du sicher deinen eigenen Weg finden. Vielleicht bedarf es der Unterstützung und fachkundigen Beratung einer Expertin wie der Hautärztin, der Kosmetikerin oder der Friseurin. Möglicherweise ist jetzt ein guter Zeitpunkt für ein optisches »Neuerfinden«, eine neue Frisur oder auch ein völlig anderes Make-up. Und wenn es für die einen Beauty-Eingriffe sind, die glücklich machen, entdecken andere bislang unbekannte Rituale, Produkte oder Pflegeroutinen. Sich in der eigenen Haut wohlfühlen – dieser oft gehörte Spruch sollte tatsächlich das Ziel sein. Denn wir haben noch viel Zeit in unserer Haut vor uns. Dich bewusst zu verwöhnen, die individuelle und gesunde Pflege der Haut und natürlich auch der Haare von außen und innen sowie herauszufinden, welche wirklichen Bedürfnisse und Probleme bestehen, statt standardisierte Anti-Aging-Werbeszenarien zu praktizieren, ist definitiv ein erster richtiger Schritt.

Herz- und Kreislaufprobleme

Herzrasen, Herzstolpern, Herzschmerzen, Herzflattern: Dies alles sind höchst unangenehme Beschwerden, die in den Wechseljahren einige Frauen gänzlich aus dem Konzept bringen. Häufig treten diese Symptome mitten in der Nacht auf; das kann sehr verängstigend sein und nicht selten reagieren Frauen mit Panik. Immerhin ist das Herz unser lebenswichtigstes Organ.

Die Geschlechtshormone haben Einfluss auf die Blutgefäße. Durch den Rückgang der Östrogene können sich die Gefäße verengen und der Blutdruck steigt an. Zudem beeinflussen Östrogene das vegetative Nervensystem, das unter anderem den Herzschlag reguliert. Wie so oft gelingt es dem Körper, sich mit der Zeit an den niedrigeren Hormonspiegel zu gewöhnen, aber mühsam machen es die Schwankungen der Wechselzeit. Durch das Auf und Ab schlägt das Herz manchmal kurzzeitig schneller und kräftiger, dann wieder langsamer oder es stolpert. In den meisten Fällen besteht kein Grund zur Beunruhigung. Das Herz ist in der Lage, sich an die neue Situation anzupassen.

Dennoch ist es wichtig, den Herzrhythmus und den Blutdruck im Auge zu behalten. Sollten sich deine Beschwerden häufen, fühlst du dich unwohl und geschwächt, solltest du auf alle Fälle zu deiner Ärztin gehen und die Ursache für deine Symptome mithilfe eines EKGs abklären lassen. Denn ein zu hoher Blutdruck kann sich durch Symptome äußern, die den typischen Wechseljahresbeschwerden gleichen – und deshalb oft damit verwechselt werden: Hitzewallungen, Schlafstörungen und Kopfschmerzen beispielsweise. Vor allem wenn diese Symptome zum ersten Mal in den Wechseljahren vorkommen, werden sie häufig als »normal« angesehen, und so kann es passieren, dass Herzprobleme bei Frauen nicht ernst genommen werden.

Da durch das hormonelle Auf und Ab auch der Blutdruck schwankt, kann es neben Bluthochdruck auch phasenweise zu einem niedrigen Blutdruck kommen, der eventuell zu Schwindel und Benommenheit führt. Das kann ebenso beeinträchtigend sein und birgt unter anderem die Gefahr von Stürzen. Hier kann ein zu hoher Östrogenspiegel, wie er zu Beginn der Wechseljahre oft vorkommt, ein möglicher Auslöser sein oder wiederum der hormonelle Einfluss auf das vegetative Nervensystem. Allerdings gibt es eine gute Nachricht für die vielen Frauen, die jahrelang unter konstant niedrigem Blutdruck gelitten haben. Wenn der Blutdruck wechseljahresbedingt leicht ansteigt, kann das überraschend guttun – man fühlt sich sogar wacher und hat mehr Elan.

Die Einflüsse auf das Herz-Kreislauf-System sind vielschichtig und es spielen neben den Geschlechtshormonen auch die Stresshormone der Nebennieren, Adrenalin und Cortisol, sowie die Schilddrüsenhormone eine wichtige Rolle. Auch das solltest du immer wieder bedenken, falls sich bei dir Herzprobleme bemerkbar machen.

Da Östrogene die Zusammensetzung der Blutfette wie Cholesterin günstig beeinflussen, besteht vor allem in der Postmenopause (in der Zeit nach deiner letzten Blutung) das Risiko einer Arteriosklerose – einer Gefäßverkalkung, die langfristig zu ernsten gesundheitlichen Problemen führen kann. Hier ist es möglich, mit bewusster Ernährung und ausreichend Bewegung gegenzusteuern.

TIPPS UND EINFACHE ANWENDUNGEN

Dein Herz ist der Motor deines Lebens und es geht darum, es so gut wie möglich zu unterstützen und zu stärken. Mit deinem Lebensstil kannst du schon sehr viel erreichen. Dazu gehören, auch wenn man das schon nicht mehr lesen mag, die drei wichtigsten Player: ausreichend Bewegung, eine Ernährung mit viel Obst, Gemüse und gesunden, herzschützenden Fetten sowie Stressreduktion, die hier enorm wichtig ist.

Selbstfürsorge lautet unsere wichtigste Botschaft; nimm dir ausreichend Zeit für dich und deine Bedürfnisse. Baue häufig erholsame Pausen nur für dich in den Tag, das kann ein Spaziergang sein, eine kleine Atemübung oder eine Mini-Meditation (unser Tipp: einfach einmal ausprobieren, auch wenn du meinst: »Das ist nichts für mich«) oder nur mal Nichtstun. Hauptsache, du machst aus diesen kleinen Auszeiten wiederkehrende Rituale, die dich daran erinnern, wie wichtig diese Me-Time ist und wie gut sie dir tut. Unterstützen kann dich dabei ein besonderer Heilstein (ja, das mag ein bisschen esoterisch klingen, aber er kann dich daran erinnern, Pausen einzulegen und zur Ruhe zu kommen) oder auch ein festes Teeritual mit herzstärkenden Pflanzen.

Die Blutfette: Was sagt der Cholesterinwert aus?

Cholesterin und Triglyzeride sind lebensnotwendige Blutfette (Lipide). Cholesterin ist Bestandteil der Zellwände, insbesondere der Nervenzellen, und wird zur Herstellung von Hormonen wie Östrogenen und Testosteron, von Gallensäure und Vitamin D benötigt. Der Körper stellt Cholesterin zu 80 Prozent selbst in der Leber her, 20 Prozent wird mit der Nahrung aufgenommen. Triglyzeride dienen der Energiespeicherung im Fettgewebe sowie der Energiegewinnung in der Muskulatur.

In den Blutbahnen wird Cholesterin durch zwei sogenannte Lipoproteine transportiert: Das auch als »gutes Cholesterin« bezeichnete HDL *(High Density Lipoprotein)* nimmt überschüssiges Cholesterin auf und transportiert es zur Leber, wo es abgebaut wird. Das oft als »schlechtes Cholesterin« betitelte LDL *(Low Density Lipoprotein)* transportiert das Cholesterin zu den Zellen, wo es wichtige Aufgaben erfüllt, beispielsweise die Instandhaltung der Zellmembranen. Problematisch wird es jedoch, wenn der Anteil des LDL im Blut so hoch ist, dass die Zellen es nicht mehr aufnehmen können. Dann lagert es sich in den Wänden der Blutgefäße ab, wodurch sich diese verengen oder verhärten können – man spricht dann von einer Arteriosklerose. Neben dem Cholesterin können auch erhöhte Werte der Triglyzeride (vor allem in Kombination mit zu hohen Cholesterinwerten) das Risiko für Herz-Kreislauf-Erkrankungen erhöhen.

Bei Blutuntersuchungen wird meist das Gesamtcholesterin gemessen (Non-HDL-C); dieser Wert umfasst auch das HDL, LDL sowie die Triglyzeride. Wenn du es genauer wissen möchtest, kannst du auch die einzelnen Werte messen lassen.

FAZIT: Du solltest also dafür sorgen, dass sowohl die LDL- als auch die Triglyzeridwerte niedrig bleiben. Das klappt vor allem mit ausreichend Bewegung und der Reduzierung von Zucker und gesättigten Fettsäuren.

KÜHLENDES WASSER BEI HERZRASEN

Je kühler die Temperatur des Körpers ist, umso langsamer schlägt das Herz. Um deinen Herzschlag zu beruhigen, ist es daher ein einfacher und schneller Weg, kaltes Wasser über dein Gesicht und die Unterarme laufen zu lassen. Oft reicht es auch aus, nur die Handgelenke unter kaltes Wasser zu halten. Eine weitere, unkomplizierte Möglichkeit sind Eiswürfel, mit denen du dein Gesicht und die Schläfen kühlst. Auch ein Glas kühles, kohlensäurehaltiges Wasser schnell zu trinken und bestenfalls danach aufstoßen zu müssen, kann das Herzrasen beenden. Bitte übertreibe es aber nicht: Kühl ist ausreichend, eiskalt muss es nicht sein.

HERZBERUHIGENDE TEEKRÄUTER

Eine Heilpflanze mit dem Namen **Herzgespann** weist sogleich auf das Ziel ihrer Wirkung hin. Das seit Jahrhunderten wohlbekannte Herzgespann wirkt ausgleichend auf den Blutdruck, lindert Beklemmungen im Brustraum und stärkt die Herzfunktion. Zudem entspannt es und nimmt die Ängste, die mit Herzbeschwerden einhergehen. Die wohlschmeckenden **Rosenblüten** helfen, Stress und Nervosität abzubauen und mehr Herzensruhe zu erlangen. Kombiniert mit **Weißdorn**, einer weiteren wichtigen Herzpflanze, sowie der beruhigenden **Melisse** (mehr zu beiden Pflanzen auf Seite 109) ergeben sie eine herzberuhigende Kräutermischung.

Tee für die Herzgesundheit

Die Heilpflanzenmischung kannst du dir in einem Kräuterladen oder in der Apotheke zusammenstellen lassen.

20 g Herzgespann • 20 g Rosenblüten
• 20 g Weißdorn • 20 g Melisse

1. Überbrühe für 1 Tasse Tee circa 2 Teelöffel der Mischung mit kochendem Wasser und lasse sie 8 bis 10 Minuten ziehen.
2. Seihe die Mischung ab und genieße je nach Bedarf 2 bis 3 Tassen täglich.

HIBISKUSTEE – EIN BLUTDRUCKSENKER?

Es wird immer wieder von mehreren Studien berichtet, die Hibiskus als natürlichen Blutdrucksenker angeben. Fakt ist: Wir haben nur kleine Studien mit geringem Aussagewert gefunden. Hier allerdings wirkte sich der Genuss von nur drei Tassen täglich über sechs Wochen gerade bei Menschen mit nur leicht erhöhtem Blutdruck sehr positiv aus.

Daher unsere Empfehlung: Da Hibiskustee antioxidativ wirkt, Vitamin-C-reich ist, eine leicht cholesterinsenkende Wirkung haben soll und zudem auch noch lecker schmeckt, ist er sicher einen Versuch wert, um den Blutdruck zu harmonisieren – eine starke Wirkung solltest du aber nicht erwarten.

JASPIS – DER HEILSTEIN FÜR DAS HERZ

Die bekannteste Vertreterin der Klostermedizin, Hildegard von Bingen, empfahl zusätzlich zu den vielen pflanzlichen Anwendungen oft die heilende Energie von Steinen, für das Herzwohl den schönen Jaspis.

Er soll harmonisierend auf die Nerven und die Reizleitung des Herzens einwirken, die unsere Herzfrequenz steuert. Vor allem wenn das Herz aus dem Rhythmus gelangt, wenn es mal wieder stolpert, soll das Auflegen des kühlen Steins (am besten vorher unter kaltes Wasser halten) direkt auf die Haut um deine Herzregion einen ausgleichenden Effekt haben. Für viele mag das zu esoterisch klingen, doch gerade für die Stressgeplagten, die sich zu wenig Zeit für sich selbst nehmen, kann der Jaspis als Erinnerung dienen, mal wieder eine Pause einzulegen. Auch bei kurzen Panikmomenten kann das Auflegen des kalten Steins auf die Herzgegend eine beruhigende Wirkung haben.

Beruhigendes Lavendelöl

Wenn du insbesondere nachts unter Herzstolpern oder Herzrasen leidest, kannst du deine Herzgegend vor dem Einschlafen mit ätherischem Lavendelöl (mindestens vierprozentig) einreiben. Gib hierfür einfach eine kleine Menge neutrales Körperöl (z. B. Jojobaöl) in deine Hand, mische ein paar Tropfen Lavendelöl hinzu, verreibe dies kurz mit deinen Fingern und trage es auf die Haut über deinem Herzen auf (sanft einmassieren und einwirken lassen).

Lavendel zählt zu den großen »Seelenpflanzen«, er beruhigt bei Nervosität, Unruhe, Angst und Stress und wirkt regulierend auf Herzklopfen, Herzrasen oder einen Blutdruckanstieg – auf Symptome, die meist mit Stress und Unruhe einhergehen. Du wirst spüren, wie dir die Einreibung wohltuende Entspannung bringt. Manchmal reicht es auch schon, ein paar Tropfen auf ein Tuch zu träufeln und diese einzuatmen.

WIE NATURHEILKUNDE UND HOMÖOPATHIE HELFEN

Gleich zu Beginn möchten wir noch einmal betonen: Herz-Kreislauf-Erkrankungen müssen sehr ernst genommen werden. Das Risiko von Herzinfarkten oder Schlaganfällen nimmt bei Frauen postmenopausal zu. Das Tragische ist, dass Frauen häufig erste Anzeichen und Beschwerden übergehen und sich viel später als vergleichsweise Männer ärztlich versorgen lassen. Wenn durch ein EKG oder weitere kardiologische Untersuchungen eine Herzerkrankung ausgeschlossen werden konnte und du trotzdem weiterhin Symptome hast, solltest du an eine mögliche Überfunktion der Schilddrüse denken! Auch eine Herzneurose kann hinter deinen Beschwerden stecken; dabei handelt es sich um eine psychische Angst-

Wichtig

Bei einer Infarktgefahr kommt es bei Frauen statt des bekannten linksseitigen Brustschmerzes eher zu Bauchschmerzen, Übelkeit und Atemnot.

störung, bei denen die Betroffene unter Herzbeschwerden, etwa Herzstolpern oder Herzrasen, nervöser Angst und eventuell Schweißausbrüchen leidet, ohne dass eine organische Ursache dahintersteckt.

In jedem Fall solltest du deine Symptome abklären lassen und dafür sorgen, dass du mit deinen Beschwerden ernst genommen wirst, selbst wenn du mehrere ärztliche Fachrichtungen konsultieren musst. Die Naturheilkunde kennt ein paar sehr gute Unterstützer – zur Stärkung oder Beruhigung des Herzens, zum Regulieren des Blutdrucks oder zum Verbessern von Symptomen wie Schwindel.

BLUTDRUCKSENKEN MIT VITALPILZEN

Die Mykotherapie, die Therapie mit Vitalpilzen, ist eine der ältesten Therapien der Naturheilkunde, deren Ursprung in der traditionellen chinesischen Medizin (TCM) zu finden ist. Ist der Blutdruck bei dir dauerhaft stark erhöht, sollten Vitalpilze sicher nicht das einzige Mittel sein, um die Hypertonie (Bluthochdruck) zu behandeln. Sie eignen sich ergänzend oder bei einer leichten Form, die wechseljahresbedingt phasenweise auftreten kann. Auch weitere Symptome, die der Bluthochdruck mit sich bringt, wie Kopfschmerzen oder Müdigkeit, kann ein Vitalpilz positiv beeinflussen.

Dem Vitalpilz **Auricularia** wird eine gefäßerweiternde Funktion zugesprochen, die den Blutfluss optimieren kann und zudem einer Arteriosklerose der Blutgefäße vorbeugen soll. Außerdem gilt er als blutdrucksenkend. Er kann mit dem Ziel eines stabilen Blutdrucks sehr gut mit Reishi kombiniert werden. Der **Reishi**, einer der bekanntesten Vitalpilze, vermag es, vegetativ bedingten Bluthochdruck zu senken, da er stressreduzierend auf das Nervensystem wirkt. Er unterstützt den Blutkreislauf, indem er für eine bessere Sauerstoffversorgung des Bluts und somit auch des Herzmuskels sorgt. Vitalpilze gibt es in Kapselform oder auch als Pulver. Wichtig ist, auf eine gute Qualität zu achten, am besten sind Zubereitungen aus biologisch angebauten Pilzen. Sie sind in Apotheken, die chinesische Medizin anbieten, erhältlich oder beispielsweise in Bioqualität von der Firma Hawlik, die viele Pilze selbst anbaut und deren geprüfte Produkte auch über Apotheken zu beziehen sind. Die Dosierung hängt vom jeweiligen Produkt ab. Meist werden Kuren von sechs Wochen bis zu drei Monaten empfohlen.

HEILPFLANZEN FÜR DAS HERZWOHL

Der bereits als Teekraut empfohlene **Weißdorn** *(Crataegus)* ist die wohl bekannteste und wertvollste Heilpflanze, wenn es um das Herz geht. Bei Herzstolpern sowie Druck- und Beklemmungsgefühlen im Brustraum bringt der Weißdorn Linderung. Das Rosengewächs fördert die Durchblutung des Herzmuskels, wirkt rhythmusstabilisierend und trägt sogar zur Regulierung des Blutdrucks bei. Ein Extrakt lässt sich gut individuell dosieren (z. B. Oxacant mono von Dr. Klein, Crataegutt Herz-Kreislauf-Tropfen von Dr. Willmar Schwabe). Laut Packungsbeilage wird eine Dosierung für bestehende Herzerkrankungen angegeben; wir empfehlen hier je nach Grad der Beschwerde und vor allem bei längerfristiger Einnahme eine Absprache der Dosis mit der Ärztin oder Heilpraktikerin.

Die **Melisse** *(Melissa)* gilt in der traditionellen Medizin als »Herztrost« und wird seit Jahrhunderten bei nervösen Herzbeschwerden angewendet. Sie besänftigt wie keine andere Heilpflanze beispielsweise bei verstärktem Herzschlaggefühl und ist vor allem hilfreich bei stressbedingten oder nervösen Herzbeschwerden (ohne organische Ursache), die sich oft als Herzangst, Herzrasen oder Herzstolpern äußern (z. B. Melisse Kräuterelixier von Seewald, 5 Tropfen bis zu 3-mal täglich in Wasser oder pur, Melissen-Basentabletten von Dr. Jakobs mit zusätzlich Magnesium und Vitaminen, bis zu 5 Tabletten täglich).

Dem **Wolfstrapp** *(Lycopus europaeus)* sagt man eine stabilisierende Wirkung auf den biologischen Rhythmus nach. In den Wechseljahren verlieren Frauen eine bislang wichtige Rhythmik in ihrem Leben – den Zyklus – und ganz offensichtlich wirkt sich dieser Taktverlust auch auf andere rhythmische Systeme aus. Der Tag-Nacht-Rhythmus kann dir mehr zu schaffen machen und ebenso die Rhythmik des Herzens. In vielen Fällen handelt es sich erfreulicherweise nur um eine Übergangszeit. Um den eigenen Takt wiederzufinden, hilft dir der Wolffstrapp, in besonders unruhigen und nervösen Zeiten sowohl den Schlaf zu vertiefen als auch eine überaktive Schilddrüse zu besänftigen (bitte Vorsicht bei bestehenden Schilddrüsenerkrankungen!) und dein Herz zu beruhigen (z. B. Wolfstrapp-Tropfen St. Severin von Hecht Pharma, bei Bedarf 2- bis 3-mal täglich 10 Tropfen in einem Glas Wasser, Lycopus-europaeus-Urtinktur von Ceres, 1- bis 3-mal am Tag 3 Tropfen bei Bedarf in etwas Wasser einnehmen).

HOMÖOPATHIE GEGEN SCHWINDEL

Die Hormone schwanken und mit ihnen der Blutdruck – das kann zu unangenehmem Schwindel führen. Dieser kann durch Hitzewallungen aufgrund des erhöhten Elektrolytverlusts beim Schwitzen noch begünstigt werden; auch Benommenheit und Übelkeit können sich dazugesellen. Falls wiederholt Schwindel bei dir auftritt, solltest du unbedingt mögliche Ursachen im Ohr oder am Gleichgewichtsnerv ärztlich abklären lassen.

Bei Schwindelgefühlen haben sich die Früchte der **Scheinmyrte** (*Anamirta cocculus* oder nur *Cocculus*) bewährt, einer asiatischen Lianenpflanze, die wohl schon im Mittelalter gegen die Reisekrankheit angewandt wurden. Die giftigen Früchte, auch Kockelskörner genannt, sind nur homöopathisch potenziert als Arznei zu verwenden. Enthalten ist *Anamirta cocculus* zum Beispiel in Vertigoheel-Tabletten von Heel (bei akuten Zuständen alle halbe bis ganze Stunde, höchstens 12-mal täglich 1 Tablette im Mund zergehen lassen), in den Tropfen von Vertigopas von Pascoe (akut alle halbe bis ganze Stunde, höchstens 12-mal täglich je 5 bis 10 Tropfen) und in Vertigo-Hevert-SL-Tabletten (akut alle halbe bis ganze Stunde, höchstens 6-mal täglich je 1 Tablette im Mund zergehen lassen). Alle Arzneien beinhalten zudem *Conium*, den **gefleckten Schierling**, eine seit dem Altertum berüchtigte Giftpflanze, die in der Homöopathie bei körperlicher und geistiger Schwäche gegen Schwindelsymptome bewährt verwendet wird.

ERNÄHRUNGSEMPFEHLUNGEN

Um Herz und Kreislauf gesund und den Fettstoffwechsel in Balance zu halten, ist auch hier wieder die Vollkorn-Mittelmeer-Ernährung sehr gut geeignet. Sie besteht aus überwiegend Obst und Gemüse, Vollkornprodukten statt Weißmehl, zudem aus Hülsenfrüchten, Nüssen sowie gesunden Ölen. Ein Vergleich mehrerer Studien zeigt, dass bei einer pflanzenbasierten Kost ohne Fleisch der Anteil des »schlechten« LDL-Cholesterins und der Triglyzeride im Blut deutlich geringer ausfallen.[26] Vor allem die reichlich in Obst und Gemüse enthaltenen antioxidativ wirkenden Stoffe wie Vitamin C, Vitamin E und Betacarotin, aber auch Resveratrol (vor allem in der Schale von roten Trauben enthalten), Olivenpolyphenole und Lycopin (in Tomaten enthalten) wirken sich positiv auf das Herz-Kreislauf-System, den Fett- und Cholesterinstoffwechsel aus.

Entscheidend für gesunde Gefäße und somit ein starkes Herz ist auch die Wahl der richtigen Fette und Öle. Zur Blutdrucksenkung gilt Knoblauch als Klassiker, allerdings fällt seine Wirkung auf den Blutdruck längst nicht so groß aus; dafür verbessert er die Gefäßelastizität. Nicht jeder verträgt Knoblauch; zur besseren Bekömmlichkeit soll es helfen, die Zehen in sehr kleine Würfel zu schneiden.

OMEGA-3 UND OMEGA-6 – DIE BALANCE IST ENTSCHEIDEND

Vor gar nicht allzu langer Zeit galt Fett als Auslöser für erhöhte Blutfettwerte – damals war Fett gleich Fett. Heute weiß man, dass es auf das Fett ankommt und vor allem pflanzliche Öle mit reichlich ungesättigten Fettsäuren die Gefäßwände schützen und sie elastisch halten. Leider nehmen wir über die Ernährung meist **zu viel gesättigte Fettsäuren** zu uns – oft versteckt in Wurst, Käse, Gebäck oder Fertiggerichten. Gesättigte Fette stecken vor allem in tierischen Produkten wie Butter, Fleisch, Wurst oder Käse, aber auch in Kokos- und Palmfett. Du solltest sie in Maßen zu dir nehmen, denn sie wirken sich ungünstig auf das Gesamtcholesterin aus. Kurz gesagt: Sie senken das »gute« HDL und erhöhen das »schlechte« LDL. Über **Kokosfett** streitet sich die Wissenschaft nach wie vor. Aktuell nimmt es eine neutrale Stellung unter den Fetten ein. Es besteht zwar aus gesättigten Fettsäuren, allerdings sind diese beim Kokosfett mittelkettig und werden vom Körper anders verstoffwechselt als herkömmliche langkettige gesättigte Fettsäuren. Hier ist der Forschungsbedarf noch hoch. Wir finden, dass es eine Frage der Balance ist: Da Kokosöl sehr hoch erhitzbar ist, bilden sich beim starken Anbraten, etwa bei asiatischen Gerichten, keine schädlichen Transfette. In Maßen kannst du es auf jeden Fall einsetzen.

Die mediterrane Küche besteht vor allem aus **mehrfach ungesättigten Fettsäuren**, zu den wichtigsten gehören die **Omega-3-Fettsäuren** (Alpha-Linolensäure) und die **Omega-6-Fettsäuren** (Linolsäure) – doch auch hier kommt es auf das Verhältnis an: Dieses sollte 5 : 1 (Omega 6 : Omega 3) betragen. Während die Omega-3-Fettsäuren eher zur Produktion entzündungshemmender Hormone beitragen, dienen die Omega-6-Fettsäuren oft als Vorstufen für die körpereigene Synthese von entzündungsfördernden Fetthormonen. Omega-6-Fettsäuren sind hauptsächlich in Sonnenblumenöl und Distelöl enthalten. Gute Quellen für die herz- und gefäßschützenden Omega-3-Fettsäuren sind Olivenöl, Rapsöl, Hanföl, Walnussöl, Leinsamen, Algen sowie Fettfische wie Lachs, Hering, Makrele und Sardellen. Einen der höchsten Anteile an Omega-3-Fettsäuren findet man in **Leinöl**, das noch vor 100 Jahren das hauptsächlich verwendete Öl in Deutschland war. Mit seinem nussigen Geschmack passt es hervorragend zu Salaten und Quark mit Pellkartoffeln. Du kannst auch das morgendliche Müsli oder den Porridge mit einem Löffel Leinöl verfeinern.

Auch **Omega-9-Fettsäuren** gehören zu den ungesättigten Fettsäuren. Diese müssen aber nicht, wie Omega-3- und Omega-6-Fettsäuren, über die Nahrung aufgenommen werden, sondern können im Körper aus anderen Fettsäuren hergestellt werden. Allerdings gilt eine zusätzliche Aufnahme durch unser Essen als herzgesund, da auch sie das »schlechte« LDL-Cholesterin senken. Omega-9-Fettsäuren stecken unter anderem in Oliven, Walnüssen, Mandeln und Avocados.

Unser Tipp

Olivenöl »extra vergine« (höchste Qualitätsstufe – besonders naturbelassen, reine Kaltpressung) lässt sich nach neuen Studien perfekt zum Kochen und Braten verwenden und bis 190 Grad Celsius erhitzen, ohne dass schädliche Stoffe entstehen. Walnussöl und Leinöl hingegen sind sehr empfindliche Öle, die nur kalt verwendet und kühl und dunkel gelagert werden sollten. Allgemein solltest du keine Öle mehr verwenden, die das Mindesthaltbarkeitsdatum um drei Monate überschritten haben, denn sie können schädliche Oxidationsprodukte enthalten.

Auch hier gilt wieder: Mit einer ausgewogenen Ernährung solltest du ausreichend Omega-3-Fettsäuren zu dir nehmen. Wenn du weder Fisch noch die aufgeführten Öle magst und mit Nahrungsergänzungsmitteln substituieren möchtest, solltest du wissen, dass auch minderwertige Produkte auf dem Markt sind, die nicht viel bringen. Empfehlenswert sind Kapseln aus reinem Algenöl (dieses ist jodfrei). Zudem sollte eine Einnahme immer mit einer Ärztin oder Heilpraktikerin abgesprochen werden, da man auch hier überdosieren kann.

SCHLECHTE TRANSFETTE ERKENNEN UND VERMEIDEN

Transfette solltest du unbedingt vermeiden oder stark reduzieren. Sie gehören zur Gruppe der gesättigten Fettsäuren und entstehen, wenn pflanzliche Öle künstlich gehärtet (wenn zum Beispiel aus einem flüssigen Öl ein schmierfähiges Fett gemacht wird) oder lange beziehungsweise hoch erhitzt werden, wie zum Beispiel in der Fritteuse. Sie kommen vor allem in industriell verarbeiteten Lebensmitteln vor, in Back- und Süßwaren, Keksen, Frühstücksflocken, Fertigsoßen, Brotaufstrichen, Fertigpizza, Tütensuppen, frittierten Kartoffelprodukten und in Fast Food. Auch pflanzliche Margarine ist nicht immer die gesündere Wahl im Vergleich zu Butter aus tierischem Fett, denn einige Sorten enthalten Transfette – zu erkennen ist dies in der Zutatenliste als »gehärtete Fette« oder »teilweise gehärtete Fette«. Sie erhöhen das »schlechte« LDL-Cholesterin sowie die Triglyzeride. Die maximale Obergrenze von zwei Gramm Transfette pro Tag solltest du locker unterbieten – allerdings: 100 Gramm Chips können schon bis zu fünf Gramm Transfette enthalten, eine kleine Portion Pommes oder ein Croissant jeweils circa ein Gramm Transfette.

Achtung

Omega-3-Fettsäuren können die Blutgerinnung beeinflussen: Vorsicht also, wenn du Mittel zur Hemmung der Blutgerinnung einnimmst.

CHOLESTERINSENKER HAFER

Hafer zählt wie Leinsamen zu den Lebensmitteln, die wir häufig empfehlen, da er vor allem für Frauen so viele gute Eigenschaften mit sich bringt. Es muss nicht immer das Porridge am Morgen sein. Sauerteigbrote mit einem hohen Haferanteil oder Hafer als Beigabe zu herzhaften Suppen oder im Veggie-Bratling sind eine leckere Alternative, um die Vorteile von Hafer zu nutzen. Neben Ballaststoffen und Eisen enthält Hafer Beta-Glucane und senkt dadurch den Cholesterinspiegel. Cholesterin ist ein Bestandteil der Gallensäure. Beta-Glucane binden die Gallensäure im Darm, die dann ausgeschieden wird. Bei der Bildung von neuer Gallensäure in der Leber wird Cholesterin »verbraucht«, somit sinkt der Cholesterinspiegel im Blut beziehungsweise fällt auf ein normales Level zurück.

Um entsprechend der Studienergebnisse den Cholesterinwert zu senken, müsstest du täglich drei Gramm Beta-Glucan zu dir nehmen; das entspricht rund 70 Gramm Haferflocken am Tag.[27] Eine normale Portion besteht meist aus fünf bis sechs Esslöffeln (rund 50 Gramm) – wir finden, das reicht präventiv auf jeden Fall aus, und du tust dir und deinen Gefäßen schon sehr viel Gutes! Wenn du mehr erreichen möchtest, kannst du im Sinne einer Kur Hafer-Entlastungstage einlegen (mehr dazu im Abschnitt »Gewichtszunahme und Wassereinlagerungen« ab Seite 52). Neben Hafer gilt Gerste als die beste Quelle für Beta-Glucan.

MAGNESIUMREICHE ERNÄHRUNG BEI HERZRHYTHMUSSTÖRUNGEN

Herzrasen oder Herzklopfen treten in den Wechseljahren häufig in Verbindung mit Hitzewallungen auf – vor allem nachts. Da Herzstolpern oder Herzrhythmusstörungen auch durch einen Mangel an Kalium und/oder Magnesium verstärkt werden können (beide Mineralien werden zur Steuerung des Herzschlags und der Pumpfunktion des Herzens benötigt), kann es sinnvoll sein, die beiden Werte im Blut bestimmen zu lassen. Es lohnt auch auszuprobieren, ob eine kalium- oder magnesiumreiche Ernährung das Herzstolpern reduzieren kann.

Kalium steckt in Bananen und Trockenaprikosen, weißen Bohnen und Sojabohnen, Gemüse wie Karotten, Avocado, Tomaten, Kohlrabi, Kartoffeln, Rosenkohl, Paprika, Champignons und Grünkohl, in Tomatenmark, Zartbitterschokolade, Haselnüssen, Cashewkernen, Erdnüssen, Mandeln und in Mehlsorten wie Buchweizenvollkorn, Dinkel und Roggen. Auch Obst- und Gemüsesäfte enthalten Kalium, so zum Beispiel Apfel- und Orangensaft, aber auch Karotten- und Tomatensaft.

Gute Magnesiumquellen sind Haferflocken (am besten 30 Minuten einweichen, so wird die Phytinsäure reduziert; nicht zusammen mit Kuhmilch essen, da das Kalzium in der Milch ein Gegenspieler von Magnesium ist und die Aufnahme behindert), Naturreis, Vollkornbrot, Cashewkerne, Kürbis- und Sonnenblumenkerne, Quinoa, grünes Blattgemüse und Hülsenfrüchte. Koffeinhaltige Getränke und Alkohol beeinträchtigen die Magnesiumaufnahme. Außerdem solltest du magnesiumreiche Nahrung immer mit zeitlichem Abstand zu möglichen Kalziumpräparaten zu dir nehmen.

Falls du ein Magnesiumpräparat zur Ergänzung und Besserung der Rhythmusstörung versuchen möchtest, solltest du dich an die auf dem gewählten Produkt angegebene Tagesmenge halten. Empfohlen wird eine Obergrenze von 250 Milligramm Magnesium pro Tag, denn du nimmst ja auch weiterhin Lebensmittel zu dir, die Magnesium enthalten. Bei Herz-Kreislauf-Problemen eignet sich am besten ein Magnesiumorotat. Orotat ist das Salz der Orotsäure, welche die Magnesiumionen in der Zelle fixiert und deren Energiehaushalt erhöht. Zudem soll Orotat die Energieproduktion im Herzen ankurbeln und hat sich in Studien wirksam bei Herzinsuffizienz und Rhythmusstörungen gezeigt.

SALZVERZICHT BEI BLUTHOCHDRUCK?

Eine pauschale Antwort auf diese Frage gibt es nicht, denn jeder Mensch reagiert anders auf Salz. Eine Abhängigkeit von Salzkonsum und Blutdruck besteht nicht bei allen Menschen, aber bei vielen. Durch salzhaltige Speisen wird vermehrt Wasser im Körper gebunden. Das führt dazu, dass das Flüssigkeitsvolumen im Blutkreislauf ansteigt – und somit auch der Druck in den Blutgefäßen. Auch hier ist wieder die Frage nach der Menge relevant. Empfohlen werden von der WHO maximal fünf Gramm Kochsalz pro Tag. Die Realität sieht meist anders aus. So ergab eine vom Robert Koch-Institut initiierte Untersuchung, dass Frauen mit rund 8,4 Gramm über der Empfehlung liegen.[28] Neigst du durch die hormonellen Schwankungen zu Bluthochdruck, kannst du ganz einfach anhand eines Selbstversuchs herausfinden, ob ein Salzverzicht etwas bringt. Ersetze einen Monat lang Salz durch frische Kräuter oder »Kräutersalze« (Würzmittel ohne Salz, vor allem in Bioläden erhältlich), versuche weitestgehend auf Lebensmittel zu verzichten, die viel Salz enthalten, wie etwa Wurst (interessanterweise hat Biowurst einen erhöhten Salzgehalt, da Salz hier zum Konservieren genutzt wird), Fertigprodukte oder Instantsuppen. Weichkäse wie Camembert enthält meist weniger Salz als Blauschimmel- oder Hartkäse. Leider ist auch in den meisten Brotsorten zu viel Salz enthalten; frage einfach bei deinem Bäcker nach salzarmen Sorten.

BEWEGUNGSTIPPS

Ausdauersport ist unerlässlich für ein gesundes Herz, denn mit Joggen, Nordic Walking, Schwimmen, Skilanglauf oder Radfahren wird die Durchblutung verbessert – und damit der Blutdruck gesenkt und die Herzfrequenz reguliert. Schließlich ist das Herz ein Muskel, der durch Training wächst. Wenn du regelmäßig trainierst, sorgst du zudem dafür, dass deine Gefäße elastischer werden und Ablagerungen gar nicht erst entstehen. Was viele falsch machen, wenn sie mit dem Joggen beginnen: Sie laufen einfach zu schnell. Beim herzgesunden Laufen wird im aeroben Bereich trainiert, das bedeutet, dass der Sauerstoffverbrauch der Muskulatur und die Sauerstoffzufuhr in Balance sind. Das erreichst du beispielsweise mit einer Schnelligkeit, bei der du dich noch unterhalten kann. Wenn du Laufanfänger bist, nimm dir nicht zu viel auf einmal vor. Starte langsam, wechsele Lauf- und Gehintervalle ab und steigere die Anteile des Laufens nach und nach – bis du schließlich locker 30 Minuten am Stück joggen kannst. Das klappt nicht über Nacht, sechs Wochen solltest du dir dafür mindestens Zeit geben. Auch straffes Gehen oder Walken trainieren das Herz – schließlich ist Joggen nicht jedermanns Sache.

Übrigens: Die Ausrede, draußen sei es zu kalt, zu warm oder zu regnerisch, gilt hier nicht. Denn Ausdauer und Herz kannst du auch indoor trainieren. Zum Beispiel mit Cardio-Fitnessgeräten wie dem Crosstrainer, dem Indoor-Fahrrad oder dem Rudergerät. Besonders effektiv ist es, wenn du starke und schwache Belastungen abwechselst. Beginne mit leichten Aufwärmübungen oder Dehnen und fahre gegen Ende deines Trainings die Intensität langsam runter, anstatt die Belastung abrupt zu beenden. Mit einem abschließenden Stretching reduzierst du Muskelkater und verbesserst deine Beweglichkeit – auch die deiner Gefäße.

Hier noch eine interessante Information für alle Jogging-Muffel: Wie eine Studie aus Kanada aus dem Jahr 2020 zeigt, kannst du auch mit regelmäßigem Stretching deinen Blutdruck senken.[29] Das Dehnungsprogramm der Studie bestand aus 21 Dehnungsübungen à 30 Sekunden mit 15 Sekunden Ruhe zwischen den Übungen. Baue dein Ausdauertraining so oft wie möglich in die Woche ein, mindestens zweimal je 30 Minuten. Morgens zwischen 8 und 10 Uhr und abends zwischen

18 und 20 Uhr sind die meisten Menschen am leistungsfähigsten. Und wenn Joggen nicht dein Ding ist, gehe so oft wie möglich zu Fuß – 10 000 Schritte täglich wären ideal! Das Plus am Ausdauersport (und an Bewegung allgemein): Er baut Stresshormone ab, macht den Kopf frei, hebt die Stimmung und bringt die Seele ins Gleichgewicht.

SAUNAGÄNGE FÜR GESUNDE ARTERIEN

Nach dem Sport in die Sauna – das beugt nicht nur Muskelkater vor, es ist auch gut für Herz und Kreislauf. Besonders gut ist der Effekt bei regelmäßigen Saunagängen (zwei- bis dreimal pro Woche). Durch das Schwitzen entkrampfen sich die Arterien, die Gefäße weiten sich, der Blutdruck sinkt und das Herz wird besser mit Sauerstoff und Nährstoffen versorgt. Danach reicht eine kalte Dusche, (aufs »Eistauchbad« sollte man bei hohen Blutdruckwerten eher verzichten); leite dabei den Strahl der Dusche immer »herzfreundlich« von unten nach oben und zum Herzen hin.

UNTERSTÜTZUNG FÜR DIE SEELE

Herz und Gefühle stehen in einer engen Beziehung zueinander. Du hast bestimmt schon von Sympathikus und Parasympathikus gehört, beides Teile des vegetativen Nervensystems, das mit dem gesamten Organismus kommuniziert und auch das Herz mit den Emotionen verbindet. Während der Sympathikus den Körper auf Aktion einstellt (»Kampf oder Flucht«), sorgt der Parasympathikus für das Gegenteil: Er senkt die Herzfrequenz und verlangsamt die Erregungsleitung. Unter seinem Einfluss tritt Entspannung und Regeneration ein. Bei Stress, starken Gefühlsschwankungen – vor allem Wut, Ärger und Trauer sowie Depressionen – geraten die beiden aus dem Gleichgewicht.

Natürlich kannst du deine Emotionen nicht einfach abschalten, aber du kannst lernen, besser mit ihnen umzugehen. Hilfreich dabei ist Achtsamkeit. Hier geht es darum, Gefühle und Gedanken zu akzeptieren, kommen und gehen zu lassen, ohne sie zu bewerten und ohne dich von ihnen überrollen oder aus der Bahn werfen zu lassen. Das geht natürlich nicht von jetzt auf gleich, aber je mehr du dich in Achtsamkeit übst, desto besser gelingt es dir mit der Zeit, mentale Stärke zu erlangen und »Frau über deine Emotionen« zu werden. Damit reduzierst du automatisch auch dein Stressempfinden und bekommst Unruhe und Nervosität in den Griff. Achtsamkeit lässt sich trainieren durch den Bodyscan (siehe Seite 133), die tiefe Bauchatmung (siehe Seite 132), Yoga, die Vagusnervübungen (siehe Seite 119 und Seite 132) – und am einfachsten durch »achtsam sein« im Alltag.

EINFACH ACHTSAM SEIN IM ALLTAG – DIE BESTE ÜBUNG FÜR EIN ENTSPANNTES HERZ

Um achtsam zu sein, bedarf es keiner komplizierten Atemtechnik, keinem Verbiegen oder einer bestimmten Yogahaltung und auch keiner besonderen Meditation. Achtsamkeit bedeutet, einfach im Hier und Jetzt zu sein und sich darauf zu fokussieren, was man gerade tut (auch wenn das gerade einmal nichts ist). Daher eignet sich Achtsamkeit wunderbar für alle, die mit Meditation nichts anfangen können, aber gerne ihren Stresslevel senken und sich selbst wieder mehr spüren wollen. In unserer hektischen Welt, in der wir oft versuchen, zu viele Dinge auf einmal zu erledigen, verlieren wir oft den Kontakt zu uns selbst. Das kann bei der einen zu Kurzatmigkeit führen, bei der anderen zu Schweißausbrüchen oder Herzrasen – alles Symptome für Unruhe und Stress.

Versuche, dich, sooft es geht, auf das zu konzentrieren, was du gerade machst. Beim Abspülen zum Beispiel spüre das Wasser zwischen deinen Händen, den Schaum, das Geschirr, nimm deine Bewegungen wahr, die du mit dem Schwamm oder Tuch ausführst. Wenn jetzt Gedanken wie To-do-Listen, bevorstehende Einkäufe, das letzte Ärgernis im Job oder mit den Kindern kommen, lasse sie vorbeiziehen, beschäftige dich nicht mit ihnen, bewerte sie nicht, rege dich nicht über sie auf. Sei ganz bei dir und deinem Abwasch.

Auch wenn dir diese Übung auf den ersten Blick profan erscheint, wirst du merken, wie gut es dir tut, mit Achtsamkeit deinem Alltagsstress die Stirn zu bieten. Indem du lernst, deine Gedanken vom Grübeln oder negativen Emotionen auf Sinneseindrücke aus dem Hier und Jetzt zu lenken, reduzierst du deine seelische Belastung und stärkst dein Herz.

HERZENTSPANNUNG DURCH AKTIVIERUNG DES VAGUSNERVS

Der erfahrene Körpertherapeut Stanley Rosenberg hat sich intensiv mit der Heilwirkung durch die Aktivierung des Vagusnervs beschäftigt, einem wichtigen Hirnnerv des parasymatischen Vegetativums, der unter anderem das Herz innerviert. In seinem Buch *Der Selbstheilungsnerv*[30] hat der in Dänemark praktizierende Therapeut auch einfache Übungen zusammengestellt. Besonders geeignet bei nervösen Herzbeschwerden ist eine einfache Grundübung, die mit einem Zeitaufwand von nur wenigen Minuten den Vagusnerv an seiner Austrittsstelle stimuliert, am Hinterhauptbein. Dieses befindet sich am Hinterkopf kurz vor dem Übergang vom Schädel in den Nacken. Die Übung soll die Spannung in den dort ansetzenden tiefen Nackenmuskeln ausgleichen und die Durchblutung des Hirnstamms verbessern.

Übung für den Vagusnerv

Lege dich auf den Rücken auf das Bett oder die Yogamatte und verschränke deine Hände hinter dem Kopf dort, wo du die knöcherne Kante des Hinterhauptbeins spürst. Das Gewicht deines Kopfs liegt bequem auf den verschränkten Fingern und der Nacken sollte sich einigermaßen entspannt anfühlen. Ohne den Kopf seitlich zu bewegen, schaust du jetzt mit beiden Augen so weit nach rechts wie möglich und hältst den Blick für ungefähr 30 bis 60 Sekunden. Meist erfährst du in dieser kurzen Zeit ein Zeichen der Entspannung, zum Beispiel musst du schlucken, seufzen oder gähnen. Wenn du nichts wahrnimmst, beendest du dennoch nach circa 60 Sekunden die Übung, schaust kurz geradeaus und dann auf die gleiche Weise nach links. Du beobachtest wieder, ob ein Entspannungszeichen eintritt, oder löst die Augen nach einer Minute.

Hitzewallungen und Schweißausbrüche

Die wahrscheinlich typischste Beschwerde in den Zeiten des Wechsels sind die Hitzewallungen, für die das schwankend sinkende Geschlechtshormon Estradiol aus der Gruppe der Östrogene verantwortlich ist. Durch die launenhaften hormonellen Informationen gerät der Wärmehaushalt, der auch vom vegetativen Nervensystem gesteuert wird, komplett durcheinander. Durch eine Art Fehlregulation kommt es dann plötzlich und oft ohne irgendeinen nachvollziehbaren Anlass, wie hohe Temperaturen, sportliche Aktivität oder ein aufregendes Ereignis, zu einem starken Hitzegefühl, bei manchen Frauen sogar zu richtigen Schweißausbrüchen. Denn der Körper empfindet durch den »verwirrten« körpereigenen Thermostat die Umgebungstemperatur als kälter, als sie ist – und reagiert mit einem Weiten der Adern, damit die Haut besser durchblutet ist und der Körper gewärmt wird.

Neben den unkontrollierbaren Schweißausbrüchen können sich begleitend rote Flecken im Gesicht, am Hals und am Dekolleté zeigen und der Herzschlag kann sich beschleunigen. Der Impuls der Hitze kommt meist aus dem Oberkörper oder Kopf und breitet sich wellenartig über den Körper aus. Eine solche Welle dauert meist rund drei Minuten, sie kann aber auch länger anhalten. Oft passiert es, dass sich sämtliche Hautporen ausgerechnet mitten in einer wichtigen Besprechung, einem Vortrag oder während eines Theaterbesuchs öffnen, wo du das starke Schwitzen absolut nicht gebrauchen kannst. Auch nachts, wenn du dir doch dringend einen erholsamen Schlaf wünschst, können dich plötzliche Hitzewallungen und Schweißausbrüche überkommen. Ist der Nachtschweiß besonders stark, passiert es, dass man mehrmals in der Nacht den schweißnassen Pyjama und die Bettwäsche wechseln muss.

Besonders störend und unangenehm ist für viele Frauen das Kältegefühl, das auf den sogenannten Flush folgt, ausgelöst durch die feuchte Haut. Der Wechsel von »viel zu heiß« auf »fröstelnd kalt« kann sehr erschöpfend sein. Natürlich kommt es auch hier auf die eigene Konstitution und das individuelle Empfinden an. Frauen, die schon immer zum Schwitzen neigten, werden auch jetzt schneller schwitzen, wohingegen Frau, die zu kalten Füßen und Händen neigen, die neue und absolut unübliche Wärmezufuhr sogar manchmal genießen.

Tatsächlich geben viele Frauen Hitzewallungen mit oder ohne Schweißausbrüche als ein vorherrschendes Leiden in der Hochphase der Wechseljahre an, dennoch in sehr unterschiedlicher Intensität und Dauer. Oft handelt es sich um ein Kommen und Gehen, also um Phasen, in denen die Hitzewellen gehäuft auftreten und dann wieder kaum oder gar nicht – das kann von zwei bis hin zu 30 Schüben und Wellen pro Tag sein.

TIPPS UND EINFACHE ANWENDUNGEN

Ein wertvoller Aspekt für viele genervt Geplagte bei der Betrachtung dieses wechseljahrbedingten Symptoms ist der Gedanke an die Entgiftung, der vielleicht sogar ein wenig besänftigen kann. Da die monatliche Blutung für deinen Organismus auch einen ausleitenden, entgiftenden Aspekt hatte, sucht sich dein schlauer Körper jetzt mit zunehmend ausbleibender Menstruation neue Wege, um eine Reinigung zu vollziehen. Das Schwitzen ist ein effektiver und gesunder Weg, um zu entsäuern und um Schlackenstoffe, also Stoffwechselabbauprodukte, die nicht im Körper verbleiben sollen, auszuscheiden. Außerdem kannst du zusätzlich die Ausscheidung über die Verdauung und die Nieren unterstützen und oft anschließend feststellen, dass diese Aktivierung deinen Organismus so entlastet, dass die Hitzeschübe und Schweißausbrüche seltener oder weniger intensiv auftreten. Im Buch findest du immer wieder Tipps hierzu.

HITZEFREUNDLICHE KLEIDUNG

Die Wahl der Kleidung kann dir erste Unterstützung bieten. Am besten ist, dich nach dem Zwiebelprinzip anzuziehen, so kannst du bei Schweißausbrüchen immer eine Schicht Kleidung ablegen. Mit einem Wechseloberteil in der Tasche bist du zudem bestens gewappnet gegen Hitzeschübe, die dich bei der Arbeit, im Theater oder auf einer Feier überraschen. Wir wollen dir jetzt nicht die Lust auf Farbe vermiesen, aber:

Vermeide bei wichtigen Terminen farbige Oberteile und greife besser zu Weiß oder Schwarz – hier fallen mögliche Schweißränder kaum auf. Um Schweißflecken und eine Geruchsbildung zu vermeiden, setze vor allem auf Kleidung aus Naturfasern wie Baumwolle, Leinen oder Seide, aber auch Tencel oder Viskose sind empfehlenswert, da sie eine gute Luftzirkulation ermöglichen und die Feuchtigkeit aufnehmen. Besonders schön ist ein Wolle-Seide-Mix für Unterwäsche, da dieser kühlend und wärmend zugleich wirkt. Synthetische Fasern wie Polyester, Acryl oder Polyamid sind wenig luftdurchlässig und würden das Schwitzen nur verstärken. Dasselbe gilt bei der Wahl der Nachtbekleidung und Bettwäsche – auch hier empfiehlt es sich, Naturfasern zu bevorzugen.

Unser Tipp

Lüfte dein Schlafzimmer vor dem Zubettgehen immer gut durch und sorge dafür, dass die Raumtemperatur angenehm kühl ist – ideal für einen gesunden und ruhigen Schlaf sind 16 bis 18 Grad Celsius. Wenn es draußen nicht zu eisig ist, lohnt auch der Versuch, das Fenster nachts geöffnet zu lassen.

KÜHLENDER SALBEITEE

Erste und effektive Hilfe bietet der östrogenähnliche Salbei bei Schwitzattacken, denn seine ätherischen Öle hemmen die Schweißproduktion. Parallel dazu reguliert er die Wärmesteuerung im Gehirn – ein Multitalent also. In den heißen Phasen trinkst du am besten täglich zwei Tassen frisch aufgebrühten Salbeitee schluckweise über den Tag verteilt, besonders gegen Abend.

Rezept Übergieße pro Tasse 1 Teelöffel getrocknete Blätter aus der Apotheke oder dem Bioladen mit abgekochtem Wasser. Lasse sie 10 Minuten zugedeckt ziehen, bevor du sie abseihst und den Tee – unbedingt! – abkühlen lässt. Trinke den Tee nicht heiß – das wäre kontraproduktiv! Noch besser sind frische Salbeiblätter vom Fensterbrett, Balkon oder aus dem Garten, hier nimmst du ebenfalls circa 1 Teelöffel frischer Blätter. Wohltuend kühlend und leicht schweißhemmend wirkt es, sich mit kaltem Salbeitee den Hals, das Dekolleté und unter den Achseln zu waschen.

FRISCHES WASSER ALS SCHNELLE HILFE

Lasse dir bei einer aufkommenden Hitzewelle **kühles Wasser** über die Handgelenke laufen und benetze auch den Nacken. Wenn du nachts häufig unter Hitzewallungen leidest, kannst du eine Sprühflasche mit Wasser ans Bett stellen, dass du dir im Fall eines *Flushs* zur Abkühlung ins Gesicht sprühen kannst. So vermeidest du ein ständiges Aufstehen.

Um die Wärmeregulierung, also den eigenen Thermostat, zu normalisieren und zusätzlich die Gefäße zu trainieren, eignen sich **Wechselduschen**. Starte gleich morgens damit, indem du abwechselnd warmes und kaltes Wasser über den Körper laufen lässt. Beginne mit warmem Wasser, das du kurz über deinen Körper laufen lässt, stelle die Dusche dann auf kalt und beginne mit dem Wasserstrahl von den Füßen zum Herzen. Brause dich anschließend warm und kalt im Wechsel ab und beende die Anwendung mit kaltem Wasser. Es sollte dich erfrischen, sich aber nicht grausam anfühlen. Hier hat jede Frau ihre eigene Wahrnehmung. Tagsüber kannst du bei Bedarf warme und kalte Wasserstrahlen im Wechsel über deine Oberarme laufen lassen. Auch wechselwarme Fußbäder vor dem Schlafengehen können die eine oder andere heiße Welle in der Nacht vermeiden.

ERFRISCHENDES PFLANZENWASSER TO GO – EINFACH SELBST GEMACHT

Duftendes Rosenwasser (harmonisierend, schweißregulierend), ein kühlendes Pflanzenhydrolat mit Muskatellersalbei (beruhigend, süßlicher Duft) oder Salbei (schweißhemmend, erfrischend, eher würziger Duft) bringen dir spontane Abhilfe bei unangenehmen heißen Wellen. Hydrolate entstehen durch Wasserdampfdestillation und enthalten somit nur wasserlösliche Pflanzeninhaltsstoffe. So wirken sie milder, aber dennoch ähnlich wie ätherische Öle. Der Geruch ist weniger intensiv. Ohne zugesetzten Alkoholanteil ist ein Hydrolat nur ungefähr drei bis vier Wochen haltbar, deshalb solltest du dir keine großen Portionen zubereiten und diese gekühlt aufbewahren. Eine kleine Sprühflasche voller erfrischender Pflanzenkraft kannst du jederzeit griffbereit in der Tasche haben und so Gesicht und Körper bei Bedarf einnebeln.

Rezept Du brauchst nur eine saubere handelsübliche Espressokanne zum Verschrauben und je nach Vorliebe und Bedürfnis rund 3 Esslöffel Rosenblüten, Salbei- oder Muskatellersalbeiblätter. Die Blüten und Blätter kannst du entweder frisch vom Balkon oder aus dem Garten benutzen oder du kaufst sie getrocknet im Kräuter- oder Bioladen oder in der Apotheke. Gib die Pflanzenteile in den Behälter, der für das Kaffeepulver vorgesehen ist, und fülle das Unterteil mit frischem Wasser auf. Dann erhitzt du das Wasser. Sobald es oben in der Kanne ankommt, ist dein Hydrolat fertig. Lasse es abkühlen und fülle es in eine praktische Sprühflasche.

WIE NATURHEILKUNDE UND HOMÖOPATHIE HELFEN KÖNNEN

Wenn die Hitzewallungen zur Belastung werden, lässt sich der schwankende Östrogenspiegel mit bewährten und gut erforschten Wirkstoffen aus der Pflanzenheilkunde unterstützen. Man nutzt zum Beispiel sogenannte Phyto-SERM-Pflanzen (»SERM« steht für *Selective Estrogen Receptor Modulator*), deren natürliche Inhaltsstoffe mit den Hormonrezeptoren im Körper reagieren und dadurch ähnliche Funktionen wie Hormone hervorrufen können. Aber es handelt sich nicht um Hormone, sondern um Pflanzen mit hormonähnlichen Wirkstoffen, die auch als »Phytohormone« bezeichnet werden.

Naturheilkunde ist effektiv, auch in Bezug auf eine sanfte hormonelle Regulierung. Frauen sind aber sehr individuell und regieren unterschiedlich auf Naturheilmittel. Nicht jeder Wirkstoff aus der Natur eignet sich für jede Frau, auch wenn es sich um das gleiche Beschwerdebild handelt. Es kann von der Zubereitung, der Darreichungsform, dem eigenen Stoffwechsel, Allergien und von vielen anderen Faktoren abhängen.

Führt eine Naturarznei bei dir nicht den erwünschten Effekt herbei, natürlich unter Berücksichtigung der jeweiligen empfohlenen Einnahmezeit für einen lindernden Effekt, die insbesondere bei Pflanzenstoffen länger sein kann, solltest du es absetzen und es mit einem anderen Wirkstoff aus der Naturheilkunde oder der Homöopathie versuchen. Du findest hier einige Empfehlungen, die erfahrungsgemäß bereits vielen Frauen helfen konnten. Ansonsten kannst du dich von einer Expertin auf diesem Gebiet beraten lassen und so »dein« Mittel finden.

PHYTOHORMONE GEGEN HITZEWALLUNGEN

Eine der klassischen Heilpflanzen mit östrogenartigem Effekt ist die **Traubensilberkerze** *(Cimicifuga racemosa)*. Das eigenwillig schöne Hahnenfußgewächs hat silbrig-weiße Trauben voller Blüten und kommt ursprünglich aus Nordamerika, wo es bereits den Ureinwohnern als heilende *Squaw Root* diente. Seine medizinisch wirksamen Inhaltsstoffe befinden sich vor allem in der Wurzel. Einige wissenschaftliche Studien bestätigen die positive Wirkung vor allem bei Hitzewallungen und Schweißausbrüchen.[31] Darüber hinaus hat die Heilpflanze auch eine ausgleichende Wirkung auf psychovegetative Leiden wie Schlafstörungen und nervöse Unruhe (siehe ab Seite 166) und soll auch die Knochenstabilität positiv beeinflussen[32] (mehr dazu im Abschnitt »Osteoporose vorbeugen« ab Seite 152). Ein pflanzliches Präparat entfaltet seine volle Wirksamkeit erst circa zwei Wochen nach regelmäßiger Einnahme, dann aber sehr nachhaltig (z. B. Remifemin von Schaper & Brümmer oder Klimadynon von Bionorica, jeweils täglich morgens und abends 1 Tablette). Bei akutem Bedarf lässt sich auch auf ein homöopathisches Mittel mit Traubensilberkerze zurückgreifen (z. B. Cimicifuga-Dilution D 2 von Ceres). Hier kannst du in den Hochphasen der Hitze bis zu dreimal täglich drei bis fünf Tropfen in einem Schluck Wasser einnehmen. Bei Lebererkrankungen wird die Traubensilberkerze nicht empfohlen.

Achtung

Frauen mit hormonabhängigen Tumorerkrankungen oder mit erhöhtem Risiko einer solchen Erkrankung sollten keine »Phytohormone« wie die Traubensilberkerze, den Rhapontikrhabarber oder den Rotklee anwenden oder die Einnahme vorab mit ihrer Gynäkologin absprechen.

Eine weitere Kardinalspflanze, wenn es um Hitzewallungen geht, ist der **Sibirische Rhabarber**, auch Rhapontikrhabarber *(Rheum rhaponticum)* genannt. Die aus der mongolischen Medizin stammende Heilpflanze enthält ebenfalls in seiner Wurzel einen östrogenähnlichen Inhaltsstoff, der zusätzlich positiv auf die vaginale Schleimhaut einwirkt, die durch den Hormonmangel oft zu Trockenheit neigt (z. B. femiLoges von Dr. Loges, 1-mal täglich 1 Tablette). Auch hier braucht das Pflanzenextrakt ungefähr zwei Wochen, bis die gewünschte Wirkung eintritt.

Der heimische **Rotklee** *(Trifolium pratense)*, ein gut erforschtes Phyto-SERM, dessen hormonähnliche Wirkung durch seine enthaltenen Isoflavone entsteht, wird bei Frauen mit Brustkrebserkrankung oder relevantem Brustkrebsrisiko hoch dosiert nicht empfohlen. Auch bei Myomen ist Rotklee nicht geeignet. Wenn das bei dir nicht zutrifft, kannst du mit einer Kuranwendung von circa zwei Monaten mit Rotkleeextrakt (z. B. Menoflavon von Kyberg Pharma, täglich 1 Kapsel) Hitzewallungen und Schweißausbrüche gut reduzieren. Schon die bedeutende Heilkundige Äbtissin Hildegard von Bingen (circa 1098–1179) wies auf die Heilwirkungen des Rotklees hin, der auch als Tinktur in Vaginalzäpfchen, die in manchen Apotheken angefertigt werden (mehr Infos ab Seite 269), seine hitzeregulierende Wirkung zeigt.

Unser Tipp

Ein Kräutertee mit getrocknetem Rotklee oder auch ein sommerlicher Salat mit den köstlich süßen selbst gepflückten Blüten ist eine unkomplizierte sanfte Unterstützung.

WÄRMEREGULATION ÜBER DIE NIERENENERGIE

Die anthroposophische Medizin bietet noch eine andere Herangehensweise an, um Hitzewallungen zu lindern – und zwar über das System der Wärmeregulation. So sollen etwa die Globuli Sambucus comp. von WALA die überschießende Wärmebildung regulieren und die Schweißsekretion hemmen, indem sie sanft die Nierentätigkeit anregen. Bei akuten Hitzewallungen lässt du ein- bis dreimal täglich (im Abstand von zwei Stunden) fünf bis zehn Globuli langsam unter der Zunge zergehen. Das Mittel ist eine Zusammenstellung aus **Lärchenharz** *(Terebinthina laricina)* und **Holunder** *(Sambucus nigra)*, einer Heilpflanze, die für die Vollendung von körperlichen und seelischen Reifungsprozessen steht. Sie passt also sehr gut zu den Zeiten der Wandlung in den Wechseljahren.

SCHLANGENGIFT AUS DER HOMÖOPATHIE

Lachesis wird in der Homöopathie das Gift der Buschmeisterschlange genannt. Die homöopathische Aufbereitung des Gifts wird als Frauenmittel bei Beschwerden in den Wechseljahren eingesetzt. Es ist besonders bei nächtlichen Schweißausbrüchen angezeigt. Da die Homöopathie immer die Konstitution eines Menschen berücksichtigt, ist Lachesis vor allem für Frauen geeignet, deren Leiden sich im Schlaf (auch tagsüber) verschlechtern und die körperliche Beschwerden eher linksseitig spüren. Ein weiterer wichtiger Hinweis dafür, dass das Mittel für deine Hitzewallung passen könnte, ist, wenn du enge Bekleidung, insbesondere am Hals, unerträglich findest, du besonders gern kommunizierst und viel redest. In Zeiten von nächtlichen Hitzewallungen kannst du bei Bedarf einmal täglich vor dem Schlafengehen circa fünf Globuli in D 12 langsam im Mund zergehen lassen. Komplexmittel mit Lachesis und weiteren bewährten Wirkstoffen gegen Hitzewallungen sind die Tropfen Klimax-Gastreu S R10 von Dr. Reckeweg, Klife spag. Peka von PEKANA (beide im akuten Fall bis zu 6-mal täglich, je 5 Tropfen) oder Kli.heel Tabletten von Heel (3-mal täglich 1 Tablette im Mund zergehen lassen).

ERNÄHRUNGSEMPFEHLUNGEN

Es gibt einige Untersuchungen, die darauf hinweisen, dass Hitzewallungen und Schweißausbrüche besonders häufig auftreten, wenn der Blutzuckerspiegel zwischen den Mahlzeiten zu stark abfällt. Um das zu vermeiden, kannst du einerseits die Pausen mit kleinen, ballaststoffreichen und kalorienarmen Zwischensnacks wie Karotten- oder Gurkensticks, Obst oder Nüssen überbrücken. Noch besser ist es aber, Blutzuckerspitzen sowie nachfolgende starke Abfälle von vornherein zu vermeiden. Das ist nicht nur bei Hitzewallungen angezeigt, sondern verhindert nebenbei auch Heißhungerattacken (mehr dazu im Abschnitt »Gewichtszunahme und Wassereinlagerungen« ab Seite 52). Das gelingt vor allem, indem du »leere« Kohlenhydrate weitgehend vermeidest; diese stecken in Weißmehlprodukten wie Toast, Baguette, süßen Teilchen, Kuchen, Keksen, aber auch in Fast Food, süßen Säften und allen stark zuckerhaltigen Lebensmitteln. Studien weisen darauf hin, dass scharfe Gewürze wie Chili oder Ingwer die Symptome verstärken können, jedoch reagiert hier nicht jede Frau gleich. Es gilt wie immer: Einfach ausprobieren und eine Zeit lang Scharfes reduzieren oder ganz weglassen – lindert dies die Hitzewallungen, streichst du diese Gewürze erst einmal weitestgehend aus deinem Speiseplan. Auch Alkohol, Kaffee und schwarzer Tee stehen unter Verdacht, die Schweißausbrüche zu verstärken, doch auch das ist von Frau zu Frau verschieden – teste es einfach aus.

WIRKUNGSVOLLE ALTERNATIVEN FÜR KAFFEE

Wenn dir der Kaffeeverzicht schwerfällt, kannst du **Chicorée-Wurzelkaffee** (Zichorie) als Ersatz probieren, den guten alten »Muckefuck«, der dem »echten« Kaffee recht nahekommt. Die Wurzel wird geröstet und verströmt danach ein kaffeeähnliches Aroma. Sie besitzt kein Koffein, dafür Vitamine und Bitterstoffe, die den Entgiftungsprozess anregen. Zudem ist die Chicorée-Wurzel ballaststoffreich und wirkt sich positiv auf die oft etwas trägere Verdauung im Wechsel aus – und senkt ganz nebenbei noch den Blutzuckerspiegel. Übergieße einfach einen Teelöffel Pulver in Bioqualität mit Wasser, lasse dies fünf Minuten ziehen und trinke es pur oder mit Milch oder einer Milchalternative wie Hafer- oder Mandelmilch.

Wenn dir beim Kaffeeverzicht der Koffeinkick fehlt, solltest du auf die Kressepflanze **Maca** setzen. Die südamerikanische Knolle gibt es in Kapsel- und Pulverform. Das Pulver kann man mit dem vorher genannten Wurzelkaffeeersatz mixen oder ins Müsli mischen. In Südamerika wird Maca traditionell zum Ausgleich des weiblichen Hormonhaushalts und bei Wechseljahresbeschwerden eingesetzt. Laut einer australischen Studie soll sie vor allem **Hitzewallungen und Nachtschweiß reduzieren**.[33] Die Probandinnen nahmen 16 Wochen lang täglich zwei Gramm Maca ein; daraufhin verbesserten sich ihre Hormonwerte und die Frauen litten weniger unter Hitzewallungen und Schweißausbrüchen, auch ihre Stimmung sowie körperliche Leistungsfähigkeit wurden positiv angeregt. Es bedarf hier aber noch weiterer und größerer Studien zur Wirkung der Knolle. Doch wir finden: Einen Versuch ist es auf alle Fälle wert!

Achtung

Da eine eventuelle »phytoöstrogene« Wirkung der Pflanze noch nicht umfassend erforscht ist, raten wir Frauen mit Brustkrebs oder einer erblichen Vorbelastung von einer hohen Dosierung mit Maca ab.

VEGETARISCHE ERNÄHRUNG MIT VIEL OMEGA 3

Eine aktuelle amerikanische Studie von 2021 hat ergeben, dass Woman in LOVe – damit waren Lacto-Ovo-Vegetarierinnen gemeint – mit einer vegetarischen Ernährung inklusive Milch(produkten) und Eiern und einem hohen Anteil an Omega-3-Fettsäuren die Häufigkeit der Hitzewallungen und die Schwere von Nachtschweiß deutlich verringern konnten.[34] In einer weiteren Studie zeigte sich, dass vor allem Leinsamen mit einem hohen Anteil an Omega-3-Fettsäuren hilfreich waren, die Hitze zu reduzieren.[35] Empfohlen wird eine Menge von 30 Gramm täglich (du kannst die Samen einfach über den Joghurt oder das Hafermüsli streuen oder unter einen Salat mischen); dazu solltest du ausreichend Flüssigkeit trinken.

Achtung

Da ganze Leinsamen vom Körper nur schwer beziehungsweise gar nicht aufgebrochen werden können und so nicht aufgenommen werden, solltest du die Samen immer in geschroteter Form verzehren.

GEMÜSE MIT SANFTER HORMONWIRKUNG

Allgemein empfehlen wir dir bei Hitzewallungen eine pflanzenbasierte Mittelmeerküche, die reich an Nahrungsmitteln ist, die von Natur aus milde Phytoöstrogene enthalten. Dazu zählen allen voran Leinsamen und Kreuzblütler-Gemüse wie die meisten Kohlsorten, darunter Brokkoli, Blumenkohl, Rosenkohl, Grünkohl und Kohlrabi, sowie Oliven. Auch Zwiebeln und Knoblauch, die in der Mittelmeerküche häufig eingesetzt werden, enthalten hormonähnliche Stoffe. Weiterhin stecken sie in Linsen, Kichererbsen und Bohnen, in Sonnenblumenkernen, Kürbiskernen und Sesam sowie in Erdbeeren, Himbeeren, Preiselbeeren und Cranberrys.

Vegetarier sind hier klar im Vorteil, denn ein pflanzlich ernährtes Darm-Mikrobiom kann diese Phytoöstrogene besser zu Equol verarbeiten. Equol ist, einfach erklärt, eine natürliche Substanz, die beim Darmstoffwechsel hergestellt werden kann und unter anderem zur Reduzierung von Hitzewallungen führt (außerdem hält sie die Verdauung geschmeidig und sorgt für eine schöne Haut – aber das ist ein anderes Kapitel, siehe ab Seite 80).

AYURVEDISCHE TIPPS GEGEN HITZEWALLUNGEN

Ein kleiner Blick Richtung Asien: Auch die ayurvedische Küche hält Empfehlungen bei Schweißausbrüchen bereit. Abgeraten wird von rotem Gemüse, Süßigkeiten, sehr Saurem, stark Gesalzenem und rotem Fleisch. Stattdessen rät man im Ayurveda zu grünem Gemüse, Speisen mit vielen Bitterstoffen, wie Artischocken oder Chicorée, Linsen, süßem Obst, Milchprodukten (außer saurem Joghurt) und Getreidearten wie Dinkel, Hafer und Gerste. Ein spezieller Tee soll die Hitzewallungen lindern:

Rezept für den ayurvedischen Tee

½ TL Korianderpulver • ½ TL Kreuzkümmelpulver
½ TL Kurkuma • ½ TL zerstoßener Fenchelsamen

1. Mische die Gewürze in einer Schüssel, übergieße sie mit ½ Liter kochendem Wasser und lasse alles 10 Minuten ziehen.
2. Seihe die Kräuter ab, gib den Tee in eine Thermoskanne und trinke ihn über den Tag verteilt.

BEWEGUNGSTIPPS

Frauen, die mindestens zweimal pro Woche Sport treiben, leiden seltener an Hitzewallungen – und sollten die Hitzewallung doch einmal auftreten, verlaufen sie bei regelmäßiger Bewegung wesentlich milder. Doch wie viel Bewegung ist hier sinnvoll und welche Sportart besonders gut geeignet?

Yoga ist gut, reicht aber allein nicht aus, wenn du aktiv etwas gegen die Hitzewallungen unternehmen möchtest. Entscheidend ist, dass du mehrmals wöchentlich ins Schwitzen kommst, denn das trainiert die Thermoregulatoren, die sich dann wieder richtig einstellen und den Körper erhitzen, wenn er sich auch tatsächlich anstrengt. Dafür musst du dranbleiben und tatsächlich mindestens zweimal wöchentlich deine Ausdauer angehen – denn je geringer eine wiederholte Ausdauerbelastung für den Körper, desto kleiner der lindernde Effekt. Wenn die Ausdauerbelastung den Körper aber regelmäßig über Wochen hin stark fordert, scheint die Wirkung auf die Hitzewallungen sehr groß zu sein. Die meisten Frauen spüren bereits nach rund vier Wochen Training, dass ihre Hitzewallungen schwächer werden.

DIESE SPORTARTEN KÖNNEN HITZEWALLUNGEN LINDERN

Besonders empfehlenswert sind Ausdauersportarten wie Walking, Joggen, Wandern, Radfahren, Schwimmen oder Skilanglauf. All diese Sportarten stabilisieren zudem den Blutdruck und stärken Herz, Kreislauf, Blutgefäße und Muskulatur. Auch Tennis oder Badminton sowie eher sportliches Tanzen wie Zumba, Tango oder Salsa sind geeignet, um die Hitzewallungen in Schach zu halten. Wenn du lieber ins Fitnessstudio gehst, solltest du regelmäßig den Crosstrainer oder das Laufband benutzen – und zwar so, dass du ins Schwitzen kommst. Sinnvoll ist, im Anschluss an die körperliche Aktivität in die Sauna zu gehen. Das steigert nicht nur das Wohlbefinden, sondern trägt auch zu einer angenehmen Müdigkeit bei. Dadurch verbessern sich auch die Chancen, nächtliche Schweißausbrüche zu vermeiden und ruhig durchzuschlafen.

UNTERSTÜTZUNG FÜR DIE SEELE

Wie sehr du unter Hitzewallungen leidest, hängt nicht zuletzt auch von deiner eigenen Einstellung und Sicht auf deine Wechseljahre ab. Wenn du Schweißausbrüche als lästige, verglichen mit anderen Beschwerden aber eigentlich eher harmlose Begleiterscheinung der Hormonumstellung akzeptierst (solange sie dir nicht jede Nacht den Schlaf rauben und wirklich massiv auftreten), nimmst du ihnen viel von ihrem Schrecken.

Hitzewallungen sind gesundheitlich nicht bedenklich und belasten die meisten Frauen eher über einen kürzeren Zeitraum. Sie gelten als klassisches Leiden der Wechseljahre und liefern dir und deinem Umfeld den definitiven Beweis: Da sind sie – jetzt bist auch du dran! Dieses »Schicksal« teilst du mit Millionen Frauen weltweit. Deswegen versuche, viel selbstverständlicher damit umzugehen, beispielsweise offen beim Treffen mit Freundinnen auszusprechen, dass es dir gerade nicht gut geht, weil die Hitze unangenehm in dir aufsteigt. Denke nur an plötzliche Kopfschmerzen, Zahnweh oder Übelkeit – wie oft hast du schon gesagt: »Mir geht es heute nicht so gut, ich habe Kopfschmerzen«? Genauso sollte es sich auch und natürlicherweise mit einer Hitzewallung verhalten, die alles andere als peinlich ist. Es würde nicht nur dir selbst, sondern auch zahlreichen weiteren Frauen helfen, wenn du dich trauen würdest, im Meeting zu sagen: »Entschuldigung, ich brauche eine kurze Pause, können wir das Fenster öffnen? Ich habe gerade eine Hitzewallung.«

ENTSPANNUNGSÜBUNGEN BEI SCHWEISSAUSBRÜCHEN

Zur sofortigen Hilfe bei einem plötzlich aufkommenden Schweißausbruch hilft dir eine tiefe Bauchatmung, die den Vagusnerv positiv stimuliert. Dieser wichtige vegetative Nerv steuert unter anderem unsere Herzfrequenz, aber auch das Schwitzen. Aktivierst du ihn, kannst du Herzklopfen und Hitzewallungen besser in den Griff bekommen (siehe auch die Vagusnerv-Übung im Abschnitt »Herz- und Kreislaufprobleme« auf Seite 119). Zudem beruhigt die Bauchatmung dein Nervensystem und sorgt für einen besseren Schlaf, da du durch das tiefe Einatmen in den Bauch deinem Organismus eine Art Schlafmodus vorgaukelst – und der Körper zieht nach: Herzfrequenz und Blutdruck sinken, Muskeln lockern sich und ein wohliges Gefühl breitet sich aus.

Bauchatmung

Die tiefe Bauchatmung funktioniert im Stehen, Sitzen oder Liegen. Ziehe bitte nicht deinen Bauch ein, sondern lasse ganz locker. Lege deine Hand auf den Bauch. Atme tief durch die Nase in diesen Bereich ein, sodass sich die Bauchdecke unter deiner Hand hebt und ausbreitet. Lasse anschließend befreiend die Luft durch den Mund wieder ausströmen und spüre nach, wie sich der Bauch senkt. Kreise deine Hand mit sanftem Druck ein wenig auf dem Bauch und atme anschließend wieder tief durch die Nase ein.

Herzklopfen

Eine weitere gute Übung, um den Vagusnerv zu aktivieren, ist das »Herzklopfen«. Dazu legst du deine Hand auf dein Herz und spürst das regelmäßige Klopfen. Atme entspannt ein und aus und streiche mit kreisenden Bewegungen sanft über dein Herz. Deine Gedanken sind ganz bei dir, deinem Herz und deinem Atem, der weiter regelmäßig ein- und ausfließt. Nun beginne sanft zu klopfen, und zwar erst die Herzregion, dann die obere Brustregion und wieder zurück zum Herzen. Spürst du, wie dein Herzrhythmus langsamer wird?

HITZEWALLUNGEN IN STRESSSITUATIONEN

Da Stress Hitzewallungen auslösen oder verstärken kann, eignen sich langfristig regelmäßige Entspannungstechniken wie Meditation, autogenes Training oder progressive Muskelentspannung, Yoga (vor allem auch Hormon-Yoga) oder auch meditative Sportarten wie Qigong oder Tai-Chi, um die Häufigkeit beziehungsweise Intensität der Schweißausbrüche zu verringern. Wenn du sehr stark unter Hitzewallungen leidest, solltest du die Achtsamkeitstherapie MBT *(Mindfulness-based Therapy)* versuchen, die laut Auswertung verschiedener Studien Beeinträchtigungen durch Hitzewallungen reduzieren kann.[36] Oft werden die Therapiestunden sogar von den Krankenkassen übernommen. Dabei lernst du zuerst, welche Faktoren die Hitzewallungen verstärken können, also etwa Stress, übertriebene Sorgen aufgrund der Symptome oder ungünstige Schlafgewohnheiten. Im Anschluss arbeitest du gemeinsam mit den Therapeutinnen Strategien aus, um solche Verstärker zu vermeiden, und lernst spezielle Atem- und Entspannungsübungen, die dir Linderung verschaffen.

Bei diesen Übungen geht es in erster Linie darum, die Aufmerksamkeit ganz auf die Atmung, den Körper oder eine Bewegungsabfolge zu lenken und dabei die Gedanken kommen und gehen zu lassen, ohne diese zu bewerten. Eine dieser Übungen ist der **Bodyscan**, bei dem du den Körper gedanklich von den Füßen bis in die Haarspitzen abtastest und erspürst. Das geht im Sitzen sowie im Liegen und eignet sich auch gut bei nächtlichen Hitzewallungen. Achte ganz bewusst darauf, dass keine Stelle deines Körpers angespannt ist und du alle Muskeln ganz bewusst löst. Sobald du merkst, dass deine Gedanken in Richtung aufkommender Hitze abschweifen, finde mit deiner Aufmerksamkeit und deiner Konzentration zurück zur jeweiligen Körperregion.

Die Übungen führen dazu, dass die Aufmerksamkeit weg vom »Problem« Hitze geführt wird und hin zum eigenen Körper. So kommst du in einem Gefühl der Unsicherheit wieder enger in Verbindung mit dir selbst. Das stärkt das Vertrauen in die eigenen weiblichen Kräfte.

SPECIAL

Hormontherapie: ja, nein oder vielleicht?

Ohne Zweifel hat die Therapie mit weiblichen Geschlechtshormonen in den letzten Jahren einen großen, erfreulichen Sprung gemacht. Überdosierte, künstliche Hormonmedikamente mit unabsehbaren Nebenwirkungen und Langzeitrisiken, wie leider auch Krebserkrankungen, will niemand verschrieben bekommen. Nachdem Anfang der 2000er-Jahre die Auswirkungen der ursprünglichen Hormonersatztherapie auf die Gesundheit von Frauen durch Studien aufgezeigt wurden, war es kurzzeitig still um die Behandlung mit Hormonen.[37] Das hielt allerdings nicht allzu lange an. Frauengesundheit ist ein sehr lukratives Geschäft. Und natürlich besteht auch weiterhin eine sehr verständliche Nachfrage nach Linderung von menopausalen Beschwerden.

Bioidentische Hormone sind die neuen Stars für die Frau im Wechsel. »Natürliche Hormone, die gänzlich ungefährlich wirken und für Frauen endlich Erlösung dieser lästigen und unnötigen Leidenszeit bringen« – diese Aussagen hört man immer wieder. Ist das wirklich so?

WAS SIND BIOIDENTISCHE HORMONE?

Bioidentische Hormone werden auch körperidentische oder naturidentische Hormone genannt. Man bezeichnet damit Hormone, die eine identische molekulare Struktur besitzen wie ein Hormon, das der menschliche Organismus selbst bildet. Die Wechseljahresthemen betreffen maßgeblich die Geschlechtshormone Östrogene und Progesteron, die größtenteils in den Eierstöcken gebildet werden. Aber auch weitere Hormone, wie DHEA oder Testosteron, werden bioidentisch nachgebaut. Für die Herstellung von teilsynthetischen, bioidentischen Hormonen wird eine natürliche Substanz chemisch verändert, um dann ein Hormon zu gewinnen, das für den Körper nicht als Fremdstoff, sondern tatsächlich als körpereigen erkannt wird. Schilddrüsenhormone werden bereits seit vielen Jahren bioidentisch nachgebaut und unterstützen zuverlässig viele Frauen bei Schilddrüsenerkrankungen, die unbehandelt schwere Krankheitssymptome verursachen würden.

Für die Geschlechtshormone verwendet man beispielsweise den Wirkstoff Diosgenin aus der Yamswurzel. Die Yams, die ursprünglich aus tropischen Ländern kommt, enthält kein Progesteron oder Östrogene. Eine Pflanze enthält kein körperidentisches Hormon, aber das enthaltene Diosgenin lässt sich chemisch so verändern, dass ein Hormon daraus synthetisiert werden kann. Als Ausgangsstoff ist auch die Sojabohne im Labor für eine Weiterverarbeitung zum bioidentischen Hormon geeignet. Aufgrund der pflanzlichen Grundsubstanz entsteht allzu oft der Eindruck, natürliche Hormone seien pflanzliche Hormone, was nicht richtig ist. Pflanzliche Inhaltsstoffe sind im ursprünglichen Zustand keine bioidentischen Hormone, sondern können nur ähnlich wirken.

WIE VERWENDET MAN BIOIDENTISCHE HORMONE?

Bioidentische Hormone gibt es in sehr vielen Anwendungsformen, wie Tabletten, Zäpfchen, Pflaster, Cremes, Gels oder Sprays. Das ist vorteilhaft, weil dadurch unterschiedlich dosiert und somit auf individuelle Bedürfnisse eingegangen werden kann. Die transdermale Anwendung durch das Auftragen auf die Haut oder die Schleimhaut ist praktisch und ermöglicht einen effektiven, aber hormonreduzierten Gebrauch. Denn alle Medikamente, die oral eingenommen und geschluckt werden, müssen erst durch den gesamten Verdauungstrakt und sind deshalb häufig höher dosiert, weil man bereits einkalkuliert, dass Anteile des Wirkstoffs auf dem Weg durch Stoffwechselprozesse verloren gehen. Die Haut und die Schleimhaut in Mund oder Vagina nehmen Hormone auf und leiten sie in das Gewebe. Über die Haut aufgenommene Hormone testet man idealerweise im Speichel, wobei sich Hormontests im Blut bei der oralen Gabe eignen. Bioidentische Hormone lassen sich mit anderen Heilmitteln kombinieren. Schulmedizinische Arzneien, aber auch

Arzneien aus der Naturheilkunde wie beispielsweise die Phytotherapie, traditionelle chinesischen Medizin, Ayurveda und Homöopathie können meist zusätzlich unterstützend angewendet werden.

Sämtliche Hormonpräparate sind rezeptpflichtig, das heißt, sie müssen ärztlich verordnet werden. Heilpraktikerinnen dürfen keine Hormone verschreiben, es sei denn, sie sind homöopathisch dosiert. In der homöopathischen Potenz D 4 sind bioidentische Hormone oft therapeutisch ausreichend.

WAS WIRD MIT BIOIDENTISCHEN HORMONEN BEHANDELT?

Das **Progesteron** wird erst seit den 1990er-Jahren in seiner Wichtigkeit bezüglich wechseljahresbedingter Beschwerden wahrgenommen. Therapeutisch wendet man es zum Ausgleich eines Östrogenübergewichts an, wie beispielsweise bei starken PMS-Symptomen (prämenstruelles Syndrom), Myomen in der Gebärmutter oder bei verkürzten Zyklen zu Beginn der Wechseljahre. Auch bei nicht enden wollenden Menstruationsblutungen kann es sehr sinnvoll eingesetzt werden.

Zu beachten ist, dass Progesteron den Abbau von Östrogenen beschleunigt. Das kann kontraproduktiv sein, wenn es nicht beabsichtigt ist. Ebenso unerwünscht kann die Fähigkeit von Progesteron sein, sich als Vorstufenhormon in andere Hormone, wie beispielsweise in Testosteron, umzubauen. Hier ist Vorsicht geboten, wenn das nicht das Therapieziel ist.

Nach der Menopause, also der allerletzten Periode, sinkt Progesteron stark ab, da es vorwiegend aus der im Eierstock zurückbleibenden Hülle der gesprungenen Eizelle entsteht und der Vorrat an Eizellen zu diesem Zeitpunkt aufgebraucht ist. Die Nebennieren produzieren weiterhin etwas Progesteron, das dann für eine Versorgung normalerweise ausreichend ist.

Estradiol (das stärkste Hormon aus der Gruppe der Östrogene) hat einen sehr großen Einfluss auf den gesamten Organismus und darf mittlerweile nur noch in Kombination mit Progesteron verschrieben und angewandt werden. Denn ohne den hormonellen Gegenspieler geht auch von bioidentischem Estradiol eine

Gefahr von gut- oder bösartigen Gewebsneubildungen in der Gebärmutter aus. Eine Ausnahme ist die Einzelgabe von Estradiol nach einer Gebärmutterentfernung. Dass Estradiol auch in der weiblichen Brust das Wachstum von Krebszellen anregen kann, wird hierbei unverständlicherweise nicht beachtet.

Symptome, die durch sinkendes und sehr schwankendes Estradiol hervorgerufen werden, wie Hitzewallungen, Stimmungsschwankungen, Schlafstörungen und auch klimakterische Herzbeschwerden, werden mit bioidentischem Estradiol behandelt. Da aber einige der klassischen Wechseljahresbeschwerden, wie eine vermehrte Gewichtszunahme, durch erhöhtes Estradiol entstehen können (Stichwort: Östrogendominanz), sollte bei der Verwendung unbedingt höchste Sorgfalt erfolgen.

Estriol ist ein relativ schwach wirkendes Östrogen, das allerdings sehr positive Effekte auf die Schleimhäute hat. Bei vulvovaginaler Trockenheit wird es als Vaginalcreme oder Zäpfchen angewandt und beugt somit einer Atrophie, also der Rückbildung der Schleimhaut, vor. Eine nicht intakte Schleimhaut kann der Grund für vaginale Infekte und häufige Blasenentzündungen sein. In diesen Fällen kann Estriol in einer geringen Hormonkonzentration und genauer Dosierung auch längerfristig eingesetzt werden. Kontraindikationen (Gegenanzeigen) sind dennoch, wie beim Estradiol, zum Beispiel Thrombosen, Brustkrebs sowie Lebererkrankungen.

BRAUCHT MAN BIOIDENTISCHE HORMONE?

Der Organismus kommt in den Wechseljahren in einen naturgemäß vorgesehenen Prozess, der den Hormonhaushalt umbaut. Der Körper benötigt insbesondere die Geschlechtshormone nicht mehr im selben Maße wie in den Jahren zuvor. Der Weg dorthin kann holprig sein und die Schwankungen für Körper und Geist zeitweise sehr belastend. Eine hormonelle Unterstützung hilft gegen einige der typischen Wechseljahresbeschwerden – vor allem dann, wenn in der Zeit der Prä- oder Perimenopause (in den Jahren vor der letzten Periode) tatsächlich ein Mangel festzustellen ist und sich andere Methoden als wirkungslos erweisen. Der postmenopausale Hormonhaushalt ist allerdings kein grundsätzlicher Mangelzustand, sondern einfach ein anderer Zustand als zu fruchtbaren Zeiten. Bioidentische Hormone besitzen hochpotente Wirkweisen und der Fakt, dass der Körper sie nicht von eigenen Hormonen unterscheiden kann, heißt nicht, dass sie pauschal ungefährlich sind.

Wie auch in diesem Buch dargestellt, gibt es zahlreiche Möglichkeiten im Umgang mit klimakterischen Beschwerden. Erfahrungsgemäß erweisen sich viele naturheilkundliche Methoden oft als sehr effektiv. Wenn aber die Schwere der Symptome die Lebensqualität einschränkt oder sogar die Gesundheit gefährdet, ist eine bioidentische Hormontherapie absolut berechtigt und in vielen Fällen überaus hilfreich. Eine Frau, die aufgrund von Schweißausbrüchen keine Nacht mehr schlafen kann und vollkommen erschöpft ist, kann während dieser Phase, unterstützt von bioidentischen Hormonen, wieder zu Kräften kommen. Starke Gelenkschmerzen, heftige Verstimmungszustände oder vulvovaginale Beschwerden lassen sich oft gut durch sorgsam abgestimmte Hormongaben lindern. Die Therapie sollte unbedingt von einer geschulten Fachfrau begleitet werden und in regelmäßigen Abständen per Testung im Blut oder Speichel kontrolliert werden. Essenziell ist die richtige Dosierung, die sachgemäße Anwendung und ein zeitliches Limit. Denn es sollte nicht das Ziel sein, die Hormone über viele Jahre hinweg oder gar als Anti-Aging-Mittel zu nutzen. Auch eine prophylaktische Anwendung ohne Indikation, also ohne medizinische Notwendigkeit und unter dem Deckmantel der Vorsorge, ist unangemessen in Anbetracht der Wirkweise von Hormonen. Dabei gilt zum Beispiel zu bedenken, dass hormonelle Überschusssymptome nicht immer klar von Symptomen eines Mangels zu unterscheiden sind.

Bioidentische Aufbereitung bedeutet nicht, dass diese Präparate keine Wechsel- oder Nebenwirkungen haben. Daher sollten auch hier der gesundheitliche Nutzen und mögliche Risiken genau und individuell betrachtet werden. Pauschale Therapiekonzepte und unsachgemäße Nutzung begünstigen beispielsweise eine gewisse Resistenz und verleiten dazu, immer mehr Hormonwirkstoff zu benötigen. Diese Flut an Hormonen muss wieder durch körpereigene Mechanismen aus dem Körper gelangen. Bei den Stoffwechselprozessen von Estradiol entstehen mitunter schädliche Abbauprodukte. Befindet sich physiologisch unangemessen viel Estradiol im Organismus, kann dadurch ein gesundheitliches Risiko entstehen.

Die Forschung über die hochkomplexen hormonellen Zusammenhänge ist bei Weitem noch nicht abgeschlossen und viele Erfolge der hormonellen Therapie bestehen aus Erfahrungswerten und nicht unbedingt aus evidenzbasierten Langzeitstudien. Allein die vielen verschiedenen Ansichten, die von eigentlichen Profis zum Thema bioidentische Hormone kursieren, sollten letztendlich doch etwas skeptisch machen, sodass hier eine endgültige Bewertung nicht zu treffen ist.

Mache dir abschließend kurz wieder bewusst, dass Wechseljahre keine Krankheit sind, sondern ein von der Natur vorgesehener Vorgang, der dich nicht pauschal zu einer behandlungsbedürftigen Patientin macht. Wir Frauen sind alle unterschiedlich und erleben Beschwerden in Intensität und Dauer nicht gleich. Viele Faktoren wie beispielsweise Vorerkrankungen können eine Rolle spielen. Es gibt und braucht keine Standardlösung und es ist wunderbar, verschiedene Möglichkeiten zu haben, aus denen nach Bedarf und Bedürfnis – bestenfalls gut informiert – geschöpft werden kann. Du entscheidest, wie du diese Zeit gestaltest, was du brauchst und welche Hilfe, Methoden und Mittel du nutzen möchtest.

Muskel- und Gelenkschmerzen

Schmerzen in Gelenken und Muskeln gehören eher auf den zweiten Blick zu den Wechseljahresbeschwerden, dabei kommen sie gar nicht so selten vor. Häufig sind die Fingergelenke betroffen, aber auch die Schultern, der Nacken, der untere Rücken oder das Knie. Wenn du morgens nach dem Aufstehen plötzlich »steife« Finger oder Schmerzen in den Händen verspürst, solltest du nicht gleich Angst vor Arthrose haben – es muss keine Abnutzung der Gelenke dahinterstecken. Die Ursache kann vielmehr in der hormonellen Veränderung liegen, insbesondere am Rückgang von Östrogenen.

Da Hormone an der Durchblutung von Muskeln und Gelenken beteiligt sind, kann ein verminderter Hormonstatus zu schmerzhaften Gliedmaßen oder muskulärer Schwäche führen. Zudem beeinflussen Östrogene die körpereigene Produktion von Kollagen, das aufgrund seiner einzigartigen Struktur deinen Knorpeln, Sehnen und Bändern Elastizität und zugleich Festigkeit gibt. Wenn mit sinkendem Östrogenspiegel im Wechsel auch die Kollegenproduktion abnimmt, wird der Gelenkschutz folglich fragiler. Zudem führt der Rückgang der Hormone auch dazu, dass sich weniger Gelenkflüssigkeit bildet, was das Gelenk angreifbarer für Entzündungen und Überbelastung macht, die wiederum zu Schmerzen führen.

Nicht nur die Gelenke, auch die Muskeln können vom veränderten Hormonhaushalt des Wechsels betroffen sein und allgemein kraftloser werden. Allerdings hängt das auch mit dem Testosteronspiegel zusammen. Das männlich prägende Geschlechtshormon ist für uns Frauen nämlich nicht unbedeutend; es ist zuständig für einen gesunden Sexualtrieb, für Stoffwechselprozesse und ist am Muskelwachstum beteiligt. Frauen bilden es in geringem, aber durchaus wichtigem Maß in den Eierstöcken und der Nebennierenrinde. Mit dem Wechsel nimmt die Produktion ab und so mitunter auch die Muskelpower. Dann kann es bei einer schon vielfach praktizierten Yoga- oder Pilatesübung passieren, dass es dir von heute auf morgen einfach unmöglich ist, die Position zu halten. Vergessen werden darf auch nicht, dass die Muskelkraft natürlicherweise im Laufe des Lebens immer mehr nachlässt – bei Männern wie bei Frauen –, wenn nicht aktiv gegengesteuert wird. Ebenso können sich Gelenkbeschwerden einfach altersbedingt verstärken (auch wenn wir das nicht gerne hören oder lesen) – irgendeine Form der Schmerzen erlebt spätestens ab einem Alter von 50 Jahren jede Frau. Und durch die sinkenden Östrogene, die als natürlicher Schmerz- und Entzündungshemmer wirken, werden Schmerzimpulse zudem oft stärker wahrgenommen.

Es lohnt sich, dass du gezielt durch Bewegung und Sport gegen übermäßigen Muskelabbau vorgehst. Entspannung und Entlastung sind ein ebenso wichtiges Thema, vor allem bei der Schmerzproblematik. Eine Regulation des Flüssigkeitshaushalts sowie die Balance von Säuren und Basen im Körper können bei den beschriebenen Beschwerden sehr viel Positives bewirken und nachhaltig Erleichterung bringen. Und wenn die Schmerzen doch einmal zu stark werden, bietet die Naturheilkunde gut verträgliche Alternativen zu herkömmlichen Schmerzstillern.

Achtung

Bei Fieber, Verformung der Gelenke und rötlichen Schwellungen sowie starken Schmerzen solltest du dich unbedingt ärztlich untersuchen lassen. Eine rheumatische Erkrankung hat andere Ursachen als wechseljahresbedingte Beschwerden.

TIPPS UND EINFACHE ANWENDUNGEN

Die schmerzenden Gelenke oder Muskeln einzureiben und dabei leicht zu massieren, kann wirklich wunderbar helfen. Noch besser ist die Wirkung, wenn du dranbleibst und über einen längeren Zeitraum mehrmals täglich die schmerzenden Stellen behandelst, statt nur ein- oder zweimal im akuten Fall. Es gibt eine Fülle an schmerzlindernden Salben, Ölen und Tinkturen und diese große Auswahl macht es nicht unbedingt einfach, genau das Mittel zu finden, das für dich persönlich passt und Linderung bringt. Ein erster Anhaltspunkt kann der Geruch sein, den du auf jeden Fall als angenehm empfinden solltest. Weiterhin ist die Konsistenz entscheidend und die Entscheidung, ob der Wirkstoff eher kühlen oder wärmen soll. Bei Schmerzen tut Wärme oft gut, entzündliche Beschwerden wollen lieber gekühlt werden.

WOHLTUENDE MASSAGEÖLE, WICKEL UND SALBEN

Zu den wärmenden ätherischen Ölen, welche die Durchblutung fördern, gehören **Wacholderbeere**, **Fichte** und **Rosmarin**. Diese Öle eignen sich auch bei Gelenksteifigkeit der Finger am Morgen. Sind die Finger oder Gelenke eher geschwollen, bringt kühlendes **Pfefferminzöl** Linderung. Es gibt fertige Massageöle mit den genannten Pflanzen zu kaufen, aber natürlich kannst du das Öl auch schnell selbst herstellen.

Ätherisches Massageöl

Fülle circa 50 Milliliter eines neutralen Körperöls wie beispielsweise Mandel- oder Jojobaöl in ein passendes Gefäß. Mische rund 7 bis 8 Tropfen des ätherischen Öls deiner Wahl dazu. Schüttele die Mischung und schon ist sie fertig zum Einmassieren. Wichtig: Verwende immer naturreine ätherische Öle, selbst wenn sie etwas teurer sind, denn diese enthalten alle heilenden Pflanzenstoffe (Empfehlungen für Firmen findest du auf Seite 270). Bei synthetischen Ölen geht es meist nur um den Duft.

Ein bekannter Klassiker bei schmerzenden Gelenken sind Einreibungen mit Salben und Gelen mit kühlender Arnika, die bereits der Naturheilkundler Sebastian Kneipp empfahl. Auch Umschläge und Wickel mit Arnikaessenzen oder -tinkturen können dir insbesondere bei akut schmerzenden Muskeln und Gelenken Linderung bringen.

Arnikawickel

Verteile 1 Esslöffel Arnikaessenz in circa 250 Milliliter handwarmem Wasser, tränke dann ein Baumwolltuch mit der Flüssigkeit darin und wringe es aus. Umwickele die betroffenen Muskeln oder Gelenke mit dem Tuch und lege ein Frotteehandtuch darum. Die Wickel sollten ungefähr 30 Minuten aufliegen. Nach Entfernen des Wickels ruhe weitere 10 bis 15 Minuten. Achte unbedingt auf eine bequeme Position, warme Füße und eine entleerte Blase!

Moorextrakt – ein Multitalent

Moorextrakte wirken beruhigend und entspannend und haben viele hervorragende Inhaltsstoffe wie die in vielerlei Hinsicht gesundheitsfördernde Huminsäure. Es gibt fertige schmerzstillende Salben oder Öle, die zusätzlich mit Kräuterauszügen aufbereitet sind (z. B. Moor- und Kräutercreme von Sonnenmoor oder die Bad Aiblinger Moorsalbe für Gelenke). Um den Säure-Basen-Haushalt auszugleichen und dadurch entzündliche Prozesse zu regulieren, kannst du speziell aufbereitete Moorprodukte (z. B. das Trinkmoor von Sonnenmoor) auch innerlich anwenden. Als begleitende Kur bei Schmerzen und Übersäuerung empfiehlt es sich, über vier bis acht Wochen zweimal täglich zehn Milliliter verdünnt in einem Glas Wasser nach dem Frühstück und am frühen Abend einzunehmen.

ANTI-SCHMERZ-TEE

Einer der Vorläufer des chemischen Hauptwirkstoffs Acetylsalicylsäure (ASS) in gängigen Schmerzmitteln wie Aspirin und Co. ist die **Weidenrinde**, die bereits in der Antike gegen Fieber und Schmerzen verwendet wurde. Sie enthält pflanzliches Salicin, das im Darm in Salicylsäure umgewandelt wird.

Schmerzstillender Tee

In der Apotheke kannst du dir jeweils 20 Gramm Weidenrinde, Mädesüßblüten und Brennnesselblätter mischen lassen. Für 1 Tasse Tee überbrühst du 2 Teelöffel der Mischung mit heißem Wasser und lässt den Tee rund 8 Minuten ziehen; in akuten Fällen kannst du bis zu 3 Tassen täglich trinken.

ACHTUNG: Bei einer Unverträglichkeit oder Allergie gegen Salicylate darf der Tee nicht angewendet werden!

Ähnlich schmerzstillende Wirkstoffe besitzt das ätherische Öl der weißen Blüten des echten **Mädesüß**, ein Rosengewächs, das auf feuchten Wiesen und Bachufern wächst. Auch diese wirken salicylsäureähnlich und antientzündlich. Im Tee kombiniert, bieten dir beide Pflanzen eine sanfte, aber wirksame Alternative zu herkömmlichen Schmerzmitteln.

WIE NATURHEILKUNDE UND HOMÖOPATHIE HELFEN KÖNNEN

Wie im Absatz zuvor geben wir hier vor allem Ratschläge, um die Schmerzsymptomatik zu lindern, wenn bereits Probleme entstanden sind. Jede, die schon unter Schmerzen gelitten hat, möchte so schnell wie möglich aus dem Schmerzzustand heraus. Schmerzen können nicht nur unerträglich sein und den Tagesablauf einschränken, sie können auch weitere Probleme verursachen. Wenn du beispielsweise dadurch in Schonhaltung gehst, verkrampfst du dich, was die Schmerzen verstärkt und dich von gesunder Bewegung abhält. Konventionelle Schmerzmittel können hilfreich und in manchen Fällen auch nötig sein, leider haben sie aber bei häufigerem Gebrauch einige Nebenwirkungen, die du dringend beachten solltest. Alternativen aus der Naturheilkunde sind meist schonender und können auch längerfristig verwendet oder sogar kombiniert werden. Außerdem zeigen neue Studien der Gendermedizin, dass Schmerzmittel bei Frauen anders wirken als bei Männern, Frauen vermehrt unter Nebenwirkungen leiden und zudem das Hormonsystem durch die Schmerzstiller beeinflusst wird.[38]

ENTZÜNDUNGSHEMMENDE HEILPFLANZEN FÜR DIE GELENKE

Die **Teufelskralle** *(Harpagophytum procumbens)* stammt aus Afrika und zählt dort schon lange zu den traditionellen Heilpflanzen – vor allem bei Verdauungsbeschwerden und Gelenkschmerzen. Ihre Inhaltsstoffe gelten als entzündungshemmend und schmerzstillend und werden auch von der Kommission E empfohlen, der Sachverständigenkommission für pflanzliche Arzneimittel. Wie bei manchen pflanzlichen Mitteln solltest du etwas Geduld aufbringen, bis die volle Wirkung nach circa zwei Wochen einsetzt. Jeder Organismus reagiert anders und manche verarbeiten insbesondere Naturstoffe schneller oder langsamer. Dafür bringt die Teufelskralle viel Vitalität und mehr Bewegungsspielraum in deine belasteten Gelenke. Der Extrakt der Teufelskrallenwurzel ist in Tablettenform erhältlich (z. B. von Dr. Loges oder von Madaus, 2-mal am Tag 1 Tablette).

Eine jahrhundertalte Geschichte hat die Räucherpflanze **Weihrauch** (*Boswellia serrata* oder *Olibanum*), die bereits in der traditionellen indischen Medizin des Ayurveda bei schmerzhaften Gelenken eingesetzt wurde. Laut Studienergebnissen[39] nimmt Weihrauch Einfluss auf enzymatische Prozesse und kann dadurch Entzündungen hemmen. Du kannst Weihrauch als Kapsel einnehmen (z. B. Weihrauch 400 von Biogena, 1-mal täglich 1 Kapsel, oder Olibanum RA-Weihrauch von Zilly Pharma, in akuten Fällen täglich bis zu 6-mal 1 Tablette).

Eine wohlbekannte Wildpflanze, die in diesem Buch immer wieder auftaucht (siehe auch »Haut- und Haarprobleme« ab Seite 80 und »Blutungsstörungen und Zyklusbeschwerden« ab Seite 36), weil sie einfach so unglaublich viel Heilkraft besitzt, ist die **Brennnessel** (*Urtica dioica*). Die Blätter enthalten Stoffe, die die Synthese von entzündungsauslösenden Prostaglandinen hemmen. Prostaglandine sind Gewebshormone, die von Zellen im Gewebe gebildet werden und deren Aufgabe auch die Schmerzvermittlung ist. Studien haben gezeigt, dass ein hoch dosierter Trockenextrakt der Blätter sehr wirkungsvoll zur Schmerzlinderung bei Gelenkbeschwerden ist bei gleichzeitig guter Verträglichkeit.[40] Die Teilnehmer der Studie konnten die Einnahme ihrer herkömmlichen Schmerzmittel reduzieren oder sogar ganz durch den Brennnesselblätterextrakt ersetzen (z. B. Natu-lind 600 Milligramm, 2-mal täglich 1 Tablette, oder Hox alpha Hartkapseln, 3-mal täglich 1 Kapsel).

MINERALSALZE GEGEN SCHMERZEN UND VERSPANNUNGEN

Hast du schon mal **Schüßler-Salze** ausprobiert? Dabei handelt es sich um Mineralsalze in homöopathischer Potenzierung. Mit ihrer Einnahme kann man einem Mangel von für den gesamten Organismus essenziellen Mineralsalzen entgegenwirken, indem sie helfen, die über die Nahrung aufgenommenen Mineralien optimal zu verwerten. So ist Magnesium phosphoricum D 6 (Nr. 7) das Schüßler-Salz für muskuläre Beschwerden und kann schmerzhafte Verspannungen lösen. Da Nerven am Schmerz beteiligt sind, ist zusätzlich das Salz der Nerven, Kalium phosphoricum D 6 (Nr. 5), zu empfehlen. Es ist angezeigt bei körperlicher Stressbelastung. Im Akutfall kannst du von beiden Salzen bis zu sechsmal täglich eine Tablette langsam im Mund zergehen lassen (z. B. von DHU oder Pflüger). Bei Laktoseintoleranz oder Glutenunverträglichkeit sind Schüßler-Salze auch laktose- und glutenfrei als Tropfen, Pulver oder Globuli erhältlich.

TRAUBENSILBERKERZE GEGEN NACKEN- UND SCHULTERSCHMERZEN

Bei schmerzhaften Verspannungen besonders im Nacken- und Schulterbereich, die oft bis in die Arme ziehen und sogar Taubheitsgefühle auslösen können, zeigt die homöopathische Dosierung der **Traubensilberkerze** *(Cimicifuga)* eine gute Wirkung. Sie ist eines der Hauptmittel bei Wechseljahresbeschwerden, auch bei hormonell bedingten Kopfschmerzen (siehe ab Seite 185). Die östrogenartige Heilpflanze beschreiben wir im Abschnitt »Hitzewallungen und Schweißausbrüche« (siehe ab Seite 120) ausführlicher. Bei muskulären Verspannungen kannst du drei- bis fünfmal pro Tag fünf Globuli Cimicifuga D 12 langsam unter der Zunge zergehen lassen.

ERNÄHRUNGSEMPFEHLUNGEN

Schmerzen einfach »wegessen« – schön wäre das. Immerhin kann dir die passende Ernährung helfen, Schmerzen zu verringern und Entzündungen einzudämmen. Die Strategie dazu: Verzichte möglichst auf entzündungsfördernde Nahrungsmittel und bevorzuge stattdessen **Lebensmittel, die eine antientzündliche Wirkung** haben. Vor allem eine überwiegend pflanzliche Ernährung sowie die Gewürze Kurkuma, Kreuzkümmel, Ingwer und Chili haben entzündungshemmende Eigenschaften. Das Gleiche gilt für sekundäre Pflanzenstoffe in dunklen Beeren, wie Heidel- und Johannisbeeren, in Gemüse wie Paprika und Aubergine oder auch in grünem Blattgemüse. In Brokkoli ist zudem Senfölglykosid enthalten, das eine antientzündliche Wirkung hat. Sie Sulfide in Zwiebel- und Lauchgemüse besitzen nicht nur antibakterielle, sondern auch antientzündliche Eigenschaften. Bei der Ananas ist es das enthaltene Enzym Bromelain, dem eine entzündungshemmende Wirkung nachgesagt wird. Auch bei den Fetten lohnt es sich, genau zu unterscheiden: Omega-3-Fettsäuren, wie sie in Leinsamen, Walnüssen, Lein-, Raps-, Hanf-, Walnuss- und Olivenöl, Algen und Fisch vorkommen, gelten als entzündungshemmend. Tierische Fette hingegen in Fleisch und Wurst (vor allem Schweinefleisch), Eiern und allen Milchprodukten enthalten Arachidonsäure, die wiederum Entzündungen fördert. Daher solltest du bei akuten wie auch längerfristigen Schmerzen vor allem Fleisch weitgehend reduzieren und Milchprodukte sparsam verwenden. Weitere **entzündungsfördernde Nahrungsmittel** sind Weizenprodukte und Zuckerhaltiges (Kuchen, Gebäck, Limonaden, fertige Fruchtsäfte), raffinierte Pflanzenöle und Fertiglebensmittel sowie Koffein und Alkohol – sie können deine Beschwerden verstärken.

Das Gewürz **Kurkuma**, das viele aus den indischen Currymischungen kennen, ist eines der am häufigsten angewendeten ayurvedischen Heilmittel. Sein Inhaltsstoff Kurkumin steht seit einigen Jahren weltweit im Fokus der Schmerzforschung. Studien dokumentieren die antientzündliche, schmerzstillende und knorpelschützende Wirksamkeit von Kurkuma-Extrakten bei Gelenkschmerzen.[41] In einer Vergleichsstudie mit Ibuprofen bei einer Osteoarthrose im Knie hatte Kurkuma die gleiche schmerzlindernde Wirkung, aber verursachte im Gegensatz zu Ibuprofen kaum Magen-Darm-Beschwerden.[42]

Unser Tipp

Kochst du gerne? Die perfekte antientzündliche Gewürzmischung besteht aus Kurkuma, Kreuzkümmel, Koriander, Muskat, Bockshornklee, Ingwer, Pfeffer und Kardamom – wenn du magst, gib noch Chili hinzu. Der Mix passt hervorragend zu Suppen, Reisgerichten und Couscous.

Wenn du Kurkuma als Schmerzstiller ausprobieren möchtest, musst du nicht gleich zu Nahrungsergänzungsmitteln greifen; seine Wirkung entfaltet die gelbe Knolle auch durch großzügiges Würzen von Suppen, Currys, Reisgerichten oder auch Süßspeisen. Kurkuma lässt sich frisch gerieben (zu beachten ist: Die gelbe Knolle färbt ziemlich, trage am besten Handschuhe bei der Verarbeitung) oder als

Achtung

Bei Gallensteinen und Durchfallerkrankungen sollte auf die Einnahme von Kurkuma verzichtet werden.

Pulver aus dem Gewürzregal verwenden. Die empfohlene Tagesdosis von drei Gramm pro Person solltest du dabei nicht überschreiten. Natürlich kannst du Kurkuma auch einfach in ein Glas Wasser rühren und trinken, allerdings solltest du ein paar Tropfen Öl dazugeben, da Kurkumin nicht wasser-, sondern fettlöslich ist – es braucht Öl für eine gute Aufnahme im Körper. Wenn du noch eine Prise Pfeffer hinzufügst, steigerst du durch dessen Inhaltsstoff Piperin die Wirksamkeit von Kurkuma nochmals deutlich. Wenn dir das Wasser zu fad ist, bereite dir eine **»Goldene Milch«** zu. Dafür erwärme 250 Milliliter Hafer- oder Mandelmilch, gib etwas klein geschnittenen Ingwer sowie jeweils einen halben Teelöffel Kurkuma, Zimt und Honig in die Milch und rühre kräftig um.

Noch ein netter Nebeneffekt der gelben Knolle ist: Sie optimiert deine Fettverdauung und schont damit die Leber und wirkt sich entzündungshemmend auf den Magen-Darm-Trakt aus.

Vermeide zudem eine **Übersäuerung**, denn sie »triggert« Entzündungen. Da dein Körper einen ausgeglichenen Säure-Basen-Haushalt anstrebt, versucht er, überschüssige Säuren mithilfe von Mineralstoffen zu neutralisieren und über die Leber abzubauen sowie über die Nieren auszuscheiden. Sind allerdings nicht genügend Mineralstoffe vorhanden, baut dein Stoffwechsel diese (beispielsweise Kalzium oder Phosphat) aus deinen Knochen ab. Das begünstigt nicht nur die Gefahr einer Osteoporose (siehe ab Seite 152), sondern die freigesetzten Mineralstoffe können sich im Körper ablagern und Nerven-, Sehnen-, Muskel- und Gelenkschmerzen verursachen. Zudem sorgt ein saurer pH-Wert des Gewebes für eine erhöhte Schmerzempfindlichkeit. Wie man eine Übersäuerung verhindert, liest du im Abschnitt »Die beste Ernährung in den Wechseljahren« ab Seite 75.

Info

Eine erhöhte Einnahme von Schmerzmitteln kann ebenso zu einer Übersäuerung führen.

BEWEGUNGSTIPPS

Du ahnst es vielleicht schon: Bewegung ist der beste Schutz für deine Gelenke und hilft hervorragend gegen Schmerzen. Dadurch werden deine Muskeln besser durchblutet und gestärkt, die Knorpel mit wichtigen Nährstoffen versorgt und die Bildung der Gelenkschmiere angeregt, zudem hält körperliche Aktivität die Fasern geschmeidig. 20 Minuten Yoga, Übungen mit dem Thera-Band oder ein leichtes Muskeltraining mit dem eigenen Körpergewicht und anschließendes Dehnen am Morgen oder Abend wären perfekt – wenn du das täglich umsetzt. Denn auch hier heißt es wieder: dranbleiben, auch mal leicht gegen den Schmerz trainieren. Ebenso gut geeignet sind sanfte Ausdauersportarten wie Nordic Walking, Wandern, Skilanglauf, Schwimmen und Aquajogging oder -gymnastik (der Wasserwiderstand wirkt hier wie eine leichte Massage).

Netter Nebeneffekt der Bewegung: Bereits nach einer halben Stunde Ausdauertraining kann eine Erhöhung der Endorphinkonzentration im Blut beobachtet werden. Von der Hirnanhangsdrüse im Gehirn ausgeschüttet, docken die Endorphine an Nervenzellenrezeptoren an, hemmen so die Schmerzweiterleitung und damit auch die Schmerzwahrnehmung.

ÜBUNG GEGEN STEIFE FINGER

Leidest du an steifen, eventuell geschwollenen oder schmerzenden Fingern? Diese einfache Übung macht die Gelenke wieder beweglich und lindert Schmerzen.

Übung Hierfür füllst du eine Schüssel mit getrockneten Linsen oder Bohnen und bewegst die Hände ausgiebig für mindestens 5 Minuten darin. Besonders angenehm ist es, die Linsen vorab im Backofen leicht zu erwärmen. Falls sich die Fingergelenke allerdings eher entzündet anfühlen, stelle die Schüssel zuvor in den Kühlschrank. Eine weitere wohltuende Variante: Fülle Wasser in eine hohe Schüssel, gib 1 Esslöffel Salz dazu und rühre um, sodass es sich auflöst. Lege einen Schwamm hinein und knete mit deiner betroffenen Hand kräftig den Schwamm unter Wasser, um die Gelenke zu beleben.

EINFACHE RÜCKENÜBUNGEN BEI SCHMERZEN UND VERSPANNUNGEN

Es zieht, sticht und schmerzt in deinen Schultern, deinem Nacken oder im Rücken? Mit diesen zwei einfachen Übungen aus dem Yoga kannst du Verspannungen lösen, die Muskulatur lockern und Schmerzen lindern.

Haltung des Kindes

Setze dich auf deine Fersen, öffne leicht deine Oberschenkel und beuge dich nach vorn. Lasse deine Stirn sanft auf dem Boden oder auf einem Kissen ruhen. Die Arme kannst du locker neben deinen Körper legen (die Hände neben den Füßen) oder du nimmst sie mit nach vorn und legst sie locker ausgestreckt nach vorn ab. Atme tief und gleichmäßig durch die Nase in deinen Bauch ein und durch den Mund wieder aus. Halte die Position etwa 1 Minute lang und spüre die Dehnung des gesamten Rückens.

Katze und Kuh

Gehe in den Vierfüßlerstand und stütze dich vorn auf deinen Händen ab. Achte darauf, dass deine Hände unter den Schultern stehen, deine Ellenbogen ganz leicht gebeugt sind und deine Knie hüftbreit auseinanderstehen. Dein Gewicht ist gleichmäßig auf deinen Händen und Knien verteilt. Dein Kopf bildet eine gerade Linie mit der Wirbelsäule. Atme tief ein und starte mit der Katze: Mit der nächsten Ausatmung machst du deinen Rücken Wirbel für Wirbel rund wie einen Katzenbuckel und schiebst ihn so weit wie möglich Richtung Decke. Ziehe deinen Kopf Richtung Brust. Bleibe für drei tiefe Atemzüge in dieser Stellung. Dann gehst du in die Gegenbewegung, die Kuh, indem du deinen Rücken nach unten beugst (Hohlkreuz), den Kopf hebst und den Blick zur Decke richtest. Verweile auch hier ein paar Atemzüge. Wechsele dann wieder in die Katze und wiederhole diesen Flow einige Male. Genieße bewusst das Stretching des Rückens wie eine Katze, die sich genüsslich rekelt.

UNTERSTÜTZUNG FÜR DIE SEELE

Je entspannter du mit den Anforderungen des Lebens umgehen kannst, desto weniger Stresshormone produzieren deine Nebennieren. Weniger Stresshormone bedeuten auch entspanntere Blutgefäße und eine bessere Gewebedurchblutung – und somit weniger Schmerzen. Da Stress auch zur Übersäuerung führen kann, sind auch hier wieder Methoden zur Entspannung für dich hilfreich. Das kann ein schöner Spaziergang in der Natur sein oder beruhigende Atemübungen (siehe Seite 132 und Seite 184). Vielleicht möchtest du auch eine einfache Meditation wie die *One-Minute*-Meditation (siehe Seite 183) versuchen. Oder du reist mit einem Bodyscan gedanklich durch deinen Körper und kommst damit zur Ruhe (siehe Seite 133).

Sinnvoll ist hier einfach alles, was Freude macht, Erfüllung bietet und Stress reduziert. Wenn du magst, nutze Wärmeanwendungen, wie Bäder oder Saunagänge, zur Relaxation der Muskeln. Und was könnte es Schöneres geben als eine wohltuende Massage bei verspannten Muskeln? Eine klassische Entspannungsmassage oder eine Bindegewebsmassage können Körper und Seele gleichermaßen wieder sanft ins Lot rücken.

Sehr effektiv zur Behandlung von Schmerzen ist auch die Akupunktmassage nach Penzel, kurz APM genannt – eine energetische Therapie basierend auf den Lehren der traditionellen chinesischen Medizin (TCM). Hier wird nicht mit Nadeln behandelt wie bei der Akupunktur, sondern die Meridiane, in denen gemäß der TCM die Lebensenergie fließt, werden mit einem speziellen Stab behandelt und somit ganzheitlich Blockaden (und Schmerzen) gelöst.

Osteoporose vorbeugen

Der Knochenschwund, so der übersetzte und etwas altertümlich anmutende Name, von Osteoporose ist eigentlich keine Beschwerde in den Wechseljahren, sondern eine Folgeerscheinung, die meist erst postmenopausal diagnostiziert wird. Osteoporose ist eine Erkrankung der Knochen; diese verlieren dabei an Substanz und Dichte, wobei viele Faktoren eine Rolle spielen. Die Vorstufe nennt sich Osteopenie. Feststellen kann man Osteoporose und Osteopenie durch eine Knochendichtemessung in einer orthopädischen Praxis. Ist die Erkrankung bereits erkennbar und fortgeschritten, gehört die Therapie unbedingt in ärztliche Hände. Osteoporose entwickelt sich nicht von heute auf morgen, sondern in einem langen Prozess. Im Folgenden geht es nicht um die Behandlung einer manifesten Osteoporose, sondern vor allem um die Prävention.

Laut Statistik leiden Frauen ab 45 sehr viel häufiger als Männer unter Osteoporose und ab einem Alter von 65 ist fast ein Viertel aller Frauen betroffen.[43] Der hormonelle Zusammenhang ist klar vorhanden. Östrogene schützen vor Knochenabbau und erhöhen die Aufnahme von Kalzium. Die Knochen regenerieren sich ständig selbst, wie vieles andere im Körper, und diese Prozesse bewirken, dass sie stark und stabil bleiben. Dazu benötigen sie Kalzium sowie Vitamin D. Doch bereits ab dem Alter von etwa 38 verändert sich der Knochenstoffwechsel und die Knochen werden eher ab- als aufgebaut, was zu einem langsamen Verlust der Knochenmasse und -dichte führt. So weit ist das ein ganz normaler Alterungsprozess beider Geschlechter. Bei Frauen allerdings beschleunigt sich der Abbau der Knochendichte durch die hormonellen Schwankungen rund um die Wechselzeit.

Dies hat nicht sofort und zwingend eine Osteoporose zur Folge und es gibt Möglichkeiten vorzubeugen. Dafür ist es wichtig, dass du die Risikofaktoren einer Osteoporose kennst. Neben der erblichen Vorbelastung (informiere dich, ob in deiner Familie bereits Osteoporose aufgetreten ist) zählt vor allem Bewegungsmangel dazu. Denn ein Knochen, der nicht beansprucht wird, verliert an Dichte und kann brüchig werden. Sport hingegen stärkt deine Knochen und hilft, den Knochenabbau zu bremsen. Die regelmäßige Einnahme von Kortison kann den Knochenabbau fördern, da es die Aufnahme von Kalzium vermindert und dafür sorgt, dass das wichtige Knochenmineral vermehrt über die Nieren ausgeschieden wird. Ebenso stehen Magensäureblocker und einige andere Medikamente unter Verdacht, die Knochendichte zu mindern, sofern diese Mittel längere Zeit eingenommen werden. Weitere Risikofaktoren können auch eine Überfunktion der Schilddrüse oder Nebenschilddrüse sein.

Ein entscheidender Faktor in der Vorsorge ist neben ausreichend Bewegung deine Ernährung. Für gesunde Knochen bedeutet das vor allem eine kalziumreiche Kost und eine gute Versorgung mit Vitamin D, das die Aufnahme von Kalzium aus dem Darm fördert (mehr dazu bei den Ernährungsempfehlungen ab Seite 159). Hierbei spielt auch die Darmgesundheit eine wichtige Rolle, denn sollte der Organismus nicht in der Lage sein, Kalzium aus der Nahrung über den Darm aufzunehmen und in den Blutkreislauf zu bringen, entzieht der Körper das nötige Kalzium den Knochen.

TIPPS UND EINFACHE ANWENDUNGEN

Zum Vorbeugen ist ein Mix aus ausreichend Bewegung und vitalstoffreicher Ernährung das Wichtigste. Hier sind es vor allem die kleinen Schritte, die zählen: Versuche, möglichst viel Aktivität in deinen Alltag zu bringen, gehe kleine Wege zu Fuß, nimm die Treppe statt des Aufzugs – alles Dinge, die du schon x-mal gelesen hast. Wichtig ist, diese Empfehlungen auch wirklich in die Tat umzusetzen, denn sie sind enorm hilfreich. Noch besser ist, wenn du dich an der frischen Luft bewegst, damit auch deine Vitamin-D-Speicher gut gefüllt sind, die du für eine gute Kalziumversorgung brauchst. Denn unter Sonneneinstrahlung wird in der Haut Vitamin D gebildet. Mit Bitterstoffen kannst du die Aufnahme des wertvollen Mineralstoffs zudem verbessern; und zur Knochenstärkung bieten passende Heilkräuter wie Färberginster und Ackerschachtelhalm Unterstützung aus der Natur.

TEEKUR ZUR OSTEOPOROSEPROPHYLAXE

Wenn du beispielsweise familiär vorbelastet bist und mit einer intensiven vier- bis sechswöchigen Teekur präventiv deine Knochen stärken möchtest, empfehlen wir eine knochenregenerierende Kräutermischung: Die Heilpflanze **Färberginster** enthält das »Phytoöstrogen« Genistein und gehört zu den sehr wertvollen Frauenheilpflanzen im Wechsel. Genistein hemmt den Knochenabbau und gleicht hormonell aus. **Hohlzahnkraut** enthält neben Bitterstoffen, die äußerst gesund für unsere Verdauung sind, einen hohen Anteil an Kieselsäure. Ergänzend kommt der bindegewebskräftigende und stark kieselsäurehaltige **Ackerschachtelhalm** in die Teemischung.

Vorsicht

Färberginster ist eine sehr kraftvolle Heilpflanze, die du bei zu hohem Blutdruck und hormonabhängigen Tumorerkrankungen nicht anwenden solltest.

Rezept Mische jeweils 20 Gramm Färberginsterkraut, Hohlzahnkraut und Ackerschachtelhalmkraut. Für 1 Tasse überbrühst du 2 Teelöffel der Teemischung mit kochendem Wasser und lässt diese für 15 bis 20 Minuten zugedeckt ziehen, dann abseihen und trinken. Die Kur kannst du 2-mal im Jahr für 4 bis 6 Wochen anwenden; während der Kur empfehlen wir pro Tag 2 bis 3 Tassen Tee. Es handelt sich hier nicht um eine Teemischung für den Dauergebrauch, sondern gezielt zur Prophylaxe.

BITTERSTOFFE ZUR BESSEREN KALZIUMAUFNAHME

Da das Thema Knochengesundheit eng mit der Aufnahmekapazität von Kalzium über den Darm verknüpft ist, lohnt es sich, diese bestmöglich zu unterstützen. Hierfür eignen sich vor allem **Bitterstoffe**, die die gesamten Magen-Darm-Funktionen sowie den Fettstoffwechsel in Leber und Galle anregen und für eine bessere Aufnahme von Vitalstoffen über den Darm sorgen. Leider wurden Bitterstoffe aus vielen Gemüse- und Salatsorten herausgezüchtet, doch nach wie vor sind sie ausreichend in Artischocken, Chicorée, Radicchio, Rucola und Löwenzahn enthalten. Wenn du diese nicht zu deinen Lieblingsgemüse- und Salatsorten zählst, probiere das **Heidelberger Kräuterpulver** aus Anis, Bibernelle, Wermut, Fenchel, Schafgarbe, Kümmel und Wacholder. Du kannst morgens noch nüchtern oder abends vor dem Zubettgehen eine Messerspitze des Pulvers im Mund mit viel Speichel langsam »zerkauen« und dann herunterschlucken. So werden die Wirkstoffe bereits intensiv von der Mundschleimhaut aufgenommen. Wenn du magst, trinke einen Schluck lauwarmes Wasser hinterher. Auch als Tee lässt sich das Pulver verwenden – am besten eine halbe Stunde nach dem Essen.

Unser Tipp

Bitterstoffe unterstützen nicht nur dabei, Essen besser zu verdauen und zu verwerten, sie können auch den Heißhunger auf Süßes und allgemein den Appetit bremsen – perfekt also für alle, die ihr Gewicht reduzieren möchten (siehe auch Abschnitt »Gewichtszunahme und Wassereinlagerungen« ab Seite 52).

Rezept Gib ½ Teelöffel Heideberger Kräuterpulver in 1 Tasse, gieße mit heißem, nicht mehr kochendem Wasser auf, lasse den Tee 5 Minuten ziehen und trinke ihn schluckweise.

Da die Kräuter wirklich sehr bitter sind, ist der Geschmack für viele zunächst eine echte Herausforderung. Halte durch, denn erstaunlich schnell gewöhnt man sich daran. Das Heidelberger Kräuterpulver erhältst du in guten Kräutergeschäften sowie in der Apotheke.

WIE NATURHEILKUNDE UND HOMÖOPATHIE HELFEN KÖNNEN

Auch hier sind unsere Empfehlungen vorbeugende Maßnahmen, wenn du dich präventiv um deine Knochengesundheit kümmern möchtest, da vielleicht eine gewisse Disposition vorliegt.

Bitte beachte: Diese Mittel eignen sich nicht als alleinige Möglichkeit, um eine bestehende Osteoporose zu behandeln; hierfür sind sie nicht ausreichend. Die Naturheilkunde und die Homöopathie bieten ergänzende und vor allem vorbeugende Maßnahmen für die Stabilität und den Stoffwechsel der Knochen.

VITAMIN-D-SUBSTITUTION: JA ODER NEIN?

Vitamin D beeinflusst den Kalziumstoffwechsel und spielt somit eine wichtige Rolle bei der Knochenmineralisierung. Der Körper bildet Vitamin D mithilfe von Sonnenlichtbestrahlung selbst, aber durch wenig Sonnenlicht in dunklen Jahreszeiten, kaum Zeit im Freien und die hohen Sonnenschutzfaktoren, mit denen die Haut geschützt wird, entsteht nicht selten ein Mangel. Leider ist das Sonnenvitamin auch durch Nahrung nicht in großem Maße aufzunehmen. Nun stellt sich die Frage, ob man beim Thema Knochengesundheit und der dazugehörigen Muskelstärkung (denn auch hier nimmt es Einfluss) den Vitamin-D-Haushalt mithilfe von Präparaten unterstützen sollte.

Wir empfehlen dir folgende Vorgehensweise: Lasse deinen Vitamin-D-Wert im Blut bestimmen. Ist tatsächlich ein Mangel zu erkennen (unter 20 Nanogramm spricht man von einem Mangel), ist eine zusätzlich Einnahme sinnvoll. Die genaue Dosierung kannst du mit deiner Ärztin oder Heilpraktikerin besprechen. Vitamin-D_3-Präparate solltest du zu einer Mahlzeit einnehmen, da Vitamin D fettlöslich ist und in Verbindung mit etwas Fett vom Körper verwertet werden kann. Optimal sind Produkte, die bereits eine ölige Grundlage haben. Eine tägliche Einnahme von 1000 IE (Internationale Einheiten) Vitamin D pro Tag (entspricht 25 Mikrogramm) ist in vielen Fällen (es kommt auf das Ausmaß des Mangels an) als Substitution ausreichend.

KALZIUMVERWERTUNGSSTÖRUNGEN MIT HOMÖOPATHISCHEN KOMPLEXMITTELN VORBEUGEN

Kalziumverbindungen, wie *Calcium carbonicum Hahnemanni*, das aus dem Kalk der Austernschale gewonnen wird, *Calcium fluoratum* und *Calcium phosphoricum*, helfen, Kalzium aus der Nahrung aufzunehmen und besser zu verwerten. In Verbindung mit der für Elastizität sorgenden Kieselsäure sind sie in homöopathischen Komplexmitteln enthalten, die man ein- oder zweimal im Jahr als vorsorgliche Kur anwenden kann. In den Calcium-Gastreu-R34-Tropfen von Dr. Reckeweg wurde zusätzlich Hekla lava, die Lavaasche des über 6000 Jahre alten und immer noch aktiven Vulkans Hekla auf Island, zugefügt. In der Homöopathie ist dies ein bewährtes Mittel bei jeglichen Problemen der Knochenbildung. Du kannst dreimal täglich fünf Tropfen über einen Zeitraum von vier bis sechs Wochen einnehmen. Osteoplex von Steierl Pharma enthält die bewährte Knochenheilpflanze Beinwell. Hier ist ebenso eine Einnahme von dreimal täglich fünf Tropfen empfohlen.

MIT SCHÜSSLER-SALZEN DIE KALZIUMAUFNAHME VERBESSERN

Eine weitere Möglichkeit, Störungen des Mineralstoffwechsels auszugleichen und die Verwertbarkeit von Kalzium im Körper zu verbessern, sind Schüßler-Salze. Auch wenn du bereits ein Kalziumpräparat vorbeugend einnimmst, sind die Salze eine gute Begleitung:

- Calcium fluoratum D 12 (Nr. 1) am Morgen; verleiht den Knochen Elastizität und Festigkeit
- Calcium phosphoricum D 6 (Nr. 2) zur Mittagszeit; regt die Mineralisierung der Knochen an
- Silicea D 12 (Nr. 11) am Abend; stärkt die Knochen und sorgt für die Aufnahme von Kalzium

Du kannst über einen Zeitraum von acht bis zwölf Wochen die drei Schüßler-Salze täglich zu den beschriebenen Tageszeiten einnehmen. Lasse dafür jeweils zwei Tabletten langsam im Mund zergehen. Bei langfristigen Kuren nimmst du die Salze über einen Zeitraum von drei Monaten und pausierst anschließend zwei Monate.

DER MAMMUTBAUM FÜR STARKE KNOCHEN

Wenn du pflanzliche Heilmittel bevorzugst, kannst du mithilfe der Gemmotherapie sehr gut zur Osteoporoseprävention und zur Ergänzungstherapie bei verminderter Knochendichte beitragen. Die aus frischen Knospen oder jungen Triebsprossen hergestellten Extrakte, die die höchste Lebens- und Wachstumskraft einer Pflanze besitzen, unterstützen die Regeneration. Die Präparate verwendet man als praktische Sprays (z. B. von Spagyros, 3-mal täglich 2 bis 3 Sprühstöße), sodass die pflanzlichen Wirkstoffe direkt über die Mundschleimhaut

Achtung

Wegen der anregenden Wirkung soll der Mammutbaum nicht am Abend angewendet werden.

aufgenommen werden können. Eine Alternative sind Tropfen (z. B. von Dr. Koll, 2-mal täglich 30 Tropfen mit etwas Wasser vor der Mahlzeit – vor dem Schlucken etwas im Mund lassen).

Zur Stärkung der Knochen ist der **Mammutbaum** *(Sequoia gigantea)* das Mittel erster Wahl. Die jungen Knospen des imposanten Baumriesen sollen aufbauend auf Knochen- und Gelenkstrukturen wirken, schwaches Bindegewebe kräftigen und Sehnen und Bänder geschmeidig halten. Das Gemmoextrakt kann als eigenständige sanfte Therapie, aber auch begleitend zu konventionellen Medikamenten, Kalzium- und Vitamin-D-Präparaten sowie homöopathischen Mitteln eingesetzt werden.

PHYTOÖSTROGENE FÜR DIE KNOCHENDICHTE

Da der Rückgang der Östrogene einen Abbau der Knochenmasse begünstigt und ein Mangel an Hormonen den Knochenaufbau verlangsamt, können die Knochen von Frauen postmenopausal langfristig brüchig werden und eine Osteoporose kann sich entwickeln. Wie immer wieder beschrieben, gibt es eine Vielzahl an Heilpflanzen, die im Körper eine ähnliche Wirkung wie Hormone haben und somit bei einigen wechseljahrestypischen Beschwerden, deren Ursache der Östrogenmangel ist, wie beispielsweise bei Hitzewallungen (siehe ab Seite 120) oder dem Verlust der Libido (siehe ab Seite 202) angezeigt sind. Einige dieser »Phytohormone« bieten die Möglichkeit, die Knochengesundheit vorbeugend zu unterstützen, indem sie sanft den Hormonspiegel ausgleichen und dadurch praktischerweise sogar mehrere leidige Symptome der Wechseljahre lindern können.

Achtung

Beachte hier unbedingt die Gegenanzeigen für jegliche hormonwirksame Therapie, auch bei der Anwendung von Pflanzen. Hierzu zählen meist Lebererkrankungen und diverse Vorbelastungen durch Tumorerkrankungen. Bespreche eine mögliche Einnahme zuvor mit deiner Ärztin oder Heilpraktikerin.

Heilpflanzen mit östrogenähnlicher Wirkung

- Rotklee *(Trifolium pratense)*
- Färberginster *(Genista tinctoria)*
- Traubensilberkerze *(Cimicifuga racemosa)*
- Sojabohne *(Glycine max)*
- Lein *(Linum usitatissimum)*
- Hopfen *(Humulus lupulus)*

ERNÄHRUNGSEMPFEHLUNGEN

Um die Knochen fit zu halten, solltest du auf eine ausreichende Versorgung mit Kalzium und Vitamin D achten. Fast 100 Prozent deines im Körper befindlichen Kalziums sind in den Knochen gebunden. Experten empfehlen 1000 Milligramm täglich. Vitamin D steigert die Aufnahme von Kalzium im Darm und verringert dessen Ausscheidung über die Nieren.

Lange Zeit hieß es, dass Milch und Milchprodukte die besten Kalziumquellen seien. Milch enthält tatsächlich reichlich Kalzium, besonders kalziumreich ist beispielsweise auch Hartkäse wie Parmesan oder Emmentaler (beide sind laktosefrei!). Allerdings enthalten Milchprodukte auch jede Menge gesättigte Fettsäuren, die im Übermaß genossen wiederum den Cholesterinspiegel erhöhen können – und damit das Risiko für Herz-Kreislauf-Erkrankungen und Diabetes steigern. Zudem steht Milch in Verdacht, durch die enthaltene Arachidonsäure Entzündungen hervorzurufen. Die Kombination aus diesen beiden Wirkungen kann zudem ein Trigger für unreine Haut und Akne sein, worunter nicht wenige Frauen in den Wechseljahren zu leiden haben. Wenn du

Unser Tipp

Zusätzlich empfehlen wir dir im oder nach dem Wechsel, wenn du zu Osteoporose neigst oder bereits darunter leidest, Salz zu reduzieren und Gerichte lieber mit Gewürzen oder frischen Kräutern zu verfeinern. Denn auch Kochsalz fördert die Kalziumausscheidung.

daher auf Milch verzichten möchtest, ist kalziumreiches Mineralwasser mit mindestens 150 Milligramm Kalzium pro Liter eine gute Alternative, denn hier ist die Bioverfügbarkeit von Kalzium genauso gut wie in Milch und Milchprodukten. Da Natrium die Kalziumausscheidung fördert, solltest du auch den Natriumgehalt des Wassers im Auge behalten – ideal ist weniger als 100 Milligramm pro Liter.

PFLANZLICHE KALZIUMQUELLEN

Es gibt jede Menge guter pflanzlicher Kalziumlieferanten, die darüber hinaus viele weitere wertvolle Vitalstoffe enthalten: Hülsenfrüchte, Nüsse, Mandeln, Sesam- und Kürbiskerne sowie grünes Gemüse wie Fenchel, Kohlrabi, grüne Bohnen, Spinat, Lauch, Grünkohl und Brokkoli. Das gilt auch für Salate wie Rucola, Feldsalat oder Portulak sowie frische Kräuter wie Brennnessel, Bärlauch und Brunnenkresse. Für eine bessere Aufnahme von Kalzium aus dem Verdauungstrakt solltest du die Kalziumzufuhr auf mehrere Mahlzeiten am Tag verteilen. Wichtig ist, gerade am Abend auf ein kalziumreiches Essen zu achten, damit nächtliche Knochenabbauprozesse reduziert werden können.

KALZIUMRÄUBER ERKENNEN UND VERMEIDEN

Es gibt aber auch sogenannte Kalziumräuber oder Stoffe, die eine Aufnahme erschweren. So gilt Zucker als »Knochenfresser« und behindert die Kalziumaufnahme im Darm. Auch **Phosphat** ist ein klassischer Kalziumräuber. Obwohl du es für die Bildung der mineralischen Grundsubstanz von Zähnen und Knochen brauchst, solltest du nicht zu viel davon aufnehmen. Hier kommt es auf die Balance zwischen Kalzium und Phosphat an. Wichtigster Player ist die Niere: Sie »wäscht« das Phosphat aus dem Blut und baut es in die Zellen und Knochen ein. Das sorgt für gesunde Gefäße und stabile Knochen und das Phosphat kommt dem Kalzium nicht in die Quere. Nimmst du aber zu viel Phosphat über die Nahrung auf (in den letzten 30 Jahren hat sich die Phosphataufnahme über Lebensmittel fast verdoppelt!),

Info

Folgende E-Nummern weisen auf einen hohen Phosphatgehalt hin: E 338–343, E 350–352, E 541, E 1410, E 1412–1414, E 1442.

Wie viel Kalzium brauche ich?

Bis zur Menopause solltest du täglich rund 1200 Milligramm Kalzium zu dir nehmen, ab der Menopause dann rund 1500 Milligramm. Das deckst du zum Beispiel mit täglich zweimal 200 Gramm grünem Gemüse, 150 Gramm Joghurt, zwei Scheiben Hartkäse und einem Liter kalziumreichem Mineralwasser. Wie viel Kalzium in einem Nahrungsmittel steckt, kannst du gut mit einem der Kalziumrechner aus dem Internet herausfinden oder einer App, zum Beispiel dem »Nährwertrechner«.

wird der Mineralstoff nicht mehr richtig in die Knochen eingebaut und lagert sich stattdessen in den Gefäßwänden ab. Dadurch wird der Blutfluss gestört und das Herz muss stärker pumpen – Gefäßverengungen und Bluthochdruck können die Folge sein. Aber zurück zu den Knochen: Wird über die Nahrung zu viel Phosphat aufgenommen, hemmt das die Kalziumaufnahme über den Darm und gleichzeitig werden Hormone ausgeschüttet, die wiederum den Kalziumabbau in den Knochen verstärken. Auf diese Weise versucht der Körper, den Kalziumspiegel an den hohen Phosphatspiegel anzugleichen. Darum solltest du einen Bogen um Lebensmittel machen, die reichlich Phosphat enthalten, wie Fertiggerichte, Fast Food, Chips, Cola und Limonaden, Schmelzkäse, Fertig-Cappuccino und Brühwürfel mit Hefe. Auch Fleisch (insbesondere Schweinefleisch) und Wurst sind oft stark phosphathaltig.

Ein weiterer Kalziumräuber ist **Oxalsäure**, die in Rhabarber, Mangold und Spinat, Rote Bete, Kakao und Schokolade, Schwarz- und Pfefferminztee vorkommt. Sie bindet sich an das Kalzium und verhindert, dass das Mineral vom Blut aufgenommen werden kann. Du musst aber nicht direkt auf diese Lebensmittel verzichten, denn durch Kochen, Garen und Dünsten lässt sich die Oxalsäure signifikant reduzieren. Trotzdem solltest du diese nicht mit kalziumhaltigen Lebensmitteln kombinieren, um die Aufnahme des wichtigen Mineralstoffs nicht zu behindern. Konkret bedeutet das: Iss Rhabarber oder Spinat nicht gleichzeitig mit Quark oder Käse (als Kalziumlieferant), sondern mit einem Verdauungsabstand von zwei Stunden – so reduzierst du die Wirkung der Kalziumräuber deutlich.

Achtung

Wenn du bereits unter Osteoporose leidest, solltest du mit deiner Ärztin oder Heilpraktikerin die Einnahme eines Kalziumpräparats abstimmen – hier ist eine gute Dosierung entscheidend, denn eine übermäßige Einnahme kann die Verkalkung der Gefäße fördern.

Zudem veranlasst eine **stark eiweißlastige Ernährung** die Ausscheidung von Kalzium über den Urin. Das sollte jeder bedenken, der beispielsweise über einen längeren Zeitraum eiweißhaltige Formula-Drinks zum Abnehmen konsumiert oder eine Low-Carb beziehungsweise ketogene Diät macht.

MIKRONÄHRSTOFFE FÜR STARKE KNOCHEN

Wer familiär durch Osteoporose vorbelastet ist und präventiv oder sogar begleitend zu einer Osteoporosebehandlung etwas tiefer einsteigen möchte, sollte auch darauf achten, sich mit folgenden Mikronährstoffen gut zu versorgen:

Vitamin K ist für die Bildung und auch die Reparatur des Knochens – zum Beispiel nach Knochenbrüchen – wichtig. Studien mit Osteoporosepatientinnen haben gezeigt, dass die Behandlung mit Vitamin K den Kalziumverlust deutlich reduzieren kann. Daher ist es bei einer bereits vorliegenden Osteoporose, wo eine beschleunigte Knochenbildung wünschenswert ist, sinnvoll, die Vitamin-K-Speicher gut zu füllen. Vitamin K ist überwiegend in Gemüse enthalten (baue vegetarische Tage in die Woche ein!), vor allem in Brunnen- oder Gartenkresse, grünem Gemüse wie Spinat oder Rosenkohl sowie Sauerkraut.

Mineralstoffreiche Trockenpflaumen

Eine Studie hat ergeben, dass der Genuss von nur vier bis fünf Trockenpflaumen pro Tag die Knochenmineraldichte bei Frauen in der Postmenopause steigern und zugleich den Knochenabbau vermindern konnte.[44] Steckt da ein Marketingtrick der Obstbranche dahinter? Wohl kaum: Die Wirksamkeit der Trockenpflaumen erklärt sich durch ihren hohen Gehalt an Vitamin K, Bor sowie Mangan. Ein Versuch ist es allemal wert.

Mangan ist ebenso für die Bildung von Knorpel und Knochen wichtig. Es findet sich vor allem in Vollkornprodukten, wie Buchweizen, Grünkern, Hafer, Reis und Weizen, sowie in dicken Bohnen, Kichererbsen, Brunnenkresse und grünen Erbsen.

Ein letzter Mikronährstoff, auf den wir im Zusammenhang von Osteoporose mit Postmenopause hinweisen möchten, ist **Bor**, über den man eher selten stolpert. »Bei Frauen nach der Menopause, welche zusätzlich zu ihrer Ernährung täglich 3 mg Bor erhielten, verminderte sich z. B. die Ausscheidung von Calcium um 44 %, während es andererseits zu einer Erhöhung der Serumkonzentrationen des östrogenen Hormons 17ß-Östradiol kam. Tatsächlich waren die Konzentrationen von 17ß-Östradiol bei diesen Frauen die gleichen wie bei Frauen, die mit Östrogenen behandelt wurden«,[45] schreibt Dr. med. Helmut Radspieler vom Osteoporose Diagnostik- und Therapiezentrum München (17ß-Östradiol ist das Gleiche wie Estradiol; diesen Begriff verwenden wir im Buch). Früchte und Gemüse, wie Pfirsiche, Gurken, Pflaumen, Rote Bete, Rettich und Zucchini, sowie Nüsse und Mandeln sind die hauptsächlichen Quellen von Bor in der Ernährung.

BEWEGUNGSTIPPS

Nur ein Knochen, der regelmäßig gefordert ist, bleibt auch stark. Daher solltest du deine Muskeln kontinuierlich trainieren, damit sie keine Substanz abbauen. Wenn die Knochen nicht beansprucht werden, verlieren sie an Dichte und werden anfälliger für Schäden. Gezieltes Krafttraining hingegen kann einen beginnenden Knochenschwund aufhalten oder vorbeugen. Übst du über die Muskulatur Zug und Druck auf deine Knochen aus, wird der Um- und Aufbau von Knochensubstanz angeregt – das macht ihn stabiler. Denn der Knochen folgt in seiner Form der Funktion, das heißt, er passt sich an die Anforderungen an. Nimmt die Belastung der Knochen zu, signalisiert das Gehirn: Knochengewebe wird gebraucht. In der Folge

Unser Tipp

Ideal ist Sport im Freien, denn unter der Sonneneinstrahlung kann dein Körper gleichzeitig Vitamin D produzieren, das für den Knochenstoffwechsel essenziell ist.

verstärkt der Körper den Aufbau der Knochenmasse über die Osteoblasten (spezielle knochenaufbauende Zellen). Haben sie so viel Knochengewebe gebildet, dass sie komplett davon umgeben sind, wandeln sie sich in sogenannte Osteozyten um, die für den Erhalt und die Stärke der Knochen zuständig sind – ein wichtiger Faktor in der Prävention.

Am besten machst du dreimal pro Woche mindestens 25 Minuten Krafttraining. Dafür musst du nicht extra komplizierte Geräte nutzen oder ins Fitnessstudio gehen, denn im Internet gibt es gute Videos und Anleitungen für Übungen mit deinem eigenen Körpergewicht oder mit Hanteln und Thera-Bändern, die du dir für zu Hause besorgen kannst (zum Einsteigen reichen Hanteln mit einem Gewicht von ein bis zwei Kilogramm aus). Weitere gute Sportarten zur Osteoporoseprävention sind Pilates, Functional Training, das Ganzkörper-Workout Barre, Fitnesskurse, Yoga und Tanzen, aber auch Aktivitäten mit schnellen, kurzen Stoßbewegungen von hoher Intensität wie Joggen, Seilspringen oder Trampolinhüpfen. Versuche, regelmäßig zu trainieren, da die Knochensubstanz ohne Beanspruchung rasch wieder schwinden kann.

UNTERSTÜTZUNG FÜR DIE SEELE

Das Vertrauen in den eigenen Körper ist ein wichtiger Faktor, um sich wohlzufühlen. Doch das ist meist leichter gesagt als getan, vor allem dann, wenn man das Gefühl hat, dass das stützende Skelett nicht mehr so gut tragen kann wie zuvor oder dass man sich bei jedem Stolpern die Knochen brechen könnte. Hier können vor allem Balanceübungen helfen, dir darüber bewusst zu werden, dass du immer noch einen festen Stand hast. Hilfreich sind ganz einfache Übungen.

Übung Stehe auf einem Bein und atme tief in den Fuß, der dich trägt, hinein. Etwas schwieriger wird die Übung, wenn du dabei die Augen schließt. Oder stelle dich ganz fest und selbstbewusst mit beiden Beinen hin, schließe die Augen und stelle dir vor, deine Füße sind Wurzeln, die dir Halt geben und dich erden. Verweile einige Atemzüge in der Position und fühle dich stolz, aufrecht und stark wie ein Baum, fest verankert im Boden: Du bleibst fest und stark – egal, ob Stürme oder Gewitter kommen, und unabhängig davon, in welcher Jahreszeit du dich als »Baum« befindest. Dein Atem geht tief und langsam und lässt die Energie durch deinen Körper fließen. Baue diese kleine Meditation oder Gedankenreise sooft es geht in deinen Alltag ein; besonders schön ist es, diese Übung in der Natur zu genießen.

Möchtest du diese Idee vertiefen, ist vielleicht das Zhan Zhuang (das bedeutet wörtlich »Stehen wie ein Pfahl«), eine Form des chinesischen Qigong, die passende Methode für dich, um deine körperliche und mentale Standfestigkeit zu trainieren. Es wird ausschließlich im Stehen praktiziert.

Schlafstörungen, Erschöpfung, Unruhe und Konzentrationsschwierigkeiten

Wir haben in diesem Abschnitt mehrere weitverbreitete wechseljahresbedingte Beschwerden zusammengefasst. Der Grund dafür ist, dass sie häufig gemeinsam auftreten oder sogar einander bedingen: Frauen, die schlecht schlafen, sind erschöpft und können sich nicht konzentrieren. Dazu entsteht eine typische nervöse Unruhe, weil sie ständig das Gefühl haben, nichts wirklich zu schaffen und somit die To-do-Liste (zumindest gefühlt) immer länger wird. Vor lauter Gedanken, Sorgen und unerledigter Dinge sind sie so gestresst, dass sie keinen Schlaf finden. Sind sie dann vor lauter Erschöpfung endlich eingeschlafen, kommt es immer wieder vor, dass sie mitten in der Nacht aufwachen – entweder aufgrund von Hitzewallungen oder dem sich immer noch drehenden nervenzermürbenden Gedankenkarussell. Sind jetzt zusätzlich die Geschlechtshormone Progesteron und Östrogene auf Talfahrt, ist das auch nicht gerade schlaffördernd.

Hormonell bedingt kann ebenso die Schilddrüse zu Schlafstörungen führen. Daher möchten wir an dieser Stelle erneut darauf hinweisen, dieses kleine, aber so wichtige Organ insbesondere in der Wechselzeit immer mal wieder untersuchen zu lassen. Übrigens gibt es auch die sogenannte Eisenmangel-Insomnie – eine Schlafstörung, die durch Eisenmangel bedingt wird. Solltest du starke Periodenblutungen haben, ist es ratsam, deinen Ferritinwert (den Eisenspeicher in der Leber) bestimmen zu lassen.

Schlaf ist ein fragiles Gebilde, auf das viele Faktoren einwirken, wie die Schlafhygiene. Zu einer guten Schlafhygiene zählen unter anderem eine eher kühle Schlafzimmertemperatur (maximal 18 Grad Celsius), gute Matratzen und vor allem: kein Smartphone im Bett, damit du abschalten kannst (falls du doch noch schnell etwas am Tablet oder Handy erledigen musst, benutze eine Brille mit Blaulichtfilter, denn das Blaulicht der Screens hält wach)! Ein weiterer entscheidender Störfaktor ist Stress, der meist durch übertriebene Anforderungen unserer Leistungsgesellschaft entsteht, oder durch einen oft zu hohen Anspruch an die eigene Schaffenskraft und Ausdauer, die sich mit zunehmender Alter nun mal bei allen Menschen verändert.

Diese Spirale aus zu wenig Schlaf und Erschöpfung zu durchbrechen, ist nicht einfach. Viele Frauen klagen über Dauermüdigkeit, Konzentrationsschwierigkeiten bis hin zu dem sogenannten *Brain Fog*. Dieser hin und wieder auftretende »Gehirnnebel«, der sich anfühlt, als sei man »schusselig« geworden, lässt viele besorgt sein, sie wären an einem frühen Stadium von Demenz erkrankt. Eine beginnende Demenz lässt sich aber diagnostisch abklären und hat mit Hormonschwankungen, wie sie auch in der Stillzeit und bei vielen PMS-Betroffenen (PMS: prämenstruelles Syndrom) auftreten können, nichts zu tun. Östrogene können als »Wohlfühl«-Hormone wirken und mental sehr stärken. Jedoch kann ein zu hoher Östrogenspiegel über einen längeren Zeitraum tatsächlich auch das Gedächtnis negativ beeinflussen. Es ist also wie immer alles eine Frage der Balance – und die ist leider in manchen Phasen der Wechseljahre schwer zu erlangen.

Da mangelnder Schlaf und Erschöpfung auf Dauer dem Immunsystem und der Psyche nicht guttun, bist du jetzt selbst gefragt, Änderungen in deinem Leben und deinen Verhaltensweisen vorzunehmen und endlich liebevolle Selbstfürsorge zu betreiben. Gelassenheit wäre der sehnsüchtige Herzenswunsch vieler Frauen, die sich in dieser anstrengenden Phase befinden. Ruhe und Erholung sind notwendige Voraussetzungen dafür. Manchmal reicht es schon, sich etwas mehr Zeit für sich selbst einzuräumen, Aufgaben abzugeben, feste Rituale einzubauen, die Stress reduzieren und dafür Energie schenken – das kann ein Abendspaziergang sein, ein morgendlicher Lauftreff mit Nachbarinnen, ein regelmäßiger Austausch mit Freundinnen oder eine halbe Stunde nur für sich mit einem inspirierenden Buch oder einem Podcast im Ohr gemütlich auf dem Sofa. Es gibt viele Möglichkeiten, wie man auch ohne Unmengen an Kaffee oder Energydrinks zu mehr Energie kommt und am Abend ohne Schlaftabletten zur Ruhe findet.

TIPPS UND EINFACHE ANWENDUNGEN

Hast du schon einmal die Kraft der Autosuggestion genutzt? Ein positiv formulierter Satz wie »Ich bin fit und voller Energie«, den man möglichst mehrmals am Tag vor sich hinmurmelt, kann wie ein Gebet oder Mantra funktionieren. Er stimuliert und motiviert. Solch ein Satz wirkt wie eine Gesundformel. Das klappt ebenso, wenn du zur Ruhe kommen möchtest: Vor allem wenn du nachts aufwachst und nicht mehr einschlafen kannst, solltest du nicht verbissen denken: Ich muss jetzt sofort schlafen, sonst bin ich morgen wieder wie gerädert und schaffe nichts. Sage dir stattdessen: Ich genieße die Stille um mich herum, ich muss nichts, ich kann einfach daliegen, meine Gedanken vorbeiziehen lassen. Lenke deine Gedanken auf etwas Schönes, den letzten oder den bevorstehenden Urlaub, eine Situation, in der du dich wohlfühlst, eine Fantasiereise. Wenn das nicht hilft, du dich unruhig hin und her wälzt und das Gedankenkarussell nicht zum Stoppen kommt, ist es besser, aufzustehen und bei nicht allzu grellem Licht deine Gedanken zu notieren – mit dem Schlusssatz »Das kann bis morgen warten«.

WARME FÜSSE FÜR BESSEREN SCHLAF

Mit kalten Füßen kann man nicht schlafen. Eine Wärmflasche im Bett am Fußende hält deine Füße warm. Außerdem hilft ein warmes Fußbad kurz vor dem Zubettgehen; als entspannender Zusatz eignen sich ein paar Tropfen ätherisches Lavendelöl (siehe auch Seite 107). Wohltuend und wärmend wirkt auch ein Fußbad mit Magnesiumöl oder Magnesiumchlorid-Flocken (beides in der Apotheke erhältlich).

Rezept Für ein Fußbad mit Magnesium gibst du in rund 2 Liter warmes Wasser (37 Grad Celsius) circa 100 Gramm der Flocken oder rund 25 Milliliter Öl und badest deine Füße für 10 bis 15 Minuten darin. Reibe sie anschließend mit einer feuchtigkeitsspendenden Creme ein, das regt die Durchblutung zusätzlich an.

CBD-HANFTEE UND INDISCHER TULSITEE GEGEN STRESS

Obwohl dich der Tag erschöpft hat, gelingt es dir nicht, deine Gedanken abzuschalten und dich zu entspannen? Ständig fällt dir wieder ein, was heute liegen geblieben ist und was morgen alles auf dem Plan steht? Hier kann ein Tee aus **Cannabidiol**, kurz CBD, das aus Hanf gewonnen wird, hilfreich sein. Er wirkt nicht psychoaktiv oder berauschend, da das THC (das ist der Inhaltsstoff, der »high« macht) nur in einer verschwindend geringen Menge von unter 0,2 Prozent enthalten ist. Als Teeaufguss ist CBD-Hanf sehr beruhigend und entspannend. Er schmeckt herb und krautig und ist in vielen Kräuter- und Bioläden absolut legal erhältlich. Da Cannabidiol fettlöslich ist, entfaltet es seine ausgleichende Wirkung optimal mit einem kleinen Schuss Sahne oder einigen Tropfen Hanfsamenöl; eines von beidem kannst du dem Tee nach ungefähr fünfminütiger Ziehzeit zufügen. Am Abend kannst du zwei Tassen davon genießen.

Auch **Tulsi** *(Ocimum tenuiflorum)*, das indische Basilikum, gilt als stresslösend und beruhigend; es verbessert die Mentalfunktionen und verhilft zu geistiger Klarheit. Sein Geschmack erinnert an Basilikum, Minze und Nelken mit einer leicht pfeffrigen Note. Tulsitee gibt es in der Apotheke oder im Reformhaus – achte auf Bioqualität.

»STATT« KAFFEE: ROSMARINTEE ZUR KONZENTRATIONSFÖRDERUNG

Ganz viele fantastische Eigenschaften hat der aromatische **Rosmarin**, der auch als Frauenpflanze gilt. Rosmarin durchwärmt, belebt und steigert den Antrieb bei geistiger Erschöpfung. Statt wie verrückt Kaffee oder Zucker zu konsumieren, um die Arbeit zu schaffen oder ein wichtiges Meeting zu überstehen, solltest du es mit Rosmarintee versuchen. Rosmarin lässt deine Gedanken klar werden und ermöglicht es dir, fokussiert zu bleiben.

Rezept Für 1 Tasse anregenden Tee überbrühst du circa 1 Teelöffel Rosmarinblätter – getrocknet oder frisch – mit abgekochtem, aber nicht mehr sprudelnd kochendem Wasser, damit die ätherischen Öle erhalten bleiben. Lasse den Tee vor dem Trinken 8 bis 10 Minuten zugedeckt ziehen; dann abseihen und genießen.

KREISLAUFKICK FÜR ZWISCHENDURCH

Du fühlst dich erschöpft, hast aber einen wichtigen Termin? Ein kaltes Unterarmbad kann da Wunder wirken: Es fördert die Durchblutung, regt den Kreislauf sanft an und macht wach. Fülle dazu das Waschbecken mit kaltem Wasser und tauche deine Unterarme bis zum Ellenbogen abwechselnd für etwa 30 Sekunden ins kühle, erfrischende Nass. Wenn du unterwegs oder in Eile bist, kannst du einfach eine halbe Minute lang kaltes Wasser über deine Unterarme laufen lassen – auch das sorgt für einen Frischekick.

Massiere deine Ohren

Eine Ohrmassage lässt die Energie im gesamten Körper wieder fließen, aktiviert die Konzentrationsfähigkeit und macht munter. Knete beide Ohren intensiv mit Daumen und Zeigefinger deiner Hände jeweils für etwa eine Minute durch. Auch das Ohrläppchen wird mitmassiert.

WIE NATURHEILKUNDE UND HOMÖOPATHIE HELFEN KÖNNEN

Wie wir mit Stress und Belastung umgehen, ist sehr unterschiedlich. Viele von uns reagieren mit Dauermüdigkeit und Erschöpfung, andere mit nervöser Hyperaktivität oder mit teilnahmslosem Abschalten. All diese Zustände können auch abwechselnd auftreten und sind wahnsinnig anstrengend. Deshalb fällt es bei diesem Thema besonders schwer, allgemeingültige Empfehlungen zu geben, denn jede Frau braucht etwas anderes. Wir stellen dir bewährte Wirkstoffe und Heilpflanzen aus der Praxis vor, mit denen viele Frauen bereits gute Erfahrungen gemacht haben. Denke aber bitte immer daran: Wenn das Tal der Erschöpfung oder die Schlaflosigkeit zu groß geworden ist und du mit unseren vorgestellten Mitteln nicht weiterkommen solltest, sprich mit deiner Ärztin oder Heilpraktikerin und lasse dich individuell beraten.

STRESS -UND ERSCHÖPFUNGSSYMPTOME LINDERN

Gerade bei stressbedingten Erschöpfungszuständen helfen **Adaptogene** aus der Natur erfahrungsgemäß oft erstaunlich gut. Darunter versteht man Wirkstoffe aus Heilpflanzen oder Vitalpilzen, die dabei unterstützen, den Organismus in Stresssituationen zu entlasten, zu entspannen und anzupassen – zu »adaptieren«. Adaptogene Wirkstoffe helfen also, seelisch und körperlich anstrengende Situationen mit mehr Kraft durchzustehen. Wichtig ist, sie als Unterstützer zu verstehen – du solltest grundsätzlich die Ursachen deines Stresses herausfinden und verändern, denn sonst wird sich langfristig nichts an der erschöpfenden Lage ändern.

Adaptogene gegen Stress und Erschöpfung

Hervorragende adaptogene Wirkungen in Erschöpfungs- und Stresssituationen zeigen beispielsweise Hafer, Rosenwurz, Taigawurzel, Ginseng und Ginkgo.

- Hafer *(Avena sativa)*: stärkt die Nerven, unterstützt die Erholung und kräftigt Geist und Körper (z.B. Nervoregin H Tabletten von Pflüger, unter anderem mit Hafer und Phosphorsäure, 3-mal täglich 1 Tablette, oder Avena sativa Haferkraut-Urtinktur von Ceres, 1- bis 3-mal täglich 2 bis 3 Tropfen in etwas Wasser)
- Rosenwurz *(Rhodiola rosea)*: hebt die Leistungsfähigkeit und hilft gegen Müdigkeit und Antriebslosigkeit (z.B. rhodioLoges von Dr. Loges, 2-mal jeweils 1 Tablette pro Tag morgens und mittags einnehmen, oder TALASAR-Kapseln von AMISAR, zusätzlich mit stimmungsaufhellendem Safran und B-Vitaminen, 1-mal täglich 1 Kapsel)
- Taigawurzel *(Eleutherococcus senticosus)*: stärkt das Immunsystem und steigert die Energie (z.B. ELEU CURARINA Tropfen von Harras Pharma, 2-mal täglich 30 Tropfen)
- Ginseng *(Panax ginseng)*: erhöht die Stresstoleranz und wirkt ausgleichend bei starker, mentaler Erschöpfung (z.B. Manuia-Tabletten von DHU, unter anderem mit Phosphorsäure, 3-mal täglich 1 Tablette)
- Ginkgo *(Ginkgo biloba)*: steigert die Merkfähigkeit und die Konzentration (z.B. Ginkgo biloba Hevert Tabletten, 3-mal täglich 1 Tablette, oder Ginkgo Ginkgoblätter-Urtinktur von Ceres 1- bis 3-mal täglich 2 bis 3 Tropfen in etwas Wasser)

B-VITAMINE FÜR STARKE NERVEN, PHOSPHOR FÜR MEHR KRAFT

In den zuvor beschriebenen Mitteln sind unter anderem B-Vitamine und Phospor als kräftigende Ergänzung enthalten.

B-Vitamine haben einen wichtigen Einfluss auf das Nervensystem und damit auf ein stabiles Nervenkostüm. Besonders in stressigen Belastungssituationen ist es ratsam, sich gut mit den vielseitig kräftigenden Vitaminen zu versorgen. Eine Kur mit einem B-Vitamin-Komplex ist für überlastete Frauen ein- oder zweimal im Jahr sehr hilfreich (z. B. Pascoe, Dr. Loges, Biogena, Ratiopharm oder Hevert, Einnahme jeweils nach Packungsbeilage).

Für die Homöopathie-Fans ist der lichtbringende **Phosphor** als bewährtes Mittel zur Kräftigung insbesondere bei körperlicher Erschöpfung zu erwähnen. Bei körperlicher Schwäche ist eine morgendliche Einnahme von Acidum-phosphoricum-(Phosphorsäure-)D-6-Globuli (5 Globuli unter der Zunge zergehen lassen) belebend und aufbauend.

Auch die Winterkirsche, **Ashwaganda** *(Withania somnifera)*, die als eine der wertvollsten Heilpflanze der ayurvedischen Medizin gilt, wirkt adaptogen und kann Stressspitzen mildern. Eine sanfte Anwendungsform ist der wohlschmeckende Tee pur oder in passenden Mischungen (erhältlich in Apotheken oder Reformhäusern – auf gute (Bio-)Qualität achten; z. B. Neuro Balance Bio Ashwagandha Tee mit Passionsblume, Melisse und Acerola von Salus oder Ashwagandha Formula von Biogena).

PFLANZENKRAFT ZUM ERHOLSAMEN EIN- UND DURCHSCHLAFEN

Guter und tiefer Schlaf hängt von sehr vielen Faktoren ab, denn neben den hormonell bedingten Themen liegt in den meisten Fällen eine äußerst individuelle Problematik zugrunde, die dazu führt, dass der Schlaf schlecht und unzureichend ist. Doch statt gleich zu herkömmlichen Schlaftabletten zu greifen, sollte man erst einmal auf die Pflanzenkraft setzen. Denn auch hier gibt es unserer Erfahrung nach einige sehr gute Unterstützer aus der Natur, die beim Ein- und Durchschlafen helfen können.

Der **Hopfen** *(Humulus lupulus)* tut Frauen aufgrund seiner hormonähnlichen Wirkung sehr gut und ist zudem beruhigend und schlaffördernd.

Ein Klassiker ist **Baldrian** *(Valeriana officinalis)*, den viele Schlaflose bereits ausprobiert haben. Dazu ist wichtig, zu wissen, dass Baldrian recht unterschiedlich vom Körper aufgenommen wird, was an der Dosierung und Aufbereitung liegen kann. Findet man die für sich selbst passende Zusammensetzung, ist er wunderbar erdend und vermag hervorragend entspannend zu wirken. Ein pflanzliches Präparat aus Hopfen und Baldrian sind beispielsweise die ALLUNA Schlaf Filmtabletten von Repha (1 bis 2 Tabletten circa 1 Stunde vor dem Schlafengehen). Dem Komplex aus homöopathischen Urtinkturen Valeriana comp. von Ceres ist neben Hopfen und Baldrian noch **Melisse** *(Melissa)* gegen Unruhezustände in der Nacht zugefügt. In einer Studie wurde ermittelt, dass Melisse Herzrasen und damit verbundene Einschlafprobleme reduzieren kann.[46] Melisse ist auch angezeigt, wenn du wegen Überempfindlichkeit auf Geräusche oder Gerüche nachts aufwachst. Hiervon kannst du vor dem Schlafengehen drei bis fünf Tropfen in einem Schluck Wasser einnehmen.

Die **Passionsblume** *(Passiflora incarnata)* passt zu überlasteten Frauen, die vor lauter Sorgen nicht schlafen können (z. B. Valeriana Beruhigungsdragees von Hevert mit Baldrianwurzel, Melisse und Passionsblume, oder Pascoflair Night von Pascoe, 2 Tabletten circa 1 Stunde vor dem Schlafengehen). Calmedoron von Weleda ist in Form von Streukügelchen (15 Kügelchen vor dem Schlafen unter der Zunge zergehen lassen) oder als Tinktur (20 bis 40 Tropfen in etwas stillem Wasser vor dem Zubettgehen) erhältlich und beinhaltet Urtinkturen aus Hopfen, Passionsblume, Baldrian und dem nervenkräftigenden Hafer (siehe Seite 171).

HORMONELLE UNTERSTÜTZUNG ZUM SCHLAFEN

Melatonin wird häufig als Schlafhormon bezeichnet, denn es sorgt dafür, dass man müde wird und die Körperfunktionen »herunterfahren«. Bei Dunkelheit steigt der Melatoninspiegel im Körper, zwischen Mitternacht und zwei Uhr morgens ist die Konzentration des Hormons am höchsten und man schläft im Idealfall tief und fest. Danach sinkt der Spiegel immer weiter bis zum Aufwachen ab.

Ein niedriger Melatoninspiegel kann ein Grund für Schlafstörungen sein. Koffein, Alkohol und Nikotin oder mindestens zwei Stunden »blaues Licht« vom Computer oder Handy vor dem Einschlafen können einen Mangel begünstigen. Das gilt manchmal auch nach zu forderndem Sport am Abend und vor allem bei einer erhöhten Stressbelastung, denn hier wird das Hormon Cortisol ausgeschüttet und Cortisol ist sozusagen der Gegenspieler von Melatonin, der uns tagsüber wach hält.

Eine physiologische Dosierung sollte unbedingt eingehalten werden, denn wird das Hormon Melatonin längerfristig überdosiert, hat es ebenfalls einen störenden Effekt auf die Nachtruhe und kann chronische Müdigkeit und depressive Verstimmungen hervorrufen. Praktisch ist die Anwendung von Sprays (z. B. CalmNight Melatonin Spray von Hevert oder Orthomol Nemuri night Spray, circa 30 Minuten vor dem Schlafengehen 1 Sprühstoß mit der Zunge im Mund verteilen). Wichtig ist, dass du das Mittel möglichst jeweils zur selben Zeit am Abend einnimmst, damit du deine eigene innere Uhr nicht durcheinanderbringst. Und: Habe Geduld, meist stellt sich eine gute schlaffördernde Wirkung nach rund zwei Wochen ein.

Achtung

Ohne deinen Stresslevel zu reduzieren, wird auch das Melatonin auf Dauer nicht helfen können. Das viel potentere »Wach«-Hormon Cortisol, das du unter Stress vermehrt ausschüttest, wird weiterhin den Effekt auch von zusätzlich zugefügtem Melatonin mindern.

Magnesium kann bei Schlafstörungen die Schlafqualität erheblich verbessern. Grund dafür ist, dass Magnesium die Ausschüttung von Stresshormonen reduziert und Muskeln und Nerven entspannt. Eine Einnahme von 300 bis 400 Milligramm vor dem Schlafen verhilft oft zu einer erholsamen Nacht.

NERVÖSE UNRUHE – DER UNSCHÖNE WECHSELJAHRESKLASSIKER

Dieses eigenartige Gefühl überkommt viele Frauen tatsächlich erst in den Wechseljahren. Vorher sind sie, wie jeder andere Mensch auch, gereizt, genervt oder panisch, weil es eben im Leben nun mal Situationen gibt, die solche Gefühlsregungen auslösen können. Die wechseljahresbedingte nervöse Unruhe ist aber anders, da sie häufig ohne Anlass und unterschwellig immer leicht vorhanden ist. Sie ist mal stärker, mal schwächer ausgeprägt, aber dennoch so präsent, dass man sich selbst oft nicht wiedererkennt. Man ist erschöpft, kommt aber nicht zur Ruhe. Man ist müde, kann aber nicht einschlafen. Dieser Zustand ist den turbulenten Schwankungen der Hormone geschuldet. Aus der Praxiserfahrung helfen jetzt hormonregulierende Wirkstoffe und bewährte Kombinationen, um starke Schwankungen abzumildern und dadurch die seelische Ausgeglichenheit zu fördern.

Die östrogenähnliche **Traubensilberkerze** *(Cimicifuga)* ist als eines der Hauptmittel für Wechseljahresbeschwerden in allen vorgeschlagenen Rezepturen dabei. Auch hier gibt es für alle Homöopathie-Liebhaberinnen oder all diejenigen, die es einmal ausprobieren möchten, sehr hilfreiche homöopathische Komplexmittel; einige Beispiele möchten wir hier nennen.

Calmvalera von Hevert enthält zusätzlich die zuvor beschriebene **Passionsblume** sowie **Ignatia**, die Ignazbohne, ein kraftvolles Mittel bei nervösen Stimmungsschwankungen. Du kannst es je nach persönlicher Präferenz als Tablette (3-mal täglich 1 Tablette) oder Topfen (3-mal täglich 20 bis 25 Tropfen) einnehmen. Die Tintenfischtinte **Sepia**, die wir auch bei Haarausfall (siehe Seite 91) und bei den wichtigsten Wechseljahrshelfern (siehe Seite 249) empfehlen, hilft bei Reizbarkeit und emotionalen »Auf und Abs« und kommt in Kombination mit Traubensilberkerze und Ignatia in den Klimaktoplant Tabletten von DHU (3-mal täglich 1 Tablette) sowie in den Steirofeminin-Tropfen von Steierl (3-mal täglich 5 Tropfen) zum Einsatz – Letztere enthalten zusätzlich Sanguinaria, die **kanadische Blutwurz**, die hormonell bedingte Kopfschmerzen lindert.

Die homöopathischen Tropfen Nemafam von Nestmann (3-mal täglich 5 Tropfen) vereinen zu der Traubensilberkerze weitere bedeutende Frauenheilpflanzen, unter anderem das gegen Kopfschmerzen wirkende **Alpenveilchen**, die stimmungsaufhellende **Damiana**, den kraftspendenden **Safran** sowie die progesteronähnliche **Tigerlilie**.

ERNÄHRUNGSEMPFEHLUNGEN

Hast du heute schon ausreichend getrunken? Und wir meinen nicht die drei Tassen Kaffee am Morgen ... Manchmal ist es einfach die fehlende Flüssigkeitszufuhr, die müde und matt macht. Daher möchten wir auch hier unseren Lieblingstipp wiederholen: Gleich in der Früh als Erstes ein großes Glas **zimmertemperaturwarmes**

Wasser trinken. Diese »innere Dusche« stimuliert die Verdauung, regt den Stoffwechsel an, gleicht das über Nacht entstandene Flüssigkeitsdefizit aus und fördert den Abtransport von Giftstoffen! Einen besseren Energiekick gibt es eigentlich nicht. Und wenn sich anschließend die Lust auf Kaffee meldet und du entweder deinen Kaffeekonsum etwas reduzieren möchtest oder beispielsweise aufgrund von Hitzewallungen gerade darauf verzichtest, bieten sich als energetisierende Alternative Rosmarin- oder Tulsitee an (siehe Seite 169) oder »Kaffeeersatz« aus der Maca-Knolle (siehe Ernährungsempfehlungen bei Hitzewallungen auf Seite 128). Maca kann deine Konzentration sowie Gedächtnisleitung verbessern und dein Energielevel steigern.

Für gute Nerven achte auf eine ausreichende Versorgung mit Magnesium und B-Vitaminen, die dich stark gegen Stress machen. B-Vitamine stecken vor allem in Vollkorngetreide, Haferflocken und Hülsenfrüchten, Milchprodukten und Eiern, Kartoffeln, grünem Gemüse, Pilzen, Nüssen und Kernen und einigen Obstsorten wie Aprikose und Melone. Da das wichtige Vitamin B_{12} vor allem in Fleisch und Milchprodukten steckt, kannst du als Vegetarierin, sofern ein Mangel vorliegen sollte (dies kannst du bei deiner Hausärztin checken lassen), mit Nahrungsergänzungsmitteln nachhelfen. Praktisch sind hier auch Sprays, die Vitamin B_{12} und Bitterstoffe kombinieren. Gute Magnesiumquellen sind grünes Blattgemüse, Hülsenfrüchte, Nüsse, Beeren und gutes Mineralwasser.

Unser Tipp

Das Gewürz Kurkuma, das Curcumin enthält, erwähnen wir oft in diesem Buch. Neben seiner antientzündlichen Wirkung gilt es als verdauungsfördernd und entgiftend (durch Anregung des Gallenflusses), zudem unterstützt es die Leber bei der Fettverbrennung. All das macht es zu einem wertvollen Energiebringer. Du kannst Kurkuma in Suppen und Currys genießen, unter dein Porridge mischen oder als »Goldene Latte« (Rezept siehe Seite 148) genießen.

Da Stress, Nervosität und Erschöpfung dein Immunsystem schwächen können, was wiederum die Gefahr von Entzündungen im Körper begünstigt, solltest du in Phasen erhöhten Stresses auf eine antientzündliche Ernährung setzen (siehe Abschnitt »Muskel- und Gelenkschmerzen« ab Seite 140). Kurz zusammengefasst: Meide Süßes, Weißmehlprodukte, Transfette und übermäßigen Fleischkonsum und setze stattdessen Omega-3-Fettsäuren (Leinöl!) und hauptsächlich Gemüse (Brokkoli!), Obst (Beeren!) und Nüsse auf den Speiseplan, die allesamt zahlreiche wertvolle Antioxidantien enthalten.

Da sowohl die Verdauung als auch der Fettstoffwechsel recht viel Energie benötigen, was einen mitunter müde und erschöpft werden lässt, ist es sinnvoll, beide Prozesse so gut wie möglich zu unterstützen. Hilfreich sind hier zum einen **natürliche Enzyme**, die die Nahrung in kleinere Bestandteile zerlegen. Besonders enzymhaltig sollen Papayas, Mangos, Ananas, Melonen oder Kiwis sein, aber auch Gurken oder Avocados. Wichtig ist, dass diese Lebensmittel roh verzehrt werden, denn Enzyme sind sehr hitzeempfindlich. Bei der Fettverdauung ist vor allem die Galle beteiligt. Hier unterstützen **Bitterstoffe**, die wir häufig in diesem Buch empfehlen; zudem regen sie die Magensaftbildung an und stimulieren insgesamt die Verdauung. Gute (und leckere) Bitterstofflieferanten sind Löwenzahn (im Salat oder Pesto), Giersch (tolle Suppenzutat), Rucola, Endivie, Chicorée und Radicchio als Salat. Auch die Blätter der Artischocke enthalten Cynarin, das den Gallenfluss anregt und so die Verdauung fördert.

Detox-Tee für mehr Energie

Brennnessel, Löwenzahn und Mariendistel unterstützen Leber und Niere – für eine sanfte Entgiftung und neue Energie.

20 g Brennnessel • 20 g Löwenzahn • 20 g Mariendistel

1. Lasse dir in der Apotheke aus jeweils 20 Gramm der Pflanzen deinen Detox-Tee mischen.
2. Übergieße pro Tasse 1 Teelöffel Teekraut mit 150 Milliliter kochendem Wasser.
3. Lasse die Mischung 5 Minuten ziehen und trinke 2 bis 3 Tassen über den Tag verteilt; als Detox-Energie-Kur 4 Wochen lang anwenden.

SCHLAF-FOOD – EINFACH MÜDE ESSEN?

Hinsichtlich Lebensmitteln, die einen sanft in den Schlaf bringen, gibt es viele Mythen. Das betrifft zum Beispiel heiße Milch mit Honig – inzwischen weiß man, dass es eher das wohlige Gefühl ist, das nach dem Genuss der warmen Milch vielen zum besseren Einschlafen verhilft. Geheimnisvolle Inhaltsstoffe, die schlaffördernd wirken, enthält sie jedenfalls nicht. Als weiterer Schlaftrunk wird Alkohol angepriesen – ein Glas Rotwein am Abend ist nach einem stressigen Tag manchmal wohltuend, aber du solltest wissen: Der Abbau von Alkohol führt vor allem in der zweiten Nachthälfte zu einem leichteren Schlaf mit weniger Tief- und REM-Schlaf (REM: *Rapid Eye Movement)* und häufigerem Aufwachen. Zudem kann Alkohol Schnarchen verstärken und zu einem vermehrten Harndrang führen – beides sorgt ebenfalls nicht für ein besseres Durchschlafen. Hier kommt es natürlich wie immer auf die Menge und das eigene Körpergewicht an: Ein Glas (0,2 Liter) Wein am Abend ist meist problemlos, bei zwei oder drei Gläsern jedoch schläft man vielleicht besser ein, aber die REM-Phasen werden spürbar gestört, was meist zu Durchschlafproblemen führt. Wie wäre es stattdessen mit einem Glas alkoholfreiem Bier, das schlaffördernden Hopfen enthält, aber dafür keinen Alkohol?

Um in den Ruhe- und Schlafmodus zu kommen, braucht der Körper das Schlafhormon **Melatonin** (siehe Seite 173), das unter anderem aus Serotonin (»Glückshormon«) gebildet wird. Notwendig dafür ist die Aminosäure L-Tryptophan. Da Melatonin selbst nur in sehr wenigen Lebensmitteln vorkommt (vor allem wohl in Cranberrys und Pistazien, geringe Mengen auch in Pfifferlingen, Champignons und Steinpilzen) und auch nur in niedriger Konzentration, ist es sinnvoller, tryptophanhaltiges Essen in den Speiseplan einzubauen, um die Melatoninproduktion anzukurbeln. Besonders viel davon steckt in Nüssen und Mandeln (Spitzenreiter sind Cashewkerne), aber auch in Haferflocken, Hirse und Buchweizen (alles tolle Zutaten für ein Frühstücks-Porridge), Hülsenfrüchten wie Bohnen und Linsen, Magerquark und Käse (vor allem Emmentaler, Parmesan und Camembert). Wenn du dazu noch eine große Portion grünes Blattgemüse isst, das voller Folsäure steckt, förderst du die Umwandlung von Tryptophan in Serotonin und Melatonin. Okay, genug Biochemie für heute, sonst schläfst du uns noch beim Lesen ein.

Eine Frage, die uns immer wieder gestellt wird, ist: Rohkost am Abend – ja oder nein? Die Antwort ist: Wenn du Rohkost allgemein gut verträgst, kannst du natürlich auch abends einen Salat essen. Bei empfindlichen Menschen und denjenigen, die eher wenig Rohkost essen, liegen rohes Gemüse und Salat länger im Magen und können zu Blähungen führen – und das kann nachts wach halten.

Daher gilt allgemein der Rat, zwei bis drei Stunden vor dem Schlafengehen nichts mehr zu essen, da das Verdauen beim Einschlafen stören kann. Allerdings: Mit leerem, womöglich knurrendem Magen kommen viele auch nicht zur Ruhe! Aber auch das ist Typsache und individuell unterschiedlich. Wenn du also zu der Sorte gehörst, die vor dem Schlafen gerne noch den Umweg über die Küche macht, wähle am besten etwas leicht Verdauliches wie ein Schälchen Naturjoghurt oder eine kleine Portion gekochte Haferflocken.

BEWEGUNGSTIPPS

»Dass Sport die Stimmung hebt, dürfte an sich keine allzu große Offenbarung sein. Interessant aber ist, dass Sport und Bewegung die Fähigkeit unseres Gehirns steigern, Stress und negative Gedanken besser zu kontrollieren«, schreibt der Wissenschaftsautor Bas Kast in seinem Buch *Kompass für die Seele*.[47] Er untermauert die Aussage mit einigen aussagekräftigen Studien und veranschaulicht, dass Sport einerseits dabei unterstützt, Stress aktiv herunterzufahren, und andererseits helfen kann, mit negativen Emotionen oder Erlebnissen besser umzugehen. »Wer Sport treibt, erlebt im Alltag genauso viele negative Gefühle wie sonst auch. Das Leben verwandelt sich mit Sport nicht in ein Märchen. Was sich aber ändert, ist die Fähigkeit, negative Gefühle zu ›überwinden‹«,[48] resümiert Bas Kast eine Studie[49] von Autorinnen der Harvard Universität in den USA und fasst zusammen, dass Sport mental beweglicher, ausgeglichener und stressresistenter macht.[50]

Die Lösung für mehr Kraft und Ausgeglichenheit läge auf der Hand – wäre da nicht der »innere Schweinehund«. Unser Rat: Fange klein an und steigere dich langsam – ganz nach deinem individuellen Tempo, deiner aktuellen Kraft und deiner Lust.

DEHNEN, REKELN UND STRETCHEN AM MORGEN

Der Wecker klingelt, du bekommst die Augen kaum auf und hast wenig Lust aufzustehen? Starte mit einem wohligen Rekeln, Dehnen und Strecken – wie eine Katze. Ziehe die Zehen zu dir und strecke sie wieder ganz durch – immer im Wechsel. Kreise deine Füße. Dann ziehe abwechselnd ein Knie zu dir ran, das andere Bein bleibt locker ausgestreckt liegen. Wenn du magst, kannst du mit den Beinen jetzt noch kurz in der Luft Rad fahren. Merkst du schon, wie dich ein wenig Energie durchflutet? Zum Schluss kannst du die Routine noch mit dem »Katzenbuckel« abrunden.

Stretchen wie eine Katze

Setze dich in die Mitte des Bettes, stelle deine Beine auf und lasse jedes Knie zu seiner Seite fallen, wobei die Fußsohlen zueinander zeigen. Greife nun zu deinen Zehen und lasse deinen Oberkörper, deine Schultern und deinen Kopf locker nach vorn hängen. Es geht nicht darum, wie weit du nach unten kommst, sondern darum, dass du die Dehnung spürst und dich gut dabei fühlst. Wenn du mehr willst, kannst du dich leicht nach vorn ziehen. Kehre langsam in die Sitzposition zurück und lasse deine Schultern noch locker kreisen. Falls du dir schon ein Glas Wasser ans Bett gestellt hast, trinke einen großen Schluck. Jetzt kann der Tag kommen!

BEWEGUNG KONTRA ERSCHÖPFUNG

Es mag vielleicht paradox klingen, aber gerade bei Erschöpfung und nervöser Unruhe kann Bewegung helfen, mit beidem besser umzugehen, vielleicht sogar, sie zu überwinden – und als Nebeneffekt wird auch der Schlaf verbessert. Bewegung reduziert unter anderem den Stresshormonspiegel und wirkt dadurch wie ein sanftes Schlafmittel: Wer ausreichend körperlich aktiv ist, schläft besser ein, schläft tiefer und kann sich effektiver erholen.

Wir wollen hier keine pauschalen Empfehlungen geben, da so gut wie alles passt, was dir persönlich Spaß macht und zu deinem aktuellen Trainingszustand, deiner Kondition und deiner allgemeinen Verfassung passt: Die einen joggen lieber, die anderen genießen die Musik beim Tanzen, manche schätzen die Ruhe und Versenkung bei Yoga oder Qigong oder die eher statischen Übungen bei Pilates oder beim Muskeltraining. Hauptsache ist, dass du anfängst und mit Freude dranbleibst.

KEINEN MARATHON VOR DEM SCHLAFEN

Wer unter Einschlafproblemen leidet, sollte auf besonders schweißtreibende Bewegung am späten Abend verzichten, da Sport den gesamten Organismus pusht und länger wach hält. Wenn du abends noch joggen oder ins Gym gehen möchtest, solltest du vor dem Schlafengehen einen Abstand von mindestens zwei bis drei Stunden einplanen. Yoga, Stretching oder Dehnen hingegen ist wunderbar, um dich entspannt in den Ruhemodus zu begleiten. Ein besonders schönes Ritual, das dir hilft, den vielleicht stressigen und anstrengenden Tag abzuschließen, ist das Ritual des Abendspaziergangs. Wenn du etwa zwei Stunden vor dem Zubettgehen noch einmal Sauerstoff tankst, den Tag Revue passieren lässt und dir vielleicht einen besonders schönen Moment des vergangenen Tages vor Augen führst, kannst du den Tag zufrieden hinter dir lassen und in einen wohligen Schlaf gleiten.

JOGGING FÜRS GEHIRN

Ist es eher der *Brain Fog* und die Konzentrationsschwäche, die dich quälen, bedenke, dass auch dein Gehirn Bewegung in Form von Input und neuen Impulsen braucht. Im Strudel des Alltags, wo sich die Handgriffe, To-dos und Begebenheiten zum x-ten Mal wiederholen, schaltet das erschöpfte und müde Hirn zeitweise einfach mal ab. Die »Täglich grüßt das Murmeltier«-Routine ermattet dich zunehmend und beschränkt die geistige Flexibilität. Versuche, dein Gedächtnis mit neuen Inhalten, die dir natürlich unbedingt Spaß machen sollten, zu bereichern, und du wirst dich geistig viel frischer fühlen. Lies ein Buch auf Englisch, probiere eine neue Sportart, beginne mit Sudoku, lerne Schach, eine neue Sprache oder vielleicht sogar ein neues Instrument. Es muss überhaupt kein Leistungsdruck dahinterstehen. Tue es nur für dich und du wirst feststellen, dass dein Geist durchaus noch wandelbar und aufnahmefähig ist.

UNTERSTÜTZUNG FÜR DIE SEELE

Wir nehmen uns so viel vor: Wir wollen mehr Sport treiben, uns gesünder ernähren, die Fortbildung für den Job machen, unsere Französischkenntnisse auffrischen, Freundschaften pflegen, stets für die Kinder da sein, den eigenen Eltern die neue Handyfunktion erklären ... Wir könnten diese Liste ewig fortsetzen und auch dir kommt bestimmt noch einiges in den Sinn. Aber stopp – fällt dir was auf? Wo stehen deine Bedürfnisse bei dieser Aufzählung? Und glaubst du wirklich, dass man all das schaffen kann, am besten noch an einem Tag? Natürlich nicht, aber diese vermeintliche »Unzulänglichkeit«, das »Mal wieder nicht fertig werden« führen unweigerlich zu einem Gefühl der Überforderung, aus dem eine nervöse Unruhe oder die totale Erschöpfung entstehen können. Dieser oft zu hohe Anspruch an sich selbst frisst Energie und Zufriedenheit. Anspruch an sich ist ja nichts Schlechtes, er kann motivieren, hält in Bewegung, lässt dich nach vorn schauen, im besten Fall auch innerlich wachsen. Aber dieser Anspruch sollte zu deiner Lebenssituation passen, sich anpassen – das bedeutet, auch mal herunterzuschrauben, wenn die Akkus gerade im Lademodus sind oder wenn dich eine Hitzewallung überrollt, der Kopf schmerzt, die Blutung stark ist ...

Ein gesunder Anspruch sollte sich auch klar von übertriebenem Perfektionismus abheben, der dich chronisch stressen kann, weil du ihm so gut wie nie gerecht wirst (und auch bitte nicht gerecht werden solltest!). *Mental Load* nennt man dieses Gefühl der totalen Überlastung, die leider nicht mit dem Alter schrumpft. Ein entscheidender Faktor, um aus der Spirale der Überforderung auszubrechen, ist das Zauberwort »DELEGIEREN«. Ja genau: Du bist nicht allein für alles verantwortlich, auch wenn Frauen sich häufig so fühlen. Lasse locker, gib Aufgaben ab, delegiere, was zu erledigen ist, an deine Familie. Lieber alles selbst zu erledigen, anstatt anderen Aufgaben zuzuteilen, ist ein großer Fehler, denn das führt nicht nur zu Erschöpfung, sondern auch zu Streit, weil man sich darüber ärgert, dass die anderen erstens nicht registrieren, was man alles tut, und zweitens nicht registrieren, was sie alles nicht tun. Meist hört man dann ein »Du hättest mich nur fragen müssen!« – und regt sich noch mehr auf. Der Stresspegel steigt. Also: Lerne, deine Kapazitäten so einzuteilen, dass du deine Bedürfnisse nicht vernachlässigst (und das Bedürfnis kann auch einmal sein, sich aufs Sofa zu legen und

Musik zu hören oder zur Yogastunde zu gehen!), ausreichend Pausen machst und auch Unvorhergesehenes einplanst, wie Hitzewallungen, Rückenschmerzen oder *Brain Fog*.

Dazu bedarf es vor allem eins: Wieder in sich hineinhören, den inneren Kontakt aufnehmen und die eigenen Ansprüche, Bedürfnisse und Wünsche wahrnehmen. Denn meist reagiert man nur noch auf Ansprüche, die von außen an einen herangetragen werden, statt auf die eigenen. Auch wenn es abgedroschen klingen mag, ist es hilfreich: Falls es dir bisher schwerfiel, ist spätestens jetzt der Zeitpunkt, auch mal »Nein« zu sagen. Sei liebevoll zu dir selbst, sei wertschätzend dir gegenüber, mache dir immer wieder bewusst, was du bereits alles geleistet hast. Motiviere und belohne dich stets, gönne dir etwas Schönes, vor allem aber ausreichend Pausen und Me-Time. Schaue dich dafür nach möglichen »Zeitkillern« in deinem Alltag um: Das kann Rumzappen durchs TV-Programm sein, *Binge Watching* von Serien, zielloses Surfen im Netz oder übertriebenes Aufräumen (Achtung: Aufgaben verteilen!). Und wenn du einmal nur wenig Zeit hast, hilft dir die *One-Minute*-Meditation, einen Moment der Ruhe und Kraft zu spüren. Du kannst diesen kleinen Stressstopper sooft du magst in deinen Tag einbauen.

Die One-Minute-Meditation für dein Herz

Auf die kleine Herzpause/Stresspause für zwischendurch sind wir auf Youtube gestoßen. Ihr Erfinder ist der New Yorker Martin Boroson, der Philosophie und Wirtschaft studiert hat und »für eine neue Generation von Meditationslehrern« steht. Mit seiner *One-Moment*-Meditation will er gestressten Businessmenschen zu einem Moment der Stille in unserer hektischen Welt verhelfen.

So geht's: Suche dir eine bequeme Sitzposition, lege deine Hände entspannt auf die Oberschenkel. Lenke deine Aufmerksamkeit eine Minute lang nur auf deine Atmung. Sollten deine Gedanken abschweifen oder sich dir irgendein Thema in den Sinn drängen, sage »Hmh« und kehre zu deiner Atembeobachtung zurück. Nimm dir für diese Übung eine Minute, nicht länger. Dafür kannst du diese Mini-Auszeit sooft du magst in deinen Alltag einplanen. Lächeln ist bei dieser Übung erlaubt!

KLEINE STRESSKILLER FÜR DEN ALLTAG

Du weißt vor lauter To-dos gar nicht, wo du anfangen sollst, das Herz schlägt gestresst aus dem Takt, deine Körpertemperatur läuft zickzack und du neigst zum Hyperventilieren? Probiere es mit Pfeifen. Dadurch lenkst du nicht nur geschickt deine Ausatmung in entspannte Bahnen, sondern auch deine Gedanken einen Moment vom Stress weg zu einer Melodie, die dir bessere Laune beschert.

Auch eine Art der sogenannten Lippenbremse funktioniert nach diesem Prinzip: Atme ein und schnaube dann kräftig aus wie ein Pferd – auch wenn das im ersten Moment vielleicht albern klingen mag, probiere es aus! Du wirst merken, wie sich deine Atmung entspannt, sich dein ganzes Gesicht lockert und der Stress runterfährt. Manchen hilft in einer Stresssituation auch herzhaftes Gähnen, bei dem ebenfalls die Gesichts- und Kiefermuskulatur gelockert wird und sich die Atmung beruhigt.

DAS SCHLAFTAGEBUCH

Eine sehr schöne Einschlafroutine für all diejenigen, die am Abend mit einem Kopf voller unerledigten To-dos, Grübeleien oder der Sorge, am nächsten Tag etwas zu vergessen, ins Bett gehen und schlecht schlafen, ist das Schlaftagebuch. Lege dir am Abend ein kleines Notizbuch und einen Stift neben dein Kopfkissen und notiere darin alles, was du dir für den kommenden Tag vornehmen möchtest, auf was du dich freust und was du nicht vergessen darfst, und schreibe außerdem einen Moment des vergangenen Tages auf, der besonders schön war oder dich berührt hat. Wichtig dabei: Zögere das Ganze nicht hinaus, nimm die Müdigkeitssignale deines Körpers wahr und übergehe sie nicht, sonst bist du wieder wach.

Klappe das Buch zu: Deine Gedanken sind jetzt aufgeräumt und klar und du hast dir noch einmal einen schönen Augenblick ins Gedächtnis geholt. Jetzt kannst du entspannt in die Nachtruhe sinken. Wenn du mitten in der Nacht aufwachst und dich ein Gedanke quält, notiere ihn ebenfalls in deinem Buch. Indem du die Sorge aufschreibst, bannst du sie auf das Papier und kannst sie anschließend loslassen – und mit einem freien Kopf wieder in den Schlaf zurückfinden.

SPECIAL

Hormonell bedingter Kopfschmerz

Frauen, die von hormonell bedingten Kopfschmerzen oder Migräne betroffen sind, kennen dieses Leiden meist bereits seit einigen Jahren. Es handelt sich wahrscheinlich nur in wenigen Fällen um eine Beschwerde, die absolut neu in der Wechselzeit dazukommt. Kurz vor oder während der ersten zwei Tage der Periode, wenn der Hormonspiegel abfällt, schmerzt und pocht es im Kopf. Grund für diesen hormonell bedingten Kopfschmerz, auch »menstruelle Migräne« genannt, sind meist sinkende Östrogenspiegel, die eine Gefäßverengung zur Folge haben können und eine Druckveränderung im Kopf bewirken. Dieser Umstand kann auch in den Wechseljahren häufigere und starke Kopfschmerzen bereiten, zudem nimmt die Schmerzempfindlichkeit zu. Bei anderen Frauen wiederum kann sich mit der Menopause die menstruelle Migräne auch verringern oder ganz verschwinden.

Das Thema Kopfschmerz ist ein sehr komplexes und selbstverständlich gibt es neben der Hormonsituation noch viele weitere Auslöser wie zum Beispiel muskuläre Verspannungen, Probleme mit den Augen (Sehstärke!) oder Nahrungsmittelunverträglichkeiten. Nicht zu vernachlässigen sind die psychische Überforderung, der mentale Stress oder die erschöpfenden Schlafstörungen. All diese Faktoren begünstigen Kopfschmerzen in den Wechseljahren. Daher haben wir dir hier naturheilkundliche Mittel, Teerezepturen und Hausmittel zusammengestellt, die dir sowohl bei hormonell bedingter Migräne als auch bei einigen anderen Kopfschmerzen Linderung bringen können.

Als Alternative zur Schmerztablette ist der Tee gegen Schmerzen mit **Weidenrinde** und **Mädesüß** einen Versuch wert. Du findest das Rezept im Abschnitt »Gelenk- und Muskelschmerzen« auf Seite 143. Statt Tee sind auch Tinkturen erhältlich (z. B. Weidenrinden-Tropfen St. Severin von Hecht Pharma, 2- bis 3-mal 10 bis 20 Tropfen in Wasser, und Mädesüß-Tropfen von Seewald, 3-mal täglich 5 Tropfen).

Die Blätter der **Schwarzen Johannisbeere** *(Ribes nigrum)* sind eine bewährte Hilfe bei Kopfschmerz aufgrund von hormonellen Schwankungen. Pflanzlicher Gemmoextrakt aus den schmerzlindernden Knospen der Schwarzen Johannisbeere ist erhältlich von Dr. Koll (2-mal 30 Tropfen täglich mit etwas Wasser), Heidak oder Spagyros (beide jeweils bei akuten Schmerzen 5-mal 2 Sprühstöße pro Tag in den Mund). Kraftvoll ist ebenso eine Urtinktur der Schwarzen Johannisbeere (z. B. von DHU oder Ceres, 3-mal täglich 3 bis 5 Tropfen in etwas Wasser).

Naturheilkundlich hilft ebenfalls das **Mutterkraut** *(Tanacetum parthenium)* bei Migräne. Frühzeitig eingenommen, sobald sich erste Anzeichen bemerkbar machen, mindert das Mutterkraut recht zuverlässig die Schmerzen. Es gibt Mutterkrauttee und auch Mutterkraut-Tropfen St. Severin von Hecht Pharma (2- bis 3-mal 10 bis 20 Tropfen in Wasser). Im Mittel Nemagran von Nestmann ist Mutterkraut-Urtinktur enthalten (in akuten Schmerzzuständen alle halbe bis ganze Stunde, höchstens 6-mal täglich, je 5 Tropfen).

Akuthilfe bietet das **Schüßler-Salz Nr. 7**. Bei Migräne und Kopfschmerzen hilft die »Heiße 7« durch Entkrampfung und zur Entspannung. Es ist das Salz der Muskeln und ist an der Übertragung von Nervenimpulsen beteiligt. Dafür löst du zehn Tabletten Magnesium phoshoricum Nr. 7 D 6 (z. B. von DHU oder Pflüger) in einer Tasse mit abgekochtem heißem Wasser auf und trinkst langsam und schluckweise das möglichst warme Getränk.

Homöopathische Komplexmittel gegen Kopfschmerzen enthalten unter anderem homöopathisch aufbereitete **Traubensilberkerze** *(Cimicifuga)*, **kanadischen Blutwurz** *(Sanguinaria)*, **wilden Jasmin** *(Gelsemium)* und **Schwertlinie** *(Iris versicolor)*. Sie sind Bestandteile der Migräne-Gastreu-M-R16-Tropfen von Dr. Reckeweg (akut halbstündlich, höchstens 6-mal täglich je 5 Tropfen) oder der Cyclamen-Pentarkan-N-Tropfen, zusätzlich mit dem **Alpenveilchen** *(Cyclamen)* von DHU (akut halbstündlich, höchstens 6-mal täglich, je 5 Tropfen).

Ein Hausmittel-Klassiker, der bei vielen ähnlich gut wirkt wie eine Kopfschmerztablette, ist **Espresso mit Zitronensaft**. Warum? Das Koffein hemmt die Wirkung des körpereigenen Botenstoffes Adenosin, der bei der Schmerzverarbeitung eine

Rolle spielt, Vitamin C ist sein Booster. In einen Espresso (ohne Zucker) gibst du den Saft einer halben ausgepressten Zitrone. Augen zu und ... trinken!

Sanfte Linderung bringen dir auch Wärme oder Kälte: Bei eher pochenden Migränekopfschmerzen hilft ein **Tuch mit kaltem Quark auf der Stirn** – so lange auflegen, bis der Quark warm wird. Leidest du eher unter Spannungskopfschmerzen, tun dir eine Wärmflasche, ein erwärmtes Kirschkernkissen oder Rotlicht im Nacken gut. Spannungslösend wirken zudem sanfte **Massagen** von Schläfen, Kopfhaut, Kiefer und Nacken. Unterstützend hilft hier ein **ätherisches Pfefferminzöl**, das du sanft auf die Schläfen massieren kannst. Auch der Druck auf den Anti-Schmerz-Punkt aus der Akupressur kann lindernd wirken. Er liegt auf dem Handrücken, in der Vertiefung von Zeigefinger und Daumen. Drücke diesen Punkt sanft für ein bis zwei Minuten mit dem Daumen der jeweils anderen Hand, bis es leicht unangenehm wird, dann die Hände wechseln.

Hilfreich ist auch ein **Fußbad mit Senfmehl**. Bei beginnenden Kopfschmerzen wirkt das stark durchblutungsfördernde Senfmehl so anregend auf die Füße, dass der gestaute Kopf entlastet und »befreit« wird. Verrühre zwei Esslöffel Senfmehl (besonders empfehlenswert ist schwarzes Senfmehl, in Apotheken erhältlich) für ein Fußbad bis zu den Knöcheln in warmem Wasser und bade die Füße darin, bis es intensiv und fast schon unangenehm kribbelt. Einige Minuten solltest du allerdings versuchen auszuhalten, weil der Effekt natürlich erwünscht ist. Wasche nach spätestens 10 bis 15 Minuten die Füße gut mit klarem Wasser ab und trockne sie sorgfältig ab. Halte sie dann mit Socken warm und ruhe etwas nach. Beachte: Senfmehl ist extrem scharf, darf nicht eingeatmet werden und in die Augen geraten. Bitte keinesfalls bei Wunden an den Füßen anwenden.

Schwache Blase, Beckenboden- und Senkungsbeschwerden

Ganz ausgelassen springt man das erste Mal seit Jahren wieder auf einem Trampolin und versteht endlich, warum Kinder so etwas Spaßiges im Garten haben wollen – doch plötzlich merkt man, dass völlig unkontrolliert einige Tropfen Wasser in den Slip laufen. Ähnlich geht es vielen Frauen auch beim kräftigen Niesen, Husten, Lachen oder wenn sie etwas Schweres heben. Weil sie denken, dass das Thema schwache Blase und Inkontinenz doch nur Frauen ab »65+« betrifft, verschweigen sie diese unangenehme Episode lieber. Sie landet in der Schublade »peinlich« und sie reden nicht weiter darüber, nicht einmal mit der Frauenärztin oder Heilpraktikerin. Stattdessen nehmen sie das Tröpfeln einfach so hin, bis es vielleicht immer unangenehmer wird und sie die Blase immer schlechter kontrollieren können.

Warum ist dieses Thema so ein großes Tabu und stark mit Scham behaftet, obwohl es Schätzungen zufolge rund zwei Drittel aller Frauen im Wechsel betrifft? Niemand sollte sich damit »arrangieren« oder abfinden müssen. Grund für die schwache Blase ist meist ein Nachlassen der Stabilität des Beckenbodens. Vor allem Schwangerschaften, Geburtsverletzungen (zum Beispiel ein Dammriss) oder Gewichtsschwankungen sind eine Belastung für den Beckenboden. Dieses Geflecht aus Muskeln, Bändern und Bindegewebe hat die Aufgabe, die im Becken befindlichen Organe wie Harnblase, Vagina, Gebärmutter und Darm elastisch nach unten hin aufzufangen und den Harn- und Stuhlabgang zu kontrollieren. Ist der Beckenboden jedoch geschwächt und verfügt nicht mehr über genügend Spannkraft, kann er diese Aufgabe nicht mehr zuverlässig erfüllen und es kommt bei Anspannung oder Druck (beim Niesen, Lachen und so weiter) zu unfreiwilligem Urinabgang. Ein weiterer Grund für die nachlassende Spannkraft ist eine Bindegewebeschwäche – sie kann genetisch bedingt sein. Vor allem aber der sinkende Östrogenspiegel im Wechsel lässt die Spannkraft der Beckenbodenmuskulatur schwächer werden. So kann eine bereits vorliegende Beckenbodenschwäche (beispielsweise auch durch unzureichende Rückbildung nach der Entbindung) noch weiter zunehmen.

Infolge eines geschwächten Beckenbodens kann dieser und mit ihm die Harnblase, die Gebärmutter oder auch der Enddarm absinken. Eine leichte Senkung verursacht noch kaum Beschwerden; sinken jedoch der Beckenboden oder die mit ihm zusammenhangenden Organe stärker ab, können Blasenprobleme, unwillkürlicher Harnabgang, Darmentleerungsstörungen und Schmerzen beim Sex die Folge sein. Einige Frauen spüren zudem eine Art Fremdkörpergefühl in der Vagina und einen unangenehmen Druck nach unten.

Damit es gar nicht erst zu Schmerzen und Problemen kommt, ist es wichtig, so früh wie möglich gegenzusteuern. Die beste Hilfe im frühen Stadium (also bei den ersten Tröpfchen) bieten gezielte, regelmäßige Beckenbodenübungen, die sich ganz einfach (und diskret) in den Alltag einbauen lassen (siehe Bewegungstipps ab Seite 197). Vor allem aber: Schäme dich auf keinen Fall, mit deiner Gynäkologin, Hausärztin oder Heilpraktikerin über eine Blasenschwäche zu sprechen. Die Gynäkologin kann mithilfe des Abtastens oder eines Ultraschalls eine Schwäche oder Senkung feststellen und zur Stärkung des Beckenbodens gezielt Physiotherapie verschreiben. Wenn keine Vorerkrankungen oder Risiken vorliegen, können zudem bioidentische Hormone verschrieben werden, die lokal in der Vagina als Zäpfchen oder Salbe angewandt werden. Falls in einzelnen, wirklich gravierenden Fällen aufgrund des Ausmaßes der Senkung und der Schwere der Begleiterscheinungen, wie permanente Blasenentzündungen oder starke Inkontinenz, eine Operation nötig sein sollte, gibt es mittlerweile mehrere bewährte Operationsverfahren. Die Entfernung der Gebärmutter ist hier nicht unbedingt nötig.

Info

Eine Ursache für Beckenbodenbeschwerden kann auch eine chronische Verstopfung (Obstipation) sein, denn häufiges und starkes Pressen beim Stuhlgang schwächt den Beckenboden. Daher solltest du auf eine ballaststoffreiche Ernährung achten (siehe das Special »Die beste Ernährung in den Wechseljahren« ab Seite 75), Stress vermeiden und dir ausreichend Zeit für jeden Toilettengang nehmen!

TIPPS UND EINFACHE ANWENDUNG

Da es sich bei einer Beckenbodenschwäche bis hin zu einer möglichen Senkung um einen schleichenden Prozess handelt, lohnt es sich wirklich, bereits bei den ersten Lach- oder Nieströpfchen zu handeln und früh gegenzusteuern. Das geht auch mit kleinen Hilfsmitteln, die jede zu Hause hat oder die sich schnell besorgen lassen. Zudem können Teemischungen das Bindegewebe stärken und mögliche Reizungen der Blase lindern.

Mit Luft gefüllte Kissen, die sich für viele Balanceübungen nutzen lassen, kannst du optimal als **Sitzkissen** zum Beckenbodentraining »nebenbei« einsetzen. Die im Sportgeschäft erhältlichen, meist runden Kunststoffkissen kannst du ganz bequem auf jedes ungepolsterte Sitzmöbel legen. Durch das instabile Sitzen wird die Muskulatur leicht, aber durchaus gefordert. Den besten Effekt erzielst du, wenn du nicht den ganzen Tag auf dem wackeligen Kissen sitzt, sondern immer wieder Pausen einlegst.

Unser Tipp

Beim Treppensteigen wird die Muskulatur im Beckenboden aktiviert. Du kannst dir dabei auch angewöhnen, zusätzlich den Beckenboden leicht anzuspannen. Indem du dich gegen den Lift entscheidest, tust du zudem etwas wirklich Gutes für deinen Kreislauf.

TEE BEI GEREIZTER HARNBLASE

Die **Goldrute** *(Solidago virgaurea)* ist ein ausgesprochenes Blasenkraut. Sie wirkt harntreibend, entzündungshemmend und krampflösend. Eine chronische Reizblase, die sich bereits meldet, wenn sich noch gar nicht viel Urin zum Ausscheiden gesammelt hat und oft mit Unterleibsschmerzen verbunden ist, entspannt sich mithilfe der Goldrute. **Zinnkraut** stärkt das Bindegewebe und das zarte **Weidenröschen** empfiehlt sich besonders bei nächtlichem Harndrang.

Rezept Mische 40 Gramm Goldrutenkraut mit jeweils 30 Gramm Zinnkraut und Weidenröschen. Überbrühe pro Tasse 2 Teelöffel der Teekräuter mit abgekochtem Wasser lasse die Mischung 8 bis 10 Minuten ziehen. Bei Beschwerden trinke täglich 2 bis 3 Tassen.

WIE NATURHEILKUNDE UND HOMÖOPATHIE HELFEN KÖNNEN

Um das Bindegewebe und die Beckenbodenmuskulatur zu stärken, sind physische Therapien am besten geeignet (siehe ab Seite 197). In der Naturheilkunde gibt es unterstützende Maßnahmen, die in Kombination mit Übungen oder Anwendungen eine Besserung ermöglichen. Zum Thema Blasengesundheit solltest du auch den Abschnitt rund um die Schleimhautveränderungen lesen (siehe ab Seite 234). Probleme der Blase entstehen durch die Senkung der Blase selbst oder durch Druck der Gebärmutter auf das Organ, aber auch durch eine nicht intakte Schleimhaut innerhalb der Blase, die ebenfalls durch den Rückgang von Östrogenen entstehen kann.

STÄRKUNG DES BINDEGEWEBES UND DER BLASENMUSKULATUR

Seit Generationen verwenden nordamerikanische Ureinwohnerinnen die **Einhornwurzel** *(Helonias dioica)*, um Fehlgeburten vorzubeugen, also um die Muskelspannung der Gebärmutter aufrechtzuerhalten. Die Homöopathie hat sich das Wissen zunutze gemacht und so wird heute die Einhornwurzel gegen Beckenbodenschwäche verwendet. Besonders erschöpfte Frauen, die dennoch keine Ruhe finden, sprechen gut auf dieses Mittel an. Wenn du einen unangenehmen Druck im unteren Becken spürst und es zum unfreiwilligen Harnabgang kommt, lasse zwei- bis dreimal am Tag fünf Globuli Helonias dioica D 12 langsam unter der Zunge zergehen. Ein bewährtes Wechseljahrekomplexmittel mit Helonias ist Pascofemin von Pascoe (3-mal täglich 1 Tablette).

BINDEGEWEBSSTÄRKUNG MIT SCHÜSSLER-SALZEN

Folgende Salze möchten wir empfehlen:

- Calcium fluoratum D 12 (Nr. 1) am Morgen; für die Elastizität und Festigkeit von Sehnen und Muskeln
- Natrium chloratum D 6 (Nr. 8) zur Mittagszeit; das Salz reguliert den Flüssigkeitshaushalt
- Silicea D 12 (Nr. 11) am Abend; die Kieselsäure kräftigt das Gewebe

Du kannst über einen Zeitraum von acht bis zwölf Wochen die drei Schüßler-Salze täglich zu den beschriebenen Tageszeiten einnehmen, dafür jeweils zwei bis drei Tabletten langsam im Mund zergehen lassen.

HEILPFLANZEN FÜR DIE BLASE

Blasenentzündungen sind leider keine Seltenheit in den Wechseljahren. Auslöser können die Reizung durch die veränderten Lageverhältnisse der Beckenorgane sein, nicht intakte Schleimhaut innerhalb der Blase oder ein schwacher Blasenschließmuskel, durch den Erreger in die Blase gelangen können. Problematisch ist auch eine übermäßige Restharnbildung. Das bedeutet, dass der Urin unter anderem durch einen schwachen Muskeltonus nicht vollständig entleert werden kann und ein Teil davon in der Blase bleibt. Das begünstigt Infektionen und die Bildung von Harnsteinen.

Die **Goldrute** *(Solidago virgaurea)*, die wir auch als Teekraut bei einer gereizten Blase empfehlen (siehe Seite 190), kann bei einer beginnen Blasenentzündung als Trockenextrakt oder Tinktur hilfreich sein (z. B. Solidago Steiner Tabletten von Aristo Pharma, 4- bis 5-mal täglich 1 Tablette, oder Solidagoren mono Hartkapseln von Dr. Klein, 3-mal täglich 1 Kapsel).

Das Heidekrautgewächs **Bärentraube** *(Arctostaphylos uva-ursi)* ist eine weitere effektiv harnwegsdesinfizierende Heilpflanze, die auch in Kombination mit der Goldrute verwendet wird. Beide Wirkstoffe in Kombination gibt es beispielsweise in der Cystinol N Lösung von Schaper & Brümmer (3-mal täglich 5 ml Flüssigkeit).

Auszüge von **Liebstöckel** *(Levisticum officinale)*, **Tausendgüldenkraut** *(Centaurium)* und **Rosmarin** *(Salvia rosmarinus)* enthält das Mittel Canephron N von Bionorica (3-mal täglich 2 Dragees). Die Pflanzen wirken entspannend bei Reizblasensymptomen und antibakteriell bei Harnwegsentzündungen. Rosmarin löst außerdem das Krampfgefühl, Tausendgüldenkraut tonisiert und Liebstöckel, bei uns auch bekannt als Maggikraut,

Achtung

Wenn Harnwegsentzündungen sich häufen, du ein starkes Krankheitsgefühl, Schmerzen und Fieber entwickelst, solltest du unbedingt deine Gynäkologin oder Urologin aufsuchen. Bedenke, dass auch die Nieren von der Infektion betroffen sein können.

hat einen östrogenähnlichen Effekt. Wenn bei den genannten Mitteln nach vier bis fünf Tagen keine Besserung eingetreten ist, suche bitte deine Ärztin auf.

Vorbeugend bei ersten Anzeichen haben sich die Cantharis Blasen Globuli velati von WALA bewährt. Hier unterstützen **Ackerschachtelhalm** *(Equisetum arvense)*, **Schafgarbe** *(Achillea millefolium)* und die **Spanische Fliege** *(Cantharis)* in einer homöopathischen Aufbereitung das Durchspülen der Blase. Du kannst dreimal täglich fünf bis zehn Globuli unter der Zunge zergehen lassen.

ERNÄHRUNGSEMPFEHLUNGEN

Bei der Ernährung gilt es, auf drei Themen zu setzen: Stärkung des Bindegewebes (was auch gleichzeitig für die Haut allgemein wichtig ist), Stärkung der Blase sowie die Vermeidung von Verstopfung und Blähungen, um den Beckenboden nicht noch zusätzlich (durch Drücken oder Pressen) zu belasten.

STÄRKUNG DES BINDEGEWEBES

Für ein festes und zugleich flexibles Bindegewebe ist der Mineralstoff **Silizium** wertvoll. Gute Lieferanten sind Hirse (gekocht als Beilage wie Reis, für Bowls oder auch als Hirse-Frühstücksbrei), Haferflocken, Vollkornweizen, Vollkornroggen, Petersilie, Blumenkohl, Spinat, Erbsen, grüne Bohnen, Paprika, Birnen, Weintrauben, Erdbeeren und getrocknete Datteln. Auch normales Trinkwasser enthält geringe Mengen. Da sich das Spurenelement bei Getreideprodukten besonders in Schalen und Randschichten der Körner findet, sind Vollkorngetreide am besten (industriell verarbeitetes Weizenmehl enthält so gut wie kein Silizium mehr).

Gut zu wissen: Der Mineralstoff sorgt übrigens auch dafür, dass sich Kalzium besser in den Knochen einlagert und für eine gute Stabilität sorgt (Osteoporoseschutz!). Da für die Kollagenproduktion des Bindegewebes auch Vitamin C benötigt wird, solltest du statt Zitrusfrüchten (können die Blase bei Harnwegsproblemen zusätzlich reizen) Brokkoli, frische Petersilie, Himbeeren und Paprika auf den Speiseplan setzen.

Zu vermeiden sind hingegen folgende Lebensmittel, da diese das Bindegewebe schlapp machen: Ein übermäßiger Verzehr von Weißmehlprodukten (zum Beispiel die netten kleinen Teilchen vom Bäcker für zwischendurch), zuckerhaltige Speisen und Getränke, Lebensmittel mit gehärteten Fetten (Margarine, Fertiggerichte) sowie Alkohol haben negative Auswirkungen auf die Beschaffenheit des stützenden Bindegewebes.

STÄRKUNG DER BLASE

Da durch den sinkenden Östrogenspiegel nicht nur die Haut, sondern auch die Schleimhäute der Blase und Harnröhre dünner und trockener werden, können sich Keime und Bakterien leichter einnisten und zu Blasenentzündungen führen. Daher ist es einerseits wichtig, die Schleimhäute von innen gut intakt zu halten. Über die Ernährung gelingt das über **ungesättigte Fettsäuren** (z. B. mit täglich 1 Esslöffel nussigem Leinöl über das Müsli, einen Quark mit Nüssen oder Kräuterquark oder perfekt auch zu Salat). Wenn du das Öl nicht magst, kannst du über einen begrenzten Zeitraum den Tagesbedarf mit geprüften Nahrungsergänzungsmitteln aus hochwertigem Fisch- oder Algenöl decken. Kürbiskerne werden oft als blasenstärkend beschrieben, aussagekräftige Studien gibt es dazu allerdings noch nicht – wir finden aber: Ausprobieren lohnt sich, da Kürbiskerne neben mehrfach ungesättigten Fettsäuren so viele weitere wertvolle Inhaltsstoffe für uns Frauen enthalten. Eindeutiger ist die Studienlage zur blasenschützenden Wirkung bei Beeren wie **Heidel-, Preisel-, Johannisbeeren oder Cranberrys**. Sie enthalten den Pflanzenstoff *Epicatechin*, der verhindert, dass sich Bakterien an der Blasenwand festsetzen. Weitere Pflanzenstoffe der Beeren *(Proanthocyanidine)* sollen zudem die Blasenwand glätten und entzündungshemmend wirken.

Wichtig

Wer häufig auf die Toilette muss, sollte nicht den Fehler machen und weniger trinken. Gerade wenn Bakterien im Spiel sein sollten, ist es wichtig, die Blase immer gut durchzuspülen, da sonst der Urin zu stark konzentriert ist, was die Blase reizt. Am besten eignen sich hierfür stille Mineralwässer oder (basische) Kräutertees.

BALLASTSTOFFREICHE UND ENTBLÄHENDE SPEISEN ZUR ENTLASTUNG DES BECKENBODENS

Wenn du bereits unter Harninkontinenz leidest, solltest du Speisen vermeiden, die eine blähende oder stopfende Wirkung haben. Leider ist auch das Thema Blähungen vielen unangenehm, obwohl es – wie auch die schwache Blase – eine häufige Beschwerde in den Wechseljahren sein kann. Da durch den veränderten Hormonhaushalt die Kraft der Darmmuskulatur nachlässt und die Verdauung langsamer wird, machen vor allem Verstopfung und Blähungen, manchmal auch Krämpfe zu schaffen. Durch die Darmträgheit verbleibt die Nahrung länger im Verdauungstrakt und kann dort gären, was die unangenehmen »Winde« erzeugt. Die Blähungen belasten den geschwächten Beckenboden, was sich wiederum negativ auf die Funktion des Blasenschließmuskels auswirken kann. Welche Speisen blähen und welche nicht, ist sehr individuell – es ist also wichtig, bei dir selbst zu beobachten, welche Lebensmittel Blähungen auslösen. Auf diese solltest du dann eine Zeit lang verzichten. Das können Weißmehlprodukte, Fertiggerichte, Fettes und Frittiertes, Hefeteig, Zuckriges, Kohlsorten wie Wirsing oder Sauerkraut, manche Hülsenfrüchte wie grüne Bohnen oder Kichererbsen und Steinobst wie Pflaumen oder Kirschen sein.

Die hormonellen Veränderungen im Wechsel führen auch dazu, dass sich der Stoffwechsel verändert, was zu **neuen Unverträglichkeiten** führen kann. Vor allem gegen die »üblichen Verdächtigen« Gluten (in Getreideprodukten), Laktose (in Milchprodukten) oder Fruktose (Fruchtzucker in Obst, aber auch als Süßungsmittel) können Intoleranzen entstehen, die ebenfalls Blähungen verursachen können. Hier ist ein Ernährungstagebuch hilfreich, in dem du notierst, nach welchen Speisen sich der Bauch bläht – auf diese Lebensmittel verzichtest du im Anschluss und prüfst, ob sich die Beschwerden bessern. Übrigens: Besonders viel Fruktose steckt in Äpfeln, Birnen, Kirschen, Trauben, Kakis, Mangos, in allen Trockenfrüchten und im Obstkompott.

In den Wechseljahren verändert sich nicht selten auch die **Darmflora**, also die Zusammensetzung der Bakterien im Darm. Dabei geht leider die Anzahl der »guten« Bakterienstämme zurück und die der »schlechten« steigt. Auch das kann ein Grund für Blähungen sein. Damit es wieder bunt und vielfältig im Darm zugeht, helfen Pro- und

Präbiotika. Probiotika nimmt man über laktosefreien Joghurt, Kefir und Buttermilch zu sich, aber auch mit Eingemachtem wie Sauerkraut, Mixed Pickles oder Kimchi. Präbiotika sind bestimmte Ballaststoffe wie Inulin und Oligofruktose. Diese sind vor allem in Chicorée, Artischocken, Zwiebeln, Knoblauch und Schwarzwurzeln enthalten.

Allgemein ist eine **ballaststoffreiche Ernährung** zu empfehlen, um Blähungen und Verstopfungen zu verhindern. Hier ist aber die richtige Balance gefragt: Wenn du plötzlich zu viele Ballaststoffe in den täglichen Speiseplan einbaust, kann der Körper anfangs mit Blähungen reagieren. Daher solltest du besser langsam starten und dich stetig steigern; dann gewöhnt sich auch der Darm besser daran. Ballaststoffe stecken in Vollkorngetreide und Vollkornreis, in Nüssen und Kernen und vor allem in Gemüse, das du am besten gedünstet oder roh genießt – je nachdem, was du besser verträgst.

Leidest du unter Verstopfung, trinke gleich nach dem Aufstehen am Morgen auf nüchternen Magen ein Glas lauwarmes Wasser, denn das bringt deine Verdauung in Schwung. Auch Leinsamen fördern die Verdauung: Weiche einfach zu oder zwischen den Mahlzeiten dreimal täglich einen Esslöffel davon in etwas Wasser ein und iss sie pur oder rühre die Leinsamen unter das Müsli oder die Suppe. Trinke dazu immer ausreichend! Neben den Leinsamen gibt es natürlich noch weitere klassische Tipps wie eingeweichte Flohsamen oder Dörrpflaumen – hast du aber auf die »Pampe« keine Lust, wird dich Folgendes freuen: Auch zwei grüne Kiwis pro Tag sollen laut Experten gegen Verstopfung helfen.[51] Der Vorteil: Während Flohsamen und Pflaumen bei vielen blähen, tut es die Kiwi nicht!

BEWEGUNGSTIPPS

»Beim Beckenboden handelt es sich um drei übereinanderliegende Schichten von Muskulatur. Die äußerste, unterste Schicht können wir willkürlich anspannen. Dadurch haben wir die Möglichkeit, durch aktives Üben für mehr Kraft, Kontinenz und Wohlbefinden zu sorgen«, sagt Andrea Moser, Physiotherapeutin und Heilpraktikerin mit eigener Praxis in München. Sie hat für uns drei effektive Übungen zusammengestellt, um die Beckenbodenmuskulatur gezielt zu stärken. Die Expertin für Beckenbodentraining erklärt es so: »Während ich beim Bauchmuskeltraining von außen spüren kann, dass ich den Muskel trainiere, indem der Bauch fest wird, lässt sich das auf den Beckenboden nicht so einfach übertragen. Wie also merke ich, dass ich ›den richtigen‹ Muskel anspanne? Hilfreich ist die Vorstellung, einen Tampon in der Vagina festzuhalten, während man ihn am Faden herausziehen will. Hier geht es lediglich darum, ein erstes Gespür für diesen Muskel und sein An- und Entspannen zu bekommen.«

Zur Übungsausführung rät Andrea Moser: »Beachte bei den nachfolgenden Übungen: Der Beckenboden ist ein richtiger Teamplayer, denn er braucht dazu seine Teamkollegen Zwerchfell, Bauch- und Rückenmuskeln. Das Zwerchfell, unser wichtigster Atemmuskel, sorgt beim Atmen für rhythmische Druck- und Sogbewegungen im Bauchraum, sodass der Beckenboden beim Einatmen mit dem Zwerchfell nach unten und beim Ausatmen wieder nach oben schwingt. Bei einer Anspannung hebt sich der Beckenboden nach oben an. Es ist also leichter, ihn während der Ausatmung zu aktivieren. Beim anschließenden Einatmen darf er sich wieder entspannen.«

Folgende drei Übungen sollen dir helfen, die Wahrnehmung für deinen Beckenboden zu verbessern und ein Gefühl für die richtige An- und Entspannung zu entwickeln.

Anleitung für Beckenbodenübungen

Bequeme Kleidung (das Üben in Slip oder lockerer Sporthose erleichtert das Spüren) • Matte • Decke

Den Beckenboden spüren

1. Du liegst auf dem Rücken, die Decke schiebst du halb gefaltet unter dein Becken, sodass dieses leicht erhöht ist. Stelle deine Beine auf, die Knie sind angewinkelt und beckenbreit. Lege beide Handflächen locker auf den Bauch unterhalb des Nabels.
2. Atme entspannt ein und aus und beobachte für 5 Atemzüge die Bewegungen des Bauchs unter deinen Händen. Beim Einatmen kommt er deinen Händen entgegen, beim Ausatmen bewegt er sich davon weg.
3. Atme wieder ein und dann laut und kraftvoll auf »ch« (wie bei »ich«) aus – und beobachte, was jetzt passiert. Vielleicht bemerkst du, dass sich der Bauch anspannt, also etwas fester wird, und sich der Beckenboden anhebt. Für ein besseres Wahrnehmen kannst du während dieser Übung eine Hand auf deinen Dammbereich legen.
4. Wiederhole diese Übung 5-mal beim Ausatmen.

Den Beckenboden an- und entspannen

1. Du bleibst in der gleichen Position wie bei der vorherigen Übung. Versuche jetzt, beim Ausatmen deine Beckenbodenmuskulatur zu aktivieren, indem du dir vorstellst, die Vagina zu verengen und anzuheben und die Harnröhre zu verschließen. Dabei darf auch der Bauch unterhalb des Nabels sanft anspannen, sodass du es mit deinen Händen fühlen kannst. Bei der folgenden Einatmung lässt du wieder jede Anspannung los. Das ist wichtig, denn ein zu stark angespannter Beckenboden kann nicht angemessen auf schnelle Druckbelastungen reagieren. Wiederhole diese Übung 5-mal. Denke daran: Von außen ist dabei nichts zu sehen und die Gesäßmuskulatur bleibt locker, nicht anspannen!

2. Aktiviere den Beckenboden erneut und versuche nun, die Spannung bei der Ausatmung für 5 bis 10 Sekunden zu halten. Wichtig: Atme dabei ruhig und gleichmäßig weiter. Die Bauchdecke soll sich unter deinen Händen rhythmisch auf und ab bewegen, obwohl die Bauchmuskeln aktiv sind. Mache dann 10 Sekunden Pause ohne Anspannung und wiederhole diese Übung 5-mal.

Den Beckenboden aktivieren und die Spannung halten

1. Bleibe in der gleichen Position wie bei der vorherigen Übung. Die Arme liegen locker neben dem Körper, der Atem fließt entspannt ein und aus. Hebe nun bei einer Ausatmung dein Becken nach oben und aktiviere dabei gleichzeitig den Beckenboden und die Bauchmuskeln wie bei der vorherigen Übung. Knie, Becken und Schultern sollen sich auf einer Linie befinden. Beim Einatmen senkst du das Becken wieder ab und lässt jede Spannung los. Wiederhole das 5-mal.
2. Zur Steigerung kannst du das Becken für 10 Sekunden oben halten und dabei gleichzeitig Beckenboden- und Bauchmuskeln wie zuvor anspannen. Achte dabei wieder auf den gleichmäßigen Fluss deiner Atmung.
3. Bei einer Einatmung lässt du das Becken wieder langsam zurück auf die Unterlage sinken. Mache anschließend eine Pause von mindestens 10 Sekunden und wiederhole die Übung mit dem Halten der Spannung 5-mal.

Nun hast du ein Gefühl für deinen Beckenboden, kannst ihn aktivieren und die Anspannung über einige Sekunden halten. Es ist sinnvoll, insgesamt rund 10 bis 15 Minuten pro Tag zu üben und den Beckenboden auch in anderen Positionen (im Stehen, Sitzen oder Gehen) zu aktivieren. Besonders bei belastenden Aktivitäten (z. B. Heben, Tragen oder Treppensteigen) ist es wichtig, den Beckenboden kurz vorher dreimal kräftig anzuspannen und ihn während der Aktion auch aktiv »oben« zu halten. Zusätzlich hilft eine aufrechte Körperhaltung, sodass der Druck im Bauchraum nicht mit voller Wucht nach unten auf den Beckenboden weitergegeben wird. Das schützt ihn vor Überdehnung und hilft dir dabei, »dicht« zu bleiben.

UNTERSTÜTZUNG FÜR DIE SEELE

Die Blasentätigkeit wird über das vegetative Nervensystem gesteuert und ist somit willentlich nur begrenzt beeinflussbar. Psychische Themen wie Nervosität und eine große Stressbelastung können die Empfindlichkeit der Blase erheblich steigern. In der Psychosomatik gilt die gereizte Blase als ein Ersatzsymptom für Ängste und unterdrückte Aggressionen. Redewendungen wie »Es geht an die Nieren«, man ist »angepisst« oder macht sich »vor Angst in die Hose« zeigen den Bezug zum Urogenitalsystem deutlich an. Doch allein die körperlichen Veränderungen der Wechseljahre und die daraus resultierenden Beschwerden können belastend für die Psyche sein. Wahrscheinlich läuft es in vielen Fällen auf ein Zusammenspiel hinaus. Es stresst unheimlich, wenn man Sorge haben muss, einen nassen Fleck in der Kleidung zu haben, weil einen ein impulsives Lachen überkommt. Und es ist scheußlich unangenehm, einen ständigen Drang und Reiz in der Blase zu spüren und immer die nächste Toilette im Blick zu haben. Hier geht es auch um das ungute Gefühl des Kontrollverlusts.

Ein Blasentraining, bei dem die Blase an einen Rhythmus gewöhnt wird (ja, das klappt tatsächlich!), kann hier helfen, und zwar gegen die Symptome, aber auch um wieder etwas mehr Sicherheit und Ruhe zu erlangen. Notiere dir eine Zeit lang die Abstände zwischen den Toilettengängen im Tagesverlauf. Ziel ist, eine gewisse Regelmäßigkeit hinzubekommen und die »toilettenfreien« Abstände möglichst groß zu halten. Probiere, vorbeugende Toilettengänge zu vermeiden, denn zu kurze Abstände stimulieren eine überaktive Blase, die wahrscheinlich noch gar nicht ganz gefüllt ist. Ist dann der Harndrang stark, versuche, es kurz auszuhalten und nicht gleich das Klo aufzusuchen, denn meist hält dieser Drang nur ein paar Minuten an, bis sich die Blase wieder beruhigt. Es ist eine Sache der Übung, die Blase nicht sofort zu entleeren, sobald sie sich meldet. Dieses Training kann langsam und bedacht gesteigert werden. Dabei ist vor allem wichtig, dass du dich nicht überforderst, sondern gut auf dich hörst und schon kleine Erfolge wahrnimmst.

DAS WURZELCHAKRA STÄRKEN

Der Beckenboden lässt sich auch aus der Sicht der ursprünglich hinduistischen Chakrenlehre betrachten. Diese Perspektive liefert noch einmal ganz andere Erkenntnisse, die dich mehr mit diesem starken Energiezentrum in Verbindung bringen. In den Chakren konzentrieren sich unsere Lebensenergien und lassen sie durch die zugehörigen Organe und Regionen fließen. Ist der Fluss der Energie ausgeglichen und nicht gestaut oder gar blockiert, harmonisiert er die geistige, emotionale und körperliche Ebene.

Das Wurzelchakra, das unterste und erste der sieben Hauptchakren, steht für die Erdung, die Stabilität, das Urvertrauen, die Sicherheit – intensive Themen, die durchaus in einem engen Bezug zur Wandlung der Frau in den Wechseljahren stehen können. Falls dich das anspricht, gibt es viele Möglichkeiten, sich näher mit der Energie des Wurzelchakras zu beschäftigen. Eine einfache Übung, das Wurzelchakra zu aktivieren, ist, die eigene Erdverbundenheit zu stärken, indem du zum Beispiel die Natur bewusst genießt, im Garten arbeitest oder viel barfuß läufst.

Libidoverlust

Kein sexuelles Verlangen mehr zu spüren, ist kein populäres Thema. Aber nur weil nicht gern darüber gesprochen wird, heißt das nicht, dass es als eine reale Situation von Frauen in den Wechseljahren selten ist. Denn die natürliche Bereitschaft und das Lustempfinden können unter den hormonellen Schwankungen der Wechseljahre leiden. Anders, als man vielleicht vermuten würde, hat eine »hormonelle Unlust« der Frau in dieser Lebensphase häufig auch mit einem Mangel des männlich prägenden Hormons Testosteron zu tun. Die erschreckenderweise teilweise immer noch kursierende Annahme, weibliche Sexualität würde mit dem Ende der Fruchtbarkeit unwichtig oder erlösche sogar, ist absolut nicht richtig. Mit der Sexualität muss eigentlich nie Schluss sein, sofern du selbst noch Lust verspürst – körperlich wie in Gedanken. Schließlich wird Sex zu den menschlichen Grundbedürfnissen gezählt (aber nicht zu den lebenswichtigen). Eine Partnerschaft ist nicht unbedingt nötig, denn auch die Selbstbefriedigung kann absolut glücklich machen. Fehlt dieses Bedürfnis, macht das nicht unbedingt unglücklich. Es gibt viele Menschen, die keinen Sex haben – und dennoch sehr zufrieden leben.

Möglich ist aber auch – und das ist nicht selten –, dass du unter deiner vielleicht wechseljahresbedingten sexuellen Unlust leidest. Entscheidend ist die Frage, ob das Bedürfnis oder der Antrieb fehlt. Ist das sexuelle Interesse wirklich vollkommen erloschen? War die Lust nie ein präsentes Thema für dich oder stimmt die Chemie in deiner Partnerschaft nicht oder nicht mehr? Tauchen bei dir Beschwerden auf, wie Schmerzen beim Sex, oder hat die Orgasmusfähigkeit abgenommen?

Oft ist auch die Erschöpfung einfach so groß, die nervöse Unruhe lässt keine echte Hingabe zu und ein seelisches wie auch körperliches Unwohlsein überwiegen, sodass zwar die Sehnsucht vorhanden ist, aber dann doch einfach der fehlende Drive jegliche sexuelle Aktivität im Sand verlaufen lässt. Möglicherweise verändert sich auch deine Art der Bedürfnisse und der Intimität. Lustempfinden unterliegt der individuellen Entwicklung und kann theoretisch immer mehr genossen werden, je älter du wirst. Für Frauen ist es daher umso wichtiger, eine Sexualität im Einklang mit der eigenen Persönlichkeitsentwicklung zu finden. Das Gute: Nach ein paar Jahrzehnten Sexleben hast du inzwischen herausgefunden, was dir gefällt. Denn während man in jungen Jahren oft eher dem Gegenüber gefallen (und ihn beziehungsweise sie befriedigen) wollte, kannst du jetzt ruhig einen gesunden Egoismus entwickeln, der vor allem deine Bedürfnisse stillt. Du kennst deinen Körper und seine Vorlieben inzwischen gut genug. Auch das Thema Verhütung wandert in den Hintergrund, und das bedeutet mehr Freiheit, Ungezwungenheit und Spontanität. Erfüllender Sex macht glücklich, entspannt, kurbelt die Hormone an und ist nachweislich sehr gesund für den gesamten Organismus.

Dabei hat Sex jedoch in jeder Lebensphase das Potenzial, äußerst kompliziert zu sein. Prüderie, Scham, Unsicherheit, das Ablehnen des eigenen Körpers, Erfahrungen mit Übergriffigkeit und nicht zuletzt ein unpassendes Gegenüber: Viele Störfaktoren können Erotik zunichtemachen. Kontraproduktiv ist jegliche Art von Druck und Erwartungshaltung. Leider leben wir in einer teilweise schwierig sexualisierten Gesellschaft. Geschlechtsverkehr ist immer noch stark männlich geprägt; dabei ist für den weiblichen Lustgewinn gar nicht unbedingt die Penetration, also das Eindringen in die Vagina, erwünscht. Viele Frauen kommen viel leichter durch Eigenstimulation zum Orgasmus. Daher sollte auch das Thema Selbstbefriedigung raus aus der Schamecke und du solltest wissen, dass Masturbation längst kein Trostpflaster für Singles sein sollte, sondern eine gute Möglichkeit, dich und eventuell auch neue Seiten deiner Lust zu entdecken.

Gibt es also einen Funken Sehnsucht in deinen Gedanken und Träumen, egal wie intensiv und häufig, lohnt es sich, das Thema Sex nicht ständig wegzuschieben, sondern dich damit bewusst zu beschäftigen und dich zu fragen: Woher kommt meine Antriebslosigkeit und was bedeutet mir persönlich meine naturgegebene Körperlichkeit? Das Wichtigste: Bleib entspannt und setze dich nicht unter Druck. Es sollte um innige, sinnliche Stunden gehen – mit dir selbst oder zu zweit – und nicht um Sex als Pflichtprogramm.

TIPPS UND EINFACHE ANWENDUNGEN

Oft dauert es einige Zeit, bis Frauen sich selbst den Verlust ihres sexuellen Verlangens eingestehen. In einer Partnerschaft ist es häufig das Gegenüber, das einen damit konfrontiert. Man befindet sich besonders in den Wechseljahren so sehr im Strudel des Lebens, dass es möglich wird, sich Sexualität tatsächlich abzugewöhnen. Man schläft schlecht, schwitzt, wacht erschöpft auf und braucht alle restliche Energie für die Anforderungen des Tages. Wo bitte ist hier Platz für Leidenschaft und Hingabe? Dennoch: Ist das Thema irgendwann dann doch auf dem Tisch, fängt man an, stark an sich selbst zu zweifeln. Stimmt etwas nicht mit mir?

Um herauszufinden, ob Erregbarkeit und Lustempfinden noch möglich sind, ist Sex mit sich selbst der vielleicht unkomplizierteste Weg. Selbstbefriedigung kann helfen, ein besseres Gefühl für sich und seinen Körper zu entwickeln, die eigenen Vorlieben und erogenen Zonen kennenzulernen, und für mehr Selbstvertrauen sorgen. »Masturbation kann zur psychischen Gesundheit und Ausgeglichenheit beitragen. Die Hormonkaskade bei der Selbstbefriedigung ist die gleiche wie beim Sex mit einem Partner und auch die gewünschten Folgen sind identisch: Schmerzen werden gelindert, Schlaflosigkeit gebessert – das Selbstwertgefühl steigt«, schreibt die Gynäkologin Prof. Dr. Ingrid Gerhard.[52]

KEIN SEX ZU SPÄTER STUNDE

Klar ist es in Bezug auf Sex praktisch, wenn man abends sowieso schon zusammen im Bett liegt. Es ist gemütlich, intim und die körperliche Nähe ist bereits da. Früher war ein schöner gemeinsamer Abend, auch gern mit dem einen oder anderen Gläschen Wein, überaus stimmungsfördernd und ein passender Beginn für ein sinnliches Miteinander. Heute hält einen der Alkohol höchstwahrscheinlich nachts mit extra Hitzeschüben wach. Zudem ist man abends einfach müde und erschöpft. Der erholsame und ausreichende Schlaf ist in den Zeiten des Wechsels immer wieder ein Problem (siehe auch den Abschnitt »Schlafstörungen, Erschöpfung, Unruhe und Konzentrationsschwierigkeiten« ab Seite 166).

Es mag sehr unspontan klingen, aber insbesondere in einer vertrauten Partnerschaft kann es sexuell sehr viel erfüllender sein, sich zu verabreden. Und das sollte man am besten tagsüber tun – oder zumindest dann, wenn beide noch wach sind und es noch hell ist, sodass man gar nicht an Müdigkeit denkt! Falls es schwerfällt, wirklich Lust auf Sex zu entwickeln, kann ein arrangiertes Date die nötige Zeit zur mentalen Vorbereitung geben. Bestenfalls ist man ausgeschlafen, hat sich gepflegt und zu Hause ist tatsächlich Ruhe. Priorität sollte die Qualität einer lustvollen Begegnung haben. Sex kann mittlerweile viel seltener stattfinden, aber wenn, muss er unbedingt Spaß machen. Die Bedürfnisse sind natürlich unterschiedlich; für die eine braucht es viel Zeit, für die andere mehr Abwechslung.

Die Hauptsache ist, dass du nicht einen weiteren Programmpunkt auf deiner langen To-do-Liste »erledigst«, währenddessen in Gedanken völlig woanders bist oder todmüde über deine wahren Bedürfnisse hinweggehst.

SINNLICHES BAD MIT ÄTHERISCHEN ÖLEN

Um dich selbst schön und sexy zu fühlen, kann ein ausgiebiges Pflegeprogramm inklusive Bad mit ätherischen Ölen anregend sein. Insbesondere der aromatische **Muskatellersalbei** mit seinem leicht östrogenartigen Effekt hat eine erotisch-euphorisierende Wirkung. Der süßlich-krautige Duft stimuliert über das Gehirn die Freisetzung von Endorphinen, den Glückshormonen. Aphrodisierend ist auch das Extrakt der **Tonkabohne**, das **Sandelholz** und das **Rosenöl**. In der indischen Chakrenlehre wird das Sandelholz den Chakren zugeordnet, die die sexuelle Energie erwecken. Der Duft der Tonkabohne, der etwas an Vanille, Mandel und Heu erinnert, entspannt und erwärmt. Das wertvolle Rosenöl fördert die Stimmung für Zärtlichkeit. Du kannst dich hier für einen favorisierten Duft entscheiden oder wie in unserem Rezept alle Öle für ein aphrodisierendes Bad mischen.

Rezept für ein anregendes Ölbad

10 Tropfen ätherisches Muskatellersalbeiöl • 5 Tropfen ätherisches Rosenöl • 3 Tropfen ätherisches Sandelholzöl • 3 Tropfen ätherisches Tonkabohnenextrakt • 2 EL Honig • 200 ml Sahne oder Kokosmilch

Mische alle Zutaten in ein Vollbad mit 35 bis 38 Grad Celsius warmem Wasser und bade darin 15 bis 20 Minuten.

Wenn du magst, kannst du eines der erotisierenden ätherischen Öle (siehe Empfehlungen auf Seite 270) für eine sinnliche Massage – allein oder zu zweit – verwenden. Dafür einfach 10 bis 15 Tropfen in 50 Milliliter Mandelöl träufeln, kurz aufschütteln und einölen.

PFLEGE VON VULVA UND VAGINA

Lies auch den Abschnitt »Trockene Schleimhäute und vulvovaginale Atrophie« (siehe ab Seite 234). Hier bekommst du Tipps zur Pflege der Vulva und Vagina. Die Genitalhaut wird durch den hormonellen Wandel dünner und die Empfindlichkeit nimmt zu. Das kann sehr unangenehm beim Sex sein und Schmerzen und kleine Verletzungen verursachen, die wiederum Infektionen begünstigen können. Nicht nur die vaginale Schleimhaut, sondern auch das Gewebe der Schamlippen und der Klitoris verändert sich und kann sehr viel reizempfindlicher werden.

WIE NATURHEILKUNDE UND HOMÖOPATHIE HELFEN KÖNNEN

Aphrodisiaka, luststeigernde Präparate, scheinen seit Anbeginn der Menschheit ein beliebtes Thema gewesen zu sein. In der Heilkunde gibt es ab dem Altertum Hinweise fast aller Kulturen auf Rezepturen und Riten rund um Sexualität und Lustgewinn. Eng verknüpft ist die Thematik mit der Fruchtbarkeit beider Geschlechter, denn vieles, was die Lust steigert, macht häufig auch fruchtbarer. Glücklicherweise betrachten wir mittlerweile die Lust der Frau losgelöst vom Zweck der Fruchtbarkeit. Was kann ein Aphrodisiakum für Frauen bewirken? Es gibt hier unterschiedliche Ansätze. Manche Wirkstoffe durchbluten den Beckenraum und die Geschlechtsorgane und lassen so intensivere Empfindungen zu. Andere beleben und machen wacher oder sprechen die Fähigkeit zur Euphorie an. Manchmal ist es erforderlich, das Kopflastige loszuwerden,

Achtung

Nicht selten verändern sich die Schilddrüsenhormone in der Zeit der Wechseljahre. Da diese Hormone Einfluss auf die Libido haben können, solltest du in Betracht ziehen, bei sexueller Unlust auch die Schilddrüse und deren Hormone untersuchen zu lassen.

um ganz entspannt Körperlichkeit und ein erfüllendes sexuelles Erlebnis zuzulassen. Hast du allerdings kein oder ein Gegenüber, das du erotisch nicht anziehend findest, ist dagegen leider kein Kraut gewachsen. Doch das Thema Solosex sollte man keinesfalls unterbewerten – hier kann zwar nicht die Sehnsucht nach partnerschaftlicher Nähe erfüllt werden, aber die Fantasiemöglichkeiten und die sexuelle Befriedigung sind möglicherweise sogar besser.

LUSTSTEIGERNDE PFLANZEN FÜR DIE KÖRPERLICHE LIEBE

Ein bewährtes pflanzliches Aphrodisiakum ist **Damiana** *(Turnera diffusa)* für Frauen, die durchaus Lust auf Lust haben, aber sehr erschöpft sind und sich einfach nicht aufraffen können, Körperlichkeit zuzulassen. Denn dies ist ein häufiger Grund des Libidoverlusts. Damiana wird eine stimmungsaufhellende, sogar leicht antidepressive Wirkung nachgesagt. Außerdem wirkt die aus Mittelamerika stammende Pflanze mit der hübschen gelben Blüte stressmindernd und leicht euphorisierend. Positiv ist auch, dass sich die Einnahme behutsam auf den Testosteronspiegel der Frau auswirkt. Ein hochwertiges Damianaextrakt (z. B. libiLoges von Dr. Loges oder Remisens von Schaper & Brümmer, 3-mal täglich 1 Tablette) intensiviert die Erregung und entkrampft den Genitalbereich.

Eine Pheromonpflanze ist der heimische **Liebstöckel** *(Levisticum officinale)*. Pheromone sind bestimmte Duftmoleküle, die zur Kommunikation vor allem in Bezug auf Anziehungskraft und sexuelle Bereitschaft dienen, sogenannte Sexuallockstoffe. Der würzige Geruch des Liebstöckels enthält pflanzliche Pheromone, die den körpereigenen menschlichen Lockstoffen ähnlich sind und insbesondere anregend für Frauen sein sollen. Die Inhaltsstoffe der Pflanze lockern die Beckenorgane und helfen allzu kopfgesteuerten Frauen, sich auf ihre Körper- und Gefühlsebene einzulassen. Liebstöckel ist nicht für den Dauergebrauch zu empfehlen, aber ein lustfördernder Tee mit getrocknetem Liebstöckelkraut und -wurzel vor dem Sex, vielleicht sogar zusätzlich mit Damianakraut, wirkt überaus anregend.

Rezept Für 1 Tasse anregenden Tee übergieße 1 Teelöffel der Kräuter (Liebstöckel allein oder mit Damianakraut gemischt) mit heißem Wasser und lasse den Tee vor dem Trinken mindestens 15 Minuten zugedeckt ziehen.

Wenn es dir zu lange dauert, einen Tee zu kochen und zu trinken, ist die Verwendung einer Tinktur (z. B. Levisticum officinalis Urtinktur von DHU) möglich, um die Gunst der Stunde zu nutzen. Hier kannst du fünf Tropfen in ein Glas stilles Wasser träufeln, mit ein paar tiefen Atemzügen den Duft der Pflanze einatmen und die Flüssigkeit anschließend langsam im Mund zergehen lassen.

Yohimbe und das darin enthaltene Yohimbin wird aus der Rinde des Yohimbe-Baums in Afrika gewonnen und dort in langer Tradition als Aphrodisiakum verwendet. Es enthält außerdem psychoaktive Substanzen, die richtige Rauschzustände hervorrufen können. Daher ist die Einnahme von yohimbinhaltigen Präparaten mit Vorsicht zu genießen, denn es kann zu ernsten Nebenwirkungen wie Herzrasen, Schwindel und erhöhtem Blutdruck führen, weshalb hoch dosiertes Yohimbin nicht bei Bluthochdruck empfohlen wird. Allerdings kann der Pflanzenwirkstoff homöopathisch potenziert verwendet werden. So wirkt er schonend und äußerst ausgleichend auf das vegetative Nervensystem und mildert Stresssymptome, die für echte Leidenschaft mehr als hinderlich sind. Das Yohimbin verbessert die Durchblutung der Genitalien, was zur mehr Erregbarkeit führt und bei Orgasmusstörungen sehr hilfreich sein kann. Im Yohimbin Vitalcomplex von Hevert ist, neben der oben erwähnten Damiana, Yohimbinum in der Potenz D 4 enthalten und kann mit jeweils fünf Tropfen bis zu maximal sechsmal am Tag eingenommen werden. Die Arznei ist nur bei Bedarf und nicht für den täglichen oder längeren Gebrauch anzuwenden.

Vitalpilz Cordyceps für sexuelle Energie

Der Vitalpilz *Cordyceps sinensis* wird zur Steigerung der sexuellen Lust verwendet, da er den Testosteronspiegel positiv beeinflussen und eine gelöste Stimmung hervorrufen soll. Außerdem vitalisiert er den Körper dank seiner energie- und ausdauersteigernden Eigenschaften. Extrakte in guter Qualität gibt es über Apotheken, zum Beispiel von der Firma Hawlik.

APHRODISIAKUM DER AYURVEDISCHEN MEDIZIN

Seit Jahrhunderten wird die Frauenheilpflanze **Shatavari** *(Asparagus racemosus)* in der ayurvedischen Medizin verwendet und besitzt viele heilende Eigenschaften, denn die indische Spargelwurzel hilft gegen allergische Reaktionen, wirkt antientzündlich und antioxidativ. Der Name *Shatavari* bedeutet im Sanskrit »die Frau, die hundert Männer besitzt«. Da überrascht es nicht, dass die Wurzel als überaus aphrodisierend und vitalisierend gilt. Sie weckt die Lust, indem sie die Hormontätigkeit aktiviert und die Genitalien belebt.

Ayurvedischer Liebestrank

2 TL Shatavari-Pulver in Bioqualität • 1 TL Ghee • 1 TL Honig
3 Fäden echter Safran • 1 Prise Muskatnuss • ca. 200 ml Mandelmilch

Lasse alle Zutaten etwa 5 Minuten leicht köcheln und trinke die Mischung warm vor der erotischen Verabredung.

ERNÄHRUNGSEMPFEHLUNGEN

Dass die Liebe durch den Magen geht, wussten wir ja schon immer. Und bereits seit der Antike hatten bestimmte Nahrungsmittel und Gewürze den Ruf, eine aphrodisierende Wirkung zu haben: Bei den alten Griechen galt etwa Sauerampfer als lustfördernd, im Mittelalter waren es dann unter anderem Grünkohl, Petersilie und Löffelkraut. Das ist allerdings längst nicht so sexy wie die zahlreichen Lebensmittel, die vor allem wegen ihres Aussehens als Symbol für Sinnlichkeit stehen, wie Austern, Spargel, Feigen oder Granatapfel, und seitdem bei keinem aphrodisierenden Menü fehlen dürfen. Auch dunkler Schokolade, Bananen, Mandeln, Sellerie, Avocados, Artischocken und Erdbeeren werden aphrodisierende Eigenschaften nachgesagt. Eine wirkliche lustfördernde Wirkung dieses Essens ist nicht belegt, aber müssen wir beim Thema Sex und Genuss tatsächlich die Wissenschaft befragen oder sollten wir hier nicht besser unseren Gefühlen und Vorlieben freien Lauf lassen?

»Essen ist die Erotik des Alters, nicht der Sex«, soll Fernsehkoch Alfred Biolek einmal gesagt haben. Wir finden: Essen und Sex gehören doch irgendwie zusammen und mit dem Alter hat das nichts zu tun. Schließlich kann Essen Gaumenerotik pur sein, bei der auch sexuelle Spannung entstehen kann. Dazu muss man sich nicht gegenseitig füttern oder Sahne in den Bauchnabel sprühen. Zusammen zu kochen kann lustvoll sein, ebenso den Duft herrlicher Aromen einzuatmen. Vielleicht schält der eine den Spargel, der andere reibt den Parmesan, während die Pasta vor sich hinblubbert – dazu ein Glas Wein, schummriges Kerzenlicht, schöne Musik. Wenn allerdings Jahre mit »Kochen für Kinder« hinter dir liegen, kann auch ein Lieferservice das Menü für einen sinnlichen Abend zu zweit liefern. Oder genieße die sinnliche Erfahrung des Essens im Lieblingsrestaurant. Es geht darum, sich wirklich füreinander Zeit zu nehmen und diesen kleinen kulinarischen Break aus dem Alltagstrott zu zelebrieren. Mit allen Sinnen!

Jetzt aber zurück zu den harten Fakten: Wir haben unser Bestes gegeben, um Studien zu wirksamen aphrodisierenden Lebensmitteln zu finden – und waren ziemlich verblüfft und ein wenig verärgert: Der Großteil der Studien dreht sich darum, wie die Manneskraft gesteigert werden kann: potenzfördernd, die Erektionsfähigkeit verbessernd, natürliches Viagra – das waren die Keywords der Studien. An der weiblichen Libido scheint die Forschung wenig Interesse zu haben. Und das, obwohl über kaum ein Gebiet so wenig bekannt ist wie über die weibliche Lust – jenen »dunklen Kontinent«, wie Sigmund Freud sie nannte.[53]

Immerhin sind wir auf einige Gewürze und Knollen gestoßen, die bei menopausalen Frauen positive Effekte auf den Antrieb sowie auf die Libido haben sollen: Dazu zählen vor allem Safran, Ginseng und Ginkgo biloba. Der asiatische **Ginkgo** gilt in der chinesischen Tradition als Kraftbringer und Wunscherfüller. Als Tee, Tinktur oder Tablette eingenommen, verbessert er allgemein die Durchblutung – und zwar auch im Intimbereich – und soll damit für eine leichtere Erregbarkeit bei Frauen sorgen (das gilt übrigens auch für Männer, aber das ist ja hier nicht das Thema). Laut Studien sollen Extrakte aus Blättern die sexuelle Aktivität und das mentale Wohlgefühl sowohl bei prä- als auch postmenopausalen Frauen signifikant steigern.[54] Aus Asien stammt auch der **Ginseng**, der in der fernöstlichen Medizin als stärkendes Mittel gilt. Der Extrakt von Rotem Ginseng hat sich in Studien bei postmenopausalen Frauen ebenfalls positiv auf die mentale Ausgeglichenheit sowie die Libido ausgewirkt.[55] Da beide Pflanzen mit Neben- und Wechselwirkungen einhergehen, empfehlen wir Ginseng als Tee zu probieren und bei Ginkgo nach Rücksprache mit deiner Hausärztin, Gynäkologin oder Heilpraktikerin auf geprüfte Nahrungsergänzungsmittel (Kapseln, Tabletten) aus der Apotheke zurückzugreifen.

Safran solltest du unbedingt sparsam dosieren und nicht so wie die alten Römer, welche die teuren Fäden angeblich ausgiebig auf ihre Hochzeitsbetten gestreut haben sollen, um in der Nacht der Nächte in einen Liebesrausch zu gelangen. Denn eine berauschende Wirkung hat das goldene Gewürz: Bei mehr als fünf Gramm auf einmal beginnt man zu halluzinieren. Aber keine Angst: Für ein sinnliches Risotto für zwei benötigst du nur 0,1 Gramm!

Auch die **Maca-Wurzel** aus den Anden, über die wir auch beim Thema Hitzewallungen als Koffeinersatz berichten (siehe Seite 128), soll eine aphrodisierende Wirkung haben – allerdings nicht bei allen Frauen. Aber immerhin sorgte die Einnahme der Wurzel laut Studien für ein gesteigertes Wohlbefinden und mehr Energie – und dieses gute Gefühl wirkte sich wohl positiv auf das Liebesleben aus![56] Da die Maca-Knolle ein Adaptogen ist, also quasi ein Ausbalancierer, kann sie dich zudem in deiner hormonellen Balance unterstützen. Maca-Pulver kannst du einfach in Getränke oder Speisen einrühren.

Achtung

Aufgrund der »phytoöstrogenen« Wirkung raten wir Frauen mit Erkrankungen wie Brustkrebs, Gebärmutterkrebs, Eierstockkrebs oder Myomen von einer hohen Dosierung von Maca ab. Auch Frauen mit überaktiver Schilddrüse sollten den Verzehr von Maca mit ihrer Ärztin absprechen.

Als weitere Liebesnahrung wurde **Gelée royale**, das Bienenwachs der Bienenkönigin, untersucht. Auch wenn der Wirkmechanismus völlig unklar bleibt, ließen sich laut einer Studie aus Bulgarien durch den Verzehr einige menopausale Symptome lindern sowie die Libido bei Frauen steigern.[57]

Achtung

Gelée royale darf bei einer Allergie auf Bienengift nicht angewendet werden.

Der römische Dichter Ovid pries die **Brennnessel** vor etwa 2000 Jahren bereits als »bestes Aphrodisiakum der Welt« an. Wir haben dazu zwar keine aussagekräftigen Studien gefunden, finden aber, dass es einen Versuch wert ist. Schließlich wirken Brennnesselsamen aufgrund ihrer »Phytohormone« auch harmonisierend auf den Hormonhaushalt und laut der traditionellen europäischen Volksheilkunde sollen sie vor ergrauendem und ausfallendem Haar schützen. Darüber hinaus sind sie vitalisierend bei Erschöpfung – das perfekte Liebes-Superfood.

Du kannst daraus ein Pesto herstellen: Dafür mischst du die Samen in einen Smoothie, nutzt sie im Mörser zerstampft und mit Salz gemischt als Kräutersalz für Suppen oder Gemüsegerichte oder streust die getrockneten Samen ganz einfach über ein Butterbrot.

Achtung

Die frischen Samen sind mit den typischen Brennnesselhärchen überzogen, verwende daher nur getrocknete Samen.

BEWEGUNGSTIPPS

Dass auch Sport in den Wechseljahren wichtig bleibt, regelmäßige Bewegung die Gelenke schmiert, den Schlaf verbessert und körperliche wie psychische Beschwerden lindern kann, haben wir bereits ausführlich beschrieben. Doch hier geht es jetzt einmal weniger um Ausdauer, Muskelaufbau oder Schwitzen, sondern um lustvolle Bewegungen, bei denen »die Frau wieder mit sich in Kontakt geht«, wie es uns die Münchner Heilpraktikerin für Psychotherapie Nan Mellinger beschreibt. In ihrem Raum für Lebensgestaltung unterstützt sie Frauen dabei, einen liebevollen Zugang zu sich und der eigenen Weiblichkeit zu entwickeln. »Ein in sich vertrauendes und mit sich vertrautes Ich (auch Basis für ein inniges Wir) entsteht aus dem wertschätzenden Blick nach innen: *into-me-see*, wie es im englischen *intimacy* anklingt. Intimität erfordert Mut und die Bereitschaft, in sich hineinzuspüren: Was sind eigentlich meine Bedürfnisse und wie nähre ich diese? Welche Gefühle, Gedanken, Wünsche und Fantasien beschäftigen mich? Was hat sich da alles verändert? Wo erlebe ich mich vielleicht gerade (oder schon lange) blockiert?

Um eingefleischte Muster aufzulösen und Lernprozesse mittels Selbsterkundungen zu motivieren, arbeitet Nan Mellinger mit einer Vielzahl körperorientierter Übungen. »Die gehen nahezu überall. Alleinsein ist hier kein Nachteil und so wie der Appetit beim Essen kommt, entsteht Lust aus Bewegungen und Berührungen, die einen neu mit sich verbinden«, erklärt sie.

Eine kleine Auswahl dieser Übungen stellen wir hier vor.

Sinnlichkeit wahrnehmen

Für diese Übungen brauchst du nichts als Spiel- und Freiraum für dich, Neugier und all deine Sinne.

Mehr schaukeln, bitte!

Bringe deinen Körper in eine wellenförmige Bewegung: Mit dem Ausatmen durch den Mund krümmst du Brust- und Lendenwirbelsäule zu einem Buckel. Nun atmest du tief durch die Nase ein und machst ein Hohlkreuz. Achte dabei darauf, deinen Kiefer locker und den Kopf beim Ausatmen in den Nacken nach hinten loszulassen. Zu den vielfältigen positiven Effekten dieser fließenden Schaukelbewegung gehören unwillkürliche, angenehme Empfindungen; der Beckenraum wird durch das Muskelspiel stark durchblutet, was nicht zuletzt die sexuelle Erregungsfähigkeit fördert.

Bei der doppelten Schaukel handelt es sich um eine Basisübung aus dem Sexocorporel,[58] die du in fast allen Lebenslagen ausführen kannst: Auf dem Rücken liegend beim Paar-Sex oder solo, in kleinerer Amplitude sitzend auf dem Bürostuhl (hier kannst du auch ganz bewusst den Kontakt deines Genitals mit der Sitzfläche wahrnehmen), im Stehen beim Zähneputzen oder unter der Dusche (hier wird das Flow-Erlebnis vom wohltuenden Wasserstrom und Seifengeruch unterstrichen). Du kannst auch mal ausprobieren, wie es ist, wenn du deine Stimme laut und leise mit ins Spiel bringst.

Stay in touch

Über die in den Wechseljahren wichtige Pflege des Intimbereichs findest du im Abschnitt »Trockene Schleimhäute und vulvovaginale Athrophie« ab Seite 234 viele Informationen. In einem Rutsch kannst du das Eincremen und -ölen zu einem sinnlichen Ritual machen, indem du morgens und/oder abends dein Genital besuchst: mit zarten, klopfenden oder zupfenden Berührungen. Ändere dabei Tempo und Intensität. Was fühlt sich wie an? Wie reagiert dein restlicher Körper? Ist die Muskelspannung hoch oder bist du eher entspannt? Atmest du tief in den Bauchraum oder eher flach und kurz in die Brust?

Und nun konzentriere dich auf deine Finger und drehe den Spieß um: Wenn deine Fingerspitzen reden könnten, wie erleben sie die unterschiedlichen Berührungen? Übe mit geschlossenen und auch mit geöffneten Augen, indem du deine Selbstberührungen aufmerksam verfolgst.

Spaziergang aus der Mitte heraus

Einfach mal den Fokus anders setzen, ob beim Gang mit deinem Hund oder unterwegs zur Arbeit – das tust du, wenn du ganz bewusst mit deinem Genital spazieren gehst. Konzentriere dich die ganze Zeit auf die innere Verbindung und richte dabei deinen Blick mal gen Boden, dann geradeaus und in die Ferne. Wie geht es dir dabei? Achte ganz bewusst auf deine Gefühle, auch auf Atmung, Tonus und Bewegungsabläufe. Was nimmst du alles in dir wahr und vielleicht auch *en passant* im Außen?

Merke: Lust auf Sex entsteht, weil wir Lust bei intimen Handlungen lernen, steuern und erleben können. Übung ist alles! Das gilt gerade für uns Frauen. Anders als bei Männern sind die weiblichen Lustzonen zum Teil im Verborgenen. Eine *terra incognita* war (und ist es bis heute leider oft) just jenes menschliche Organ, das einzig nur der Lust dient, die Klitoris,[59] die in ihrer Gänze erst 1998 dank der australischen Urologin Helen O'Connell entdeckt wurde – 30 Jahre nach der ersten Mondlandung! Autodidaktische Entdeckungen und regelmäßige Reize bleiben unerlässlich, damit weibliche Lust zum bewohnten Terrain wird.

UNTERSTÜTZUNG FÜR DIE SEELE

Aus ihrer Praxis für systemische Beratung und Sexualtherapie weiß Nan Mellinger, dass sich die Sexualität mit dem Älterwerden ändern kann – aber natürlich nicht muss. Wichtig sei grundsätzlich, »den Mythos von Sexualität als natürlichster Sache der Welt zu entkräften«. Dazu gehört auch die Fixierung auf ein bestimmtes Bild von »richtiger« Sexualität. Ob man sich entscheidet, keinen Sex mehr zu haben oder am liebsten allein (mit oder ohne Spielzeug), ob Slow-Sex oder tantrische Massagen – Erotik und Intimität sind ein so weites Feld. Ausgehend von der individuellen Lust-Landkarte und sexuellen Lerngeschichte eines Menschen geht es darum, die Wahrnehmungsfähigkeiten zu erhöhen und auch mal zu experimentieren, sich Zeit und Raum für intensive Momente der Selbsterfahrung zu nehmen: Das kann ein Workshop-Wochenende sein oder es sich mit Musik, sinnlichen Filmen und Literatur zu Hause schön zu machen. Zum Thema selbstbewusste Weiblichkeit empfiehlt Nan Mellinger das Buch *Der Weg der Kaiserin* der chinesischen Medizinerin Christine Li und der Medizinsoziologin Ulja Krautwald[60] – für sie ist die Mixtur aus tief verwurzelter, emanzipierter und verschmitzter Lebensweisheit ohne pathologisierenden Unterton Balsam für die weibliche Seele. Darüber hinaus hat sie für uns die genussvolle Fantasiereise entwickelt, die wir im Folgenden beschreiben.

Fantasiereise »Das Meer in mir«

Mache es dir bequem und nimm dir Zeit, um dich ganz und gar auf die Reise zu begeben.

Stelle dir vor, dass du am Strand auf sonnengewärmtem, weichem Untergrund liegst, der dich sicher trägt. Es ist alles genau so, wie es für dich angenehm ist. Du riechst das salzige Meer und hörst das gleichmäßige Rauschen. Das Wasser ist smaragdgrün und unglaublich warm. Einige Wellenspritzer erreichen deine Füße. Die Wellen kommen und gehen. Wenn du möchtest, bringe dein Becken im Takt der Wellen in ein sanftes Schaukeln.

Zarte Wellen umspülen deine Knöchel und Waden … Und irgendwann spürst du sie auch an den Knien, bis sich das Wasser in zarten, angenehm kitzelnden Berührungen langsam wieder zurückzieht … Gleichmäßig kommt eine Welle nach der anderen und berührt die Innen- und Außenseiten deiner Beine. Du spürst, wie dabei einzelne Sandkörner unter deinem Körper leicht in Bewegung geraten. Ein Hauch warmen Wassers berührt die Innenseite deiner Oberschenkel. Die nächste Welle gelangt weiter herauf bis zu deiner Körpermitte, erreicht deine Hüfte … Und zieht sich langsam wieder zurück.

Wasser umfängt dich nun bis zur Brust, du fühlst dich sicher und wohlig berührt. Eine neue Welle umschmeichelt dich und etwas Wasser bleibt glitzernd in deinem Bauchnabel zurück. Einige Tropfen perlen an deinem Venushügel ab und berühren deine Klitorisperle. Du entscheidest, ob deine Körperöffnungen etwas von dem warmen Wasser in sich aufnehmen oder nicht, ob du dich der nächsten Welle mit deinem Becken entgegenbewegen willst – oder diese einfach nur daliegend empfangen willst.

Lasse dich sicher auf Sand gebettet von den Wellen ganz leicht hin- und herbewegen und genieße die Wärme und das stete Kommen und Gehen der Wellen, die dich nun bis zu deinen Schultern umfangen.

Nach einer Zeit merkst du, dass sich das Meer langsam zurückzieht. Die letzten Wellenausläufer berühren noch deine Zehen. Du kannst ihnen noch etwas mit den Füßen folgen, wenn du die Beine ausstreckst. Völlig entspannt bist du im Einklang mit dir und den Elementen, dein Körper liegt eingeschmiegt in einer Kuhle aus Sand. Entscheide, wann du aus der Reise zurück ins Hier und Jetzt kommen möchtest. Dann finde langsam ins Stehen und bewege dich einige Schritte durch den Raum. Spüre nach …

Reflexion

Wie ging es dir mit dieser Übung? Was hat dir besonders gefallen? Was hat dich vielleicht auch irritiert? Nimm dir Zeit, um all deine Erfahrungen, Empfindungen und Gedanken nachklingen zu lassen und, wenn du magst, zu notieren.

SPECIAL

Der Einfluss von Umweltgiften auf den Hormonhaushalt

Die Problematik der hormonell wirksamen Substanzen aus der Umwelt macht die Situation für Frauen, die naturgemäß zu der Zeit der Wechseljahre mit hormonellen Disbalancen beschäftigt sind, nicht einfacher und ist deshalb sehr wichtig anzusprechen. Begriffe wie »endokrine Disruptoren« oder »Xenohormone« tauchen seit einiger Zeit in den Medien gehäuft auf und werden kritisch diskutiert – und das ist mehr als sinnvoll. Mit diesen Begriffen sind Stoffe gemeint, die das körpereigene Hormonsystem (Endokrinium) stören und schädliche Auswirkungen auf die Gesundheit haben.

Im Alltag triffst du immer wieder auf Substanzen, die eine Wirkung auf deine Hormone haben – einige sind natürlichen Ursprungs, wie etwa die Isoflavone aus der Sojabohne oder dem Hopfen (im Bier), die eine östrogenartige Wirkung haben. Sie sind nicht automatisch schädlich für den Organismus – das hängt wie immer von der Dosis ab.

Anders verhält es sich allerdings mit einer Vielzahl von synthetischen Substanzen, die als »endokrine Disruptoren« – also als gefährliche Störfaktoren des Hormonsystems – gelten. Dazu zählen Bausteine für Kunststoffe, wie Bisphenol A (BPA) in Lebensmittelverpackungen, oder andere Weichmacher, wie bestimmte Phthalate, die man zum Beispiel in Trinkflaschen oder Kunststoffverpackungen für Essen findet, aber auch in Möbeln, Bodenbelägen, Kleidung, Farben, Spielzeug oder Beautyartikeln (in Frankreich ist Bisphenol A inzwischen verboten). Auch Flammschutzmittel, mit denen Sofas, Matratzen, elektronische Produkte, Teppiche, Baustoffe und Autositze behandelt werden, sowie sogenannte PFAS[61] (per- und polyfluorierte Alkylverbindungen), die aufgrund ihrer fett- und wasserabweisenden Eigenschaften in Pfannen mit Antihaftbeschichtung, Coffee-to-go-Bechern oder wasserabweisenden

Outdoor-Textilien eingesetzt werden, haben nachweislich schädliche Auswirkungen auf das Hormonsystem. Leider kann man viele dieser Stoffe nicht gänzlich vermeiden, aber du kannst zumindest auf Getränke in Plastikflaschen verzichten, denn auch wenn diese den Hinweis »BPA-frei« tragen, könnten möglicherweise andere Weichmacher enthalten sein. Vermeide auch Lebensmittel in Dosen (mit Beschichtung aus Weichmachern) und greife stattdessen besser zu Gläsern.

Weiterhin haben Wissenschaftlerinnen am Forschungszentrum Jülich mithilfe eines neues Analyseverfahrens in zahlreichen Lebensmitteln, wie Äpfeln, Tomaten, Brot oder Bier, sogenannte Nonylphenole ausfindig gemacht.[62] Das sind Abbauprodukte von Tensiden, die unter anderem in Reinigungsmitteln und Pestiziden verwendet werden. Sie stehen unter Verdacht, das menschliche Hormonsystem zu beeinflussen, und könnten zudem für Fruchtbarkeitsstörungen und Krebserkrankungen mitverantwortlich sein. Noch lässt sich nicht abschätzen, wie viel wir davon täglich aufnehmen und welche tatsächlichen Folgen sich daraus für die Gesundheit ergeben. Schützen kann man sich, indem man vorwiegend auf Bioprodukte setzt.

Besonders weitverbreitet sind Stoffe, die das Hormonsystem stören, in Beauty-Produkten. Meist in sehr kleiner Schrift werden dort Inhaltsstoffe wie Parabene, Ethylhexyl Methoxycinnamate oder auch Benzophenone genannt, die als Konservierungsmittel oder UV-Filter in Cremes, Shampoos oder Make-up zum Einsatz kommen. Solche Inhaltsstoffe sollten längst verboten werden, fordert der Bund für Umwelt und Naturschutz Deutschland (BUND). Fachleute des BUND haben Listen mit Inhaltsstoffen von über 60 000 Kosmetika ausgewertet und fanden in fast jedem dritten kosmetischen Produkt hormonwirksame Substanzen.[63]

Wenn du wissen willst, ob in einem Kosmetikartikel Umweltgifte enthalten sind, kannst du dies mittels hilfreicher Apps herausfinden (z. B. ToxFox oder CodeCheck). Hier scannst du einfach das Produkt und bekommst sofort sämtliche schädliche Inhaltsstoffe angezeigt. Achte beim Kauf von Beauty-Produkten unbedingt auf den Hinweis »parabenfrei« und vermeide Sonnenschutzmittel mit folgenden Inhaltsstoffen: Octylsalicylat, Avobenzon, Octocrilen, Octinoxat, Oxybenzon (auch als Benzophenon-3 bezeichnet) und Padimat-O.

Der Großteil dieser Umweltgifte steht auch in Verdacht, für ein immer frühzeitigeres Auftreten der Wechseljahre verantwortlich zu sein. So hat eine Beobachtungsstudie der Universität von Queensland aus dem Jahr 2017 mit über 50 000 postmenopausalen Frauen aus Großbritannien, Skandinavien, Australien und Japan ergeben, dass aus diesen Ländern eine von zehn Frauen vorzeitig – im Alter von rund 30 Jahren – in die Wechseljahre kam.[64]

Die Frage ist: Warum tut sich hierzulande und weltweit so wenig? Bereits Anfang der 1990er-Jahre wurde in den USA im Rahmen einer Umweltkonferenz über die Problematik diverser Chemikalien gesprochen, die schädigend auf hormonelle Abläufe einwirken. Unternommen wurde allerdings lange nicht viel, mit der Folge, dass die Unfruchtbarkeit zugenommen hat und Wachstumsstörungen sowie ein vermehrtes Aufkommen von Erkrankungen der Geschlechtsorgane bei Menschen und Tieren auftreten.

Seit auch die WHO dringlich auf die globale Bedrohung durch hormonell wirksame Chemikalien hingewiesen hat,[65] werden endlich Stoffe mit endokriner Wirkung, also mit Effekten auf den Hormonhaushalt, zumindest teilweise verboten. Das sind wichtige Schritte, wobei leider weiterhin gesundheitsgefährdende Stoffe in etlichen Pestiziden, Kunststoffen, Kosmetika und Arzneimitteln verwendet werden. Der Einfluss dieser Stoffe auf unser Hormonsystem ist noch viel zu wenig erforscht, doch das, was man bislang herausgefunden hat, ist ziemlich besorgniserregend. Wir sehen hier dringenden Aufklärungsbedarf und fordern weitere Forschungen. Schließlich ist dieses Thema nicht nur für uns Frauen in den Wechseljahren von Bedeutung, sondern für alle Mädchen und Frauen, da sich die Umweltgifte auch negativ auf den Zyklus und die Fruchtbarkeit auswirken können. Auch Männer sind davon betroffen, da Studien ebenfalls darauf hinweisen, dass Umweltgifte die Spermientätigkeit und -qualität negativ beeinflussen können. Es ist höchste Zeit, dass sich hier etwas ändert!

Stimmungsschwankungen und depressive Verstimmungen

Knapp 30 Prozent der Frauen in den beginnenden Wechseljahren fühlen sich psychisch belastet.[66] Die Liste der Gründe dafür ist lang: Negativer Stress, Ärger im Beruf, Probleme in der Beziehung oder der Familie, unerwünschte Veränderungen, Unzufriedenheit und körperliche Beschwerden schwächen uns. Bisweilen fühlen wir uns einfach nur schlecht, ausgelaugt und unglücklich. Das Leben kann genug Situationen mit sich bringen, die uns psychisch aus der Bahn werfen. Unser hormonelles Auf und Ab im Wechsel kann depressive Verstimmungen einerseits noch verstärken, andererseits können sowohl Östrogen- wie auch Progesterontäler emotionale Schwankungen, Gereiztheit und Niedergeschlagenheit verursachen. Viele von uns kennen den hormonellen Einfluss bereits bestens vom Menstruationszyklus, bei dem es ein paar Tage vor der Periode mit diesem Gefühlschaos losgeht. Im Wechsel verändert sich der Hormonhaushalt zunehmend. Da Hormone auch an vielen Funktionen und Abläufen im Gehirn maßgeblich beteiligt sind, haben diese Schwankungen das Potenzial, den mentalen Zustand in Intensität und Dauer zu verschlimmern.

Estradiol (das stärkste Hormon aus der Gruppe der Östrogene) ist der »Masterregulator«, so beschreibt es die Ärztin und Neurowissenschaftlerin Dr. Lisa Mosconi in ihrem Buch *Das weibliche Gehirn*.[67] Sie bezeichnet das Hormon, welches beruhigend auf das Nervensystem einwirkt, als »natürliches Antidepressivum«.[68] Leider nimmt die Produktion von Estradiol während der Wechselzeit nicht kontinuierlich in kleinen, wohldosierten Schritten ab, was der Organismus wahrscheinlich besser verkraften würde, sondern in den oft benannten Schwankungen. Wenn du also ein Estradioltal durchschreiten musst, vielleicht zusammen mit Hitzewallungen und Schlafstörungen, reagiert auch dein Gehirn auf diese neue Mangelsituation. Das Estradiol kann seine komplexe Beteiligung an Prozessen im Gehirn, wie die Erhöhung der Aktivität von Serotonin, nicht wie gewohnt ausführen. Serotonin ist vielen als Glückshormon bekannt. Es reguliert Ängste und Kummer, gibt Gelassenheit in stressigen

Situationen und das Gefühl von Zufriedenheit und Glück. Statt Stimmungsaufhellung kann es bei einem deutlichen Estradiolmangel folglich zu Niedergeschlagenheit kommen.

Auch Progesteron wirkt auf die Psyche. So beeinflusst es die Schlafqualität und die Erholung. Wenn es abnimmt, können Erschöpfung und innere Unruhe entstehen.

Es erstaunt nicht, dass Frauen gerade in dieser Zeit sehr viele Medikamente aus der Gruppe der Antidepressiva verordnet werden. Weitaus mehr als Männern.[69] Es steht außer Frage, dass Antidepressiva bei diversen Erkrankungen erforderlich sind, aber man sollte doch kritisch hinterfragen, ob hier nicht spezifischer die Ursachen abgeklärt werden sollten. Du selbst bist jetzt gefragt, dich zu beobachten. Denn es sollte sich bei den wechseljahresbedingten depressiven Verstimmungen höchstens um Episoden handeln und keineswegs um einen Dauerzustand von mehreren Wochen oder gar Monaten. Dein Organismus kann sich im Idealfall nach und nach an die neue hormonelle Situation gewöhnen, aber manchmal ist eine passende Unterstützung, auch in Form von Medikamenten, für einen gewissen Zeitraum oder im akuten Fall angezeigt. Wichtig ist, dass du auch deine psychische Gesundheit vor der Wechselzeit im Blick hast und ebenso deine aktuelle Lebenssituation in die Thematik mit einbeziehst. Denn wie schon beschrieben, können Hormonschwankungen in den Wechseljahren durchaus depressive Phasen mitverursachen, aber auch bereits vorhandene Verstimmungszustände verstärken.

Achtung

Fühlst du dich über einen längeren Zeitraum traurig, ohne Antrieb und Lebensfreude oder wirst du immer nervöser, unruhiger und dein hektischer Tatendrang dient keinem produktiven Zweck? Hole dir professionelle Hilfe! Du musst nichts ertragen oder durchhalten. Zeige Stärke, indem du dich um dich kümmerst. Es gibt viele Beratungsstellen, Frauengesundheitszentren und auch deine Gynäkologin oder Heilpraktikerin kann ein erster sinnvoller Kontakt sein.

TIPPS UND EINFACHE ANWENDUNGEN

Eigentlich ist der wertvollste Tipp, den wir dir geben können: Kommuniziere, dass es dir nicht gut geht. Es ist eine Eigenart von uns Menschen, dass wir glauben, man solle Traurigkeit und Niedergeschlagenheit besser vor anderen verstecken. Man will kein Mitleid, aber irgendwie hat man vor allem Sorge, nicht gemocht zu werden für diese vermeintliche Schwäche. Sprich darüber in deiner Partnerschaft und mit deinen Freundinnen. Sage deinem nahen Umfeld, deinen Kindern, wie es dir geht. Zusammen steht man so einiges durch. Und wenn du einmal überreagiert hast oder gar völlig ausgeflippt bist und erst später realisierst, wie unpassend du dich verhalten hast, kannst du dich erklären und entschuldigen.

Unser Tipp

Frage dich, was dich heute ein wenig glücklicher machen könnte. Brauchst du Zeit für dich, ein gutes Gespräch, viel Schlaf, ein leckeres Essen? Es ist jetzt an der Zeit, dass du dich mehr um dich selbst kümmerst und gut für dich sorgst. Höre in dich hinein, was dein Wohlbefinden verbessern würde.

LICHT BRINGT GLÜCK

Licht, Spaziergänge an der Sonne, Bewegung und dein eigenes Bewusstsein sind eine erste und gute Hilfe bei einem Seelentief. Achte besonders in den dunklen Jahreszeiten auf ausreichend Licht, denn Helligkeit wirkt einfach Wunder auf die Stimmung – und zwar aus folgendem Grund: In deinem Auge sitzt ein bestimmter Rezeptor, der nichts mit dem Sehen zu tun hat, aber auf Tageslicht reagiert (auch bei blinden Menschen). Trifft dies auf dein Auge, wird im Gehirn Serotonin (du erinnerst dich: das Hormon, das für Wohlbefinden sorgt) freigesetzt. Es hält dich wach und hebt die Stimmung. Entscheidend für den stimmungsaufhellenden Effekt ist die Lichtstärke: Bei einem Spaziergang an der frischen Luft beträgt diese selbst an trüben Wintertagen 2500 Lux und liegt damit über den 500 bis 600 Lux in Innenräumen. Mittlerweile gibt es auch Tageslichtlampen (auch Vollspektrumlampen genannt) mit rund 10 000 Lux, die du als »Lichttherapie« zu Hause einsetzen kannst. In den nordischen Ländern benutzt man solche Hilfsmittel erfolgreich zur Vorbeugung und Behandlung von saisonalen Winterdepressionen.[70]

STIMMUNGSAUFHELLENDE TEES

Das **Johanniskraut** ist vielen als wirkungsvolles pflanzliches Antidepressivum bekannt. Um als Phytotherapeutikum eine kraftvolle Wirkung auf das Gemüt zu erbringen, wird es häufig sehr hoch dosiert eingenommen und kann dann nicht unerhebliche Wechselwirkungen mit vielen Medikamenten auslösen. Zudem macht es überaus lichtempfindlich. Deshalb empfiehlt sich für Frauen, die entweder deswegen kein hoch dosiertes Johanniskraut einnehmen möchten oder leichtere Symptome haben, die stimmungsaufhellende Heilpflanze als Teekraut.

Rezept Für 1 Tasse **Johanniskrauttee** übergießt du circa 1 Teelöffel getrocknetes Johanniskraut aus der Apotheke oder dem Kräuterladen mit heißem Wasser, lässt es 8 bis 10 Minuten abgedeckt ziehen; dann abseihen und trinken. Der Tee schmeckt leicht herb und erdig. Um dem Geschmack des Tees eine süßliche Note zu verleihen, hilft etwas Honig.

Nicht nur euphorisierende Heilkraft (siehe auch den Abschnitt »Libidoverlust« ab Seite 202) besitzt das edle Gewürz des Orients, der **Safran**. Immer mehr Studien weisen auf seine antidepressive Kraft hin.[71] Safran belebt, gibt neuen Antrieb und gleicht stark schwankende Emotionen aus. Daher ist ein Tee aus seinen kostbaren Fäden ein gutes Mittel, um Stimmungsschwankungen während des Wechsels auszubalancieren. Da für 1 Gramm des echten Safrans die Stempelfäden von mindestens 120 Blüten benötigt werden, zählt es zu den kostbarsten Gewürzen der Welt und wird oftmals gefälscht oder gestreckt. Für seine stimmungsaufhellende Wirkung ist aber eine gute Qualität mit einem hohen Anteil der gelbroten Farbstoffe *Crocin* wichtig. Diese erkennt man daran, dass der Faden in einem Glas Wasser nicht allzu sehr verblasst, also seine rötliche Farbe beibehält.

Rezept Für 1 Tasse **Safrantee** übergieße morgens 3 bis maximal 5 Safranfäden mit heißem, aber nicht sprudelnd kochendem Wasser (250 Milliliter) und lasse den Tee vor dem Trinken circa 5 Minuten ziehen. Der Geschmack ist erdig und leicht scharf.

AROMATHERAPIE FÜR DAS GEMÜT

Düfte wirken direkt auf unser Nervensystem – das macht sich die Aromatherapie zunutze. Sie verwendet ätherische Öle aus der Pflanzenheilkunde, um die Stimmung zu beeinflussen und den Körper zu entspannen. Auch bei hormonellen Stimmungsschwankungen ist dies hilfreich; so haben bestimmte ätherische Öle einen ausgleichenden und aufhellenden Einfluss. Die Aromatherapie ist natürlich kein Wundermittel, aber sie kann dich dabei unterstützen, dein emotionales Wohlbefinden wieder zu steigern und dir eine positive Atmosphäre zu schaffen.

Anwendung Für diese einfache, aber wirkungsvolle Anwendung brauchst du nur eine Duftlampe (vielleicht hast du auch einen entsprechenden Diffuser zu Hause) und das passende ätherische Öl. Fülle das Schälchen mit etwas Wasser und gib 4 bis 5 Tropfen des Öls dazu. Durch die Wärme des Teelichts verdunstet das Öl. Dann heißt es: zurücklehnen, Augen schließen und den Duft genießen!

Da jede Frau durch ihre individuellen Erlebnisse und damit verbundenen Emotionen anders auf bestimmte ätherische Öle reagiert, solltest du vorher am Duft schnuppern und testen, ob dir dieser angenehm ist und ein sonniges Gefühl hinterlässt. Verwende nur hundertprozentig naturreine Öle (siehe Empfehlungen auf Seite 270). Die folgenden Öle lassen sich einzeln oder als Mischung anwenden – dann nimmst du jeweils zwei Tropfen pro Öl:

- Eines der wichtigsten ätherischen Öle für die Frauengesundheit während der Wechseljahre ist der **Muskatellersalbei**. Er wirkt regulierend auf den Hormonhaushalt und die Psyche und hilft bei Stress, Unruhe und Nervosität.
- **Rosengeraniumöl** ist stimmungsausgleichend und harmonisierend, zudem angstlösend und stressmindernd.
- **Orange** ist das »Erste-Hilfe-Öl« für die Psyche. Träufele einfach ein paar Tropfen Orangenöl auf ein Taschentuch und rieche daran. Es beruhigt sofort und hebt die Stimmung.

Rezept für dein persönliches Spray

70 ml Wasser • 30 ml Alkohol (mindestens 40 Vol.-%, z. B. Wodka)
5 g Natron • 10 Tropfen ätherisches Öl deiner Wahl

Ein stimmungsaufhellendes Raumspray mit deinem Aromaöl ist schnell hergestellt: Fülle eine 100-Milliliter-Sprühflasche mit 70 Milliliter Wasser, 30 Milliliter Alkohol und 5 Gramm Natron (hemmt die Gerüche aus der Umgebung). Schüttle die Mischung, gib dann 10 Tropfen des Öls deiner Wahl dazu und schüttle sie kurz auf – fertig ist dein ganz persönlicher »Stimmungsaufheller to go«! Vor Gebrauch kurz aufschütteln.

WIE NATURHEILKUNDE UND HOMÖOPATHIE HELFEN KÖNNEN

Wenn du in deiner Zeit des Wechsels gerade besonders von Stimmungsschwankungen betroffen bist und sehr unter dem emotionalen Auf und Ab leidest, möchten wir dir Mut machen: Es ist wirklich möglich, mithilfe von Heilpflanzen und Homöopathie Besserung zu erfahren. Die mentale Gesundheit wird in der Naturheilkunde sehr viel mehr beachtet und einbezogen, als das häufig in der Schulmedizin der Fall ist. Hier gibt es immer noch eine viel zu große Trennung zwischen physischer und psychischer Gesundheit. Die Alternativmedizin bietet verschiedene Ansätze und beschäftigt sich seit Jahrhunderten mit dem Einklang von Körper und Geist. Selbstverständlich gibt es auch hier Grenzen. Wenn du keine Besserung erfährst und angewendete Mittel und Empfehlungen nicht helfen, solltest du dich unbedingt an eine erfahrene Ärztin, Heilpraktikerin oder Therapeutin wenden.

SEELISCHE KRAFT AUS BLÜTEN UND KNOSPEN

Die **Bachblüten-Therapie** richtet sich gezielt an seelische Beschwerden. Der englische Arzt Dr. Edward Bach ordnete jedem disharmonischen Seelenzustand, wie beispielsweise Angst, Gereiztheit oder Traurigkeit, eine von 37 Blütenessenzen zu,

Sieben Blütenessenzen für seelische Wechseljahresbeschwerden

Wähle die Essenz oder mehrere Essenzen, die der Beschreibung nach am ehesten auf deine Beschwerden zutreffen.

- Nr. 2 (Aspen, Zitterpappel) sorgt dafür, dass übermäßige Sorgen und Ängste gelindert werden.
- Nr. 11 (Elm, Ulme) hilft bei einem Gefühl der ständigen Überforderung und bei Selbstzweifeln.
- Nr. 13 (Gorse, Stechginster) ist angezeigt bei freudlosen, pessimistischen Gedanken.
- Nr. 30 (Sweet Chestnut, Esskastanie) ermutigt, sich wandelbar und nicht verloren zu fühlen.
- Nr. 23 (Olive) regeneriert bei geistiger Erschöpfung und Antriebslosigkeit.
- Nr. 6 (Cherry Plum, Kirschpflaume) arbeitet gegen den Verlust von Selbstbeherrschung.
- Nr. 26 (Rock Rose, Sonnenröschen) mildert die Gefühle von Verzweiflung und Hoffnungslosigkeit.

Du kannst die Essenzen einzeln oder in Kombination einnehmen. Gib für die Einzeldosierung zwei Tropfen in ein Glas stilles Wasser und trinke es schluckweise innerhalb der nächsten ein bis zwei Stunden aus. Während einer belastenden Zeit kannst du diese Anwendung täglich zwei- bis dreimal am Tag wiederholen.

Kombinierst du mehrere Bachblüten, gib jeweils zwei Tropfen je Essenz in eine 30-Milliliter-Mischflasche (mit einer Pipette) und fülle die Flasche mit stillem Wasser und einem Teelöffel Obstessig zur natürlichen Konservierung auf. Gib hiervon ungefähr viermal täglich vier Tropfen direkt auf die Zunge. Gekühlt ist die Mischung für circa drei bis vier Wochen haltbar. Natürlich kann auch eine Apotheke, die Bachblüten führt, für dich eine Mischung nach deinen Bedürfnissen anfertigen.

welche die negativen Emotionen lösen und das seelische Gleichgewicht wieder in Balance bringen sollen. Hierfür werden mehrmals täglich einige Tropfen in ein Glas Wasser gegeben und getrunken. Bachblüten können auch untereinander mit bis zu maximal sieben verschiedenen Blütenessenzen gemischt werden und mit weiteren naturheilkundlichen Therapien wie der Phytotherapie kombiniert werden (nicht mit der klassischen Homöopathie). Die beliebte Bachblüten-Mischung *Rescue Notfalltropfen* hat schon einigen von uns in Schock- oder Paniksituationen guten Beistand geleistet.

Bei der **Gemmotherapie** werden die Arzneien ausschließlich aus den jungen Pflanzenteilen hergestellt – aus den Knospen, Sprossen oder Wurzelspitzen, die kurz davorstehen auszutreiben. Die Wirksamkeit dieser speziellen Extrakte erklärt sich durch das hohe Potenzial an Vitalität und Energie der gerade aufkeimenden Pflanzentriebe. Empfehlenswert bei schwankender Gemütsverfassung sind die Knospen der **Silberlinde** *(Tilia tomentosa)*, die stabilisierend auf die Psyche wirken. In akuten Stresssituationen kann das Gemmoextrakt beruhigen und emotional ausgleichen. Besonders gut wirkt die Silberlinde bei Frauen, die bei seelischer Belastung auch mit Verdauungsstörungen reagieren, wie beispielsweise mit Durchfall oder Sodbrennen. Die praktischen Gemmo-Sprays (z. B. von Heidak oder Spagyros) kannst du immer dabeihaben und täglich bis zu fünfmal zwei Sprühstöße in den Mund sprühen und mit der Zunge im Mundraum verteilen. So wird das Extrakt der Silberlindenknospen gut und schnelle über die Schleimhäute aufgenommen.

MIT HOMÖOPATHIE DURCH DIE SEELENKRISE

Homöopathisch aufbereitetes **Gold** durchleuchtet das Gemüt. *Aurum metallicum* heißt Metall des Lichts. Die strahlende Symbolkraft des kostbaren Metalls lässt sich so gut wie in jeder Kultur der Erde finden. Immer geht es um Attribute wie Erhabenheit, Beständigkeit und Reichtum – keineswegs nur im materiellen Sinn, sondern auch auf seelischer Ebene. Gold spendet Hoffnung und erhellt den inneren Weg. »Sonnendoping für die Seele« nennen die Heilpraktikerin Margret Madejsky und der Heilpraktiker Olaf Rippe in ihrem Buch *Heilmittel der Sonne* das Arzneimittel Aurum/Apis regina comp. von WALA.[72] Es handelt sich hier um ein aus der anthroposophischen Medizin stammendes Kombinationspräparat mit der homöopathischen Aufbereitung mehrerer kraftvoller Wirkstoffe, um Seelenkrisen zu bewältigen. Hierzu wird morgens noch nüchtern die Einnahme von circa zehn Globuli empfohlen, die langsam unter der Zunge zergehen sollen. Später können bei Bedarf nochmals zehn Globuli eingenommen werden. Auch andere Mittel bereichern mit Gold ihre Wirkung bei depressiven Verstimmungszuständen (z. B. Neurodoron Tabletten von Weleda, 3- bis 4-mal täglich 1 Tablette im Mund zergehen lassen, oder Solunat 17 von Soluna, 2-mal täglich 5 Tropfen).

Steht die Reizbarkeit sehr im Vordergrund, ist **Sepia** oft das Mittel der Wahl. Die homöopathische Aufbereitung der Tinte des Tintenfischs passt zu überarbeiteten, pflichtbewussten Frauen, die über ihre persönlichen Grenzen gehen, also zum Beispiel manchmal vor Erschöpfung vollkommen gleichgültig gestimmt, manchmal überraschend zornig sind. Es ist ein großes Frauenmittel, das insbesondere zur Zeit der Wechseljahre die angespannte Stimmung und das unruhige Seelenleben harmonisieren kann (z. B. Sepia comp. Tropfen von Weleda, 3-mal täglich 10 bis 15 Tropfen in einem Schluck stillem Wasser, Melissa/Sepia comp. Globuli von WALA, 3-mal täglich 5 bis 10 Globuli unter der Zunge zergehen lassen, oder Sepia F Komplex Nr. 55 von Nestmann, 3-mal täglich 1 Tablette im Mund zergehen lassen).

ERNÄHRUNGSEMPFEHLUNGEN

Die medizinische Forschung hat den Zusammenhang zwischen depressiven Verstimmungen und Hormonschwankungen eingehend untersucht. Das Ergebnis: Östrogene (insbesondere das Estradiol) können die Aktivität von **Serotonin** steigern, dem Hormon, das die Stimmung stabilisiert und Wohlbefinden fördert.[73] Ist dieser Effekt durch den sinkenden Östrogenspiegel in den Wechseljahren allerdings geschwächt, sollte man versuchen, den Serotoninspiegel über die Ernährung zu erhöhen.

Serotonin ist in vielen Nahrungsmitteln enthalten, kann aber nicht von der Blutbahn ins Gehirn gelangen. Um die Psyche positiv zu beeinflussen, muss es direkt im Gehirn aus der Aminosäure **Tryptophan** hergestellt werden. Um die Serotoninmenge zu erhöhen, muss man also den Tryptophanspiegel ansteigen lassen – wie gut, dass das über die Ernährung klappt. Allerdings: Vor allem kohlenhydratreiche

Kost führt zu hoher Tryptophanverfügbarkeit, umgekehrt hat ein Entzug von Kohlenhydraten in Studien belastend auf die Psyche gewirkt.[74] Eine Low-/No-Carb-Diät mit überwiegend eiweißhaltiger Kost ist für alle, die während des Wechsels unter Stimmungsschwankungen oder leichten depressiven Verstimmungen leiden, in dieser Zeit daher nicht unbedingt empfehlenswert. Wer auf sein Gewicht achten möchte, sollte auf »gute«, komplexe Kohlenhydrate zurückgreifen, die den Blutzuckerspiegel nur langsam ansteigen lassen und für ein langes Sättigungsgefühl sorgen, wie Haferflocken, Süßkartoffeln, Vollkorn-Knäckebrot, Quinoa und Hirse. Perfekte L-Tryptophan-Lieferanten sind zudem Bananen, Datteln, Ananas und Kakaopulver (bitte in Maßen genießen, da jede Menge Zucker enthalten ist!), Parmesan, Erbsen, Sojabohnen, Eier, Lachs, Walnüsse, Cashewkerne, Haferflocken, Naturreis, Amaranth und Quinoa.

Unterstützend für die Serotoninbildung im Gehirn sind die **Vitamine B_3** und **B_6**:

- **Vitamin B_3** findet man vor allem in Fleisch, Fisch (Sardinen) und Innereien, ansonsten in Erdnüssen, Champignons und Erbsen.
- **Vitamin B_6** ist vor allem in Sojabohnen und -sprossen, Leinsamen, Weizenkleie und Walnüssen enthalten.

Auf gut Glück Nahrungsergänzungsmittel mit B-Vitaminen zu nehmen, ist nicht empfehlenswert, da man manche B-Vitamine auch überdosieren kann. Besser ist es, einen eventuellen Mangel über eine Blutuntersuchung abzuklären und dann gemeinsam mit der Ärztin oder Heilpraktikerin eine passende Dosierung zu besprechen.

Unser Tipp

Ein regelrechter Serotoninräuber ist der Süßstoff Aspartam, der als Zusatzstoff in vielen Fertig- und Lightprodukten zu finden ist. Auch Kaffee ist ein echter Serotoninblocker, da das Koffein ein Enzym hemmt, das für die Umwandlung von Tryptophan in Serotonin benötigt wird.

Weiterhin hilft **Magnesium** bei der Bildung von Serotonin. Der Mineralstoff steuert zudem die Muskel- und Nervenfunktion und puffert Stressreaktionen ab. Daher ist eine gute Versorgung auch bei Stimmungstiefs nicht außer Acht zu lassen. Rund 300 bis 400 Milligramm Magnesium brauchen Frauen in den Wechseljahren täglich, und das lässt sich meistens gut über die Ernährung abdecken: Magnesium ist vor allem in Kürbis- und Sonnenblumenkernen enthalten, in Leinsamen, Sesam und Cashewkernen, in Sojaprodukten, Weizenkleie, Quinoa und Amaranth sowie in magnesiumhaltigem Mineralwasser (manche enthalten über 80 Milligramm pro Liter).

Unser Tipp

Kalzium am Morgen und Magnesium am Abend einnehmen.

Baust du diese Lebensmittel häufig in deinen Speiseplan ein, brauchst du nicht unbedingt zu Nahrungsergänzungsmitteln zu greifen, denn hier kann es Probleme bei der Wechselwirkung mit Kalzium geben (falls du ein Kalziumpräparat zum Schutz für Osteoporose einnimmst). Magnesium und Kalzium solltest du nie gleichzeitig einnehmen, da sie gegenseitig ihre Aufnahme im Darm beeinträchtigen. Wie schon beschrieben, hat **Vitamin D** einen starken Einfluss auf die Stimmung und die psychische Verfassung. Leider ist das Sonnenvitamin nur in wenigen Lebensmitteln enthalten. Dazu zählen fetter Seefisch, Pilze, Eigelb oder Käse. Den Großteil bildet der Körper mithilfe der Sonnenstrahlung selbst – dafür wichtig: tägliche Spaziergänge!

Bei all den Empfehlungen sollte aber eins nicht vergessen werden: der **Genuss**, der maßgeblich die Seele streichelt. Daher solltest du dir auf jeden Fall auch mal kleine Versuchungen erlauben. Dunkle Schokolade mit einem Kakaoanteil von über 80 Prozent beispielsweise hebt den Serotoninspiegel an. Auch die herrlich duftenden **Gewürze** Zimt, Safran, Kurkuma und Rosenblüten wirken sich positiv auf deinen Serotoninspiegel aus. Das in Kurkuma enthaltene Curcumin hat eine antioxidative und schützende Wirkung auf deine Nervenzellen und fördert bessere Laune und ausgeglichene Stimmung.

BEWEGUNGSTIPPS

Sport und Bewegung sind immer eine wunderbare Möglichkeit, etwas für dich selbst und gleichzeitig gegen die Beschwerden der Wechseljahre zu tun. Insbesondere bei schlechter Laune und düsterer Stimmung kannst du dich durch körperliche Aktivität wirksam in eine ganz andere Verfassung bringen. Du kannst deinen

Kopf ein Stück weit ausschalten und dich nur auf Bewegungsabläufe oder deine Atmung konzentrieren.

Es gibt eine Reihe von Studien, die belegen, dass allein 30 Minuten Bewegung am Tag an der frischen Luft die Produktion des wichtigen stimmungshebenden Hormons Serotonin ankurbelt.[75] Gleichzeitig wird eine hohe Ausschüttung von Stresshormonen wie Cortisol gedrosselt. Darüber hinaus fördert Sport unser Körpergefühl, wir fühlen uns nach Bewegung einfach besser in unserer Haut, nehmen unseren Körper und seine Bedürfnisse intensiver wahr. Auch das Erleben von Selbstwirksamkeit (»Ich kann etwas Positives bewirken!«) wird durch Sport gefördert und ist eng mit dem Selbstbewusstsein verknüpft. Können wir uns regelmäßig für Sport oder Bewegung aufraffen, vielleicht sogar kleine Ziele erreichen (zum Beispiel eine größere Joggingrunde, diese eine Yogahaltung oder endlich keine Rückenschmerzen mehr zu haben) oder neue Bewegungen erlernen, macht uns das stark, selbstbewusst und insgesamt zufriedener. Zudem ist Sport immer auch wertvolle *Me-Time*, eine Zeit, in der niemand etwas von uns will (außer vielleicht die Fitness- oder Yogalehrerin). Spüre in dich hinein, ob du dich lieber allein bewegen willst oder ob dir die Dynamik und die Gesellschaft einer Gruppe guttun.

Wir empfehlen keine besonderen Sportarten, denn du entscheidest, ob du dich auspowern willst oder die Ruhe des Yoga brauchst. Was wir aber empfehlen, ist täglich ein Spaziergang von mindestens einer halben Stunde an der frischen Luft, damit der Körper das essenzielle Vitamin D herstellen kann. Am besten lässt du dein Gesicht und die Unterarme (Ärmel kurz hochkrempeln) 15 Minuten von der Sonne bescheinen. Vor allem im Herbst und Winter ist das enorm wichtig.

UNTERSTÜTZUNG FÜR DIE SEELE

Immer mehr Studien belegen, was Meditierende und Yogapraktizierende seit Jahrtausenden erfahren: Durch regelmäßige Praxis von Meditation oder Yoga wächst das eigene Wohlbefinden, weil in der Atmung und Versenkung Eigenschaften wie Selbstvertrauen und Resilienz, aber auch Gelassenheit sowie liebevolle Hinwendung zum Leben gestärkt werden.[76] Da liegt der Zusammenhang zwischen Yoga,

Psychologie und Therapie nahe und auch hier zeigen Erhebungen, dass die Kombination für Betroffene sehr hilfreich ist. So ergab eine Metastudie der Universität Jena, dass regelmäßiges Hatha-Yoga bei der Behandlung leichter Depressionen oder anderer psychischer Störungen die Symptome und damit die Lebensqualität verbesserte.[77]

Auch Frauen im Wechsel kann es guttun, Momente in den Alltag einzubauen, in denen man nicht urteilt, nichts bewertet und einfach im Hier und Jetzt sein darf – gerade wenn deine Stimmungskurve die Richtung nach unten nimmt. Probiere es einmal aus, nimm dir Ruhe und Zeit, setze dich einfach hin, schließe die Augen und mache folgende leichte Meditation, die bestens für alle Einsteiger geeignet ist. Du wirst spüren, wie dir die Übung Energie gibt und »dein inneres Licht wieder leuchten lässt«, wie es die Münchner Yogalehrerin und -therapeutin Catherine Moll so schön formuliert, die für uns die im Folgenden beschriebene Meditation verfasst hat.

Nähre dein inneres Licht

»Zünde dein Leben an und suche die, die deine Flamme nähren.«
Rumi

Die Idee der folgenden Meditation ist, dein inneres Leuchten, dieses innere Feuer in dir zu nähren. Es bedarf keiner großen Anstrengung, um dies zu erreichen, sondern allein deine Aufmerksamkeit; der achtsame Blick nach innen genügt. Dein inneres Licht kann dir den Weg zeigen, gibt dir Führung und Struktur. Wenn die Flamme des Feuers zu groß wird, brennst du aus, verbrauchst zu viel Energie an Dinge, Menschen, Gedanken und Erinnerungen. Wenn das Feuer zu klein wird, gibt es kein Licht mehr in dir und alles fühlt sich dunkel und einsam an.

Anleitung für die Meditation

Komme in einen bequemen Sitz deiner Wahl. Richte deinen Torso, den Hals und den Kopf in ihrer natürlichen Aufrichtung aus. Weite dein Herz, indem du das Brustbein leicht anhebst. Die Hände liegen auf den Knien oder Oberschenkeln. Schließe die Augen und komm zur Ruhe.

Mit der Ausatmung denke dich nach unten zu deinem Becken, lasse es sinken und verwurzle dich nach unten, verbinde dich mit der Kraft der Erde. Mit der Einatmung wandere mit der Aufmerksamkeit über die Körperachse in der Mitte deines Körpers: beginnend im Becken zum Bauch- und Brustraum durch den Hals bis zum Kopf und zur Kopfkrone.

Finde immer wieder deine Aufrichtung, indem du deine Sitzbeine nach unten schiebst und die Kopfkrone Richtung Himmel streben lässt. Die Wirbelsäule ist lang und frei.

Mit der nächsten Ausatmung gehe mit deiner Aufmerksamkeit wieder entlang der Körperachse nach unten, mit der Einatmung lasse sie wieder aufsteigen bis zu deinem Stirnraum. Der Atem und die Aufmerksamkeit werden hierbei sanft gelenkt, ohne Anstrengung.

Nach einigen Atemzügen kannst du beginnen, ein Licht in dir zu visualisieren. Es wandert mit der Ein- und Ausatmung über deine Körperachse. Du kannst bewusst eine Farbe wählen, die dir in diesem Augenblick guttut.

Vielleicht entsteht ein Gefühl von Wärme oder Klarheit, vielleicht weitet sich auch deine Flamme aus, sodass du sie auch für andere zum Strahlen bringst. Denke aber immer wieder daran, dass du die Aufmerksamkeit entspannt durch deinen Körper führst, um dein Feuer zu nähren.

Solange es dir angenehm ist, fahre mit der Übung fort. Komme dann langsam wieder zu deiner natürlichen Atmung zurück und gib dir noch einen Moment, um nachzuspüren. Vielleicht nimmst du ja dein Licht mit in den folgenden Tag oder in deinen Schlaf.

Trockene Schleimhäute und vulvovaginale Atrophie

Während viel Mühe für die Hautpflege aufgebracht wird, wird dabei meist die innere Haut, die Schleimhaut, vergessen. Doch auch hier haben hormonelle Umstellungen einen erheblichen Effekt auf Feuchtigkeit, Elastizität und Widerstandskraft. Und schon sind wir wieder mitten in einem Thema, über das die meisten Frauen noch viel zu wenig wissen. Brennen, Jucken und Ausfluss sind oft der Anfang der vaginalen Trockenheit, gefolgt von Schmerzen beim oder nach dem Sex. Wechseljahresbedingte Scheidentrockenheit ist ein immer noch schambehaftetes Thema, über das sich viele nicht trauen, zu sprechen. Und so leidet man still vor sich hin, statt die Frauenärztin oder Heilpraktikerin um Rat zu fragen (mehr dazu im Abschnitt »Unterstützung für die Seele« ab Seite 246). Dabei betrifft das Problem sehr viele Frauen – und das gilt nicht nur für die Vagina und die Vulva, auch wenn darauf der Fokus liegt, weil es oft am meisten belastet. Vielleicht sind dir bereits weitere in Mitleidenschaft gezogene »Feuchtgebiete« aufgefallen: Der Mund fühlt sich trockener an und die Mundschleimhaut neigt zu Entzündungen, die Augen produzieren weniger Tränenflüssigkeit, sind häufiger gerötet und brennen nach dem Arbeiten am Bildschirm. Und so manch ein Blasenproblem kann durch eine nicht intakte Schleimhaut von Blase und Vagina entstehen (beide Eingänge liegen so nah beieinander, dass die Bakterien schnell wandern können), wenn diese wichtige Barrierefunktion hormonell bedingt sinkt.

Östrogene stabilisieren die gesamten Schleimhäute, insbesondere das Estriol (ein Hormon aus der Gruppe der Östrogene) durchfeuchtet sie. Es fördert das Wachstum und die Durchblutung der Schleimhaut sowie die Wundheilung nach Verletzungen. Mit sinkendem Östrogenspiegel wird auch die Schleimhaut der Vagina immer weniger durchblutet und sondert weniger Sekret ab. Die unterversorgte Schleimhaut kann dann atrophieren, das heißt, dass die Wand der Vagina Gewebe abbaut und sich nach und nach verdünnt. Möglicherweise ist sogar der äußere Schambereich, die

Vulva (Vulvalippen und Klitoris), betroffen, dann bezeichnet man dies als vulvovaginale Atrophie. Das passiert natürlich nicht von einem auf den anderen Tag, sondern schleichend. Anzeichen sind außer einer Trockenheit auch Juckreiz, Brennen oder Schmerzen, die völlig ohne Anlass, aber auch nach dem Sex, bei zu enger Kleidung oder nach dem Radfahren auftreten können.

Die vulvovaginale Atrophie kann Infektionen begünstigen, die ernsthafte Beschwerden bereiten können, weil die dünne Schleimhaut für Keime wie Pilze, Viren und Bakterien angreifbar wird. Normalerweise wird die Ansiedlung und das Wachstum schädlicher Keime von Milchsäurebakterien verhindert, die sich durch das naturgemäße Absterben der obersten Schleimhautzellen bilden. Liegt durch die hormonelle Schleimhautveränderung für die Milchsäurebakterien kein geeigneter Nährboden mehr vor, vermindern sie sich und das schützende saure Milieu wird alkalisch – Bakterien und Keime haben nun leichteres Spiel.

Entzündungen der Vagina können auch aus rein mechanischen Gründen entstehen, wenn das immer zarter werdende Gewebe beim Sex durch Reibung und gleichzeitige Trockenheit gereizt wird. Das musst du aber keineswegs so hinnehmen und aushalten. Es gibt viele gute Möglichkeiten, um die Schleimhaut zu pflegen und gut zu befeuchten, die wir nachfolgend vorstellen, sodass es erst gar nicht zu Schmerzen oder kleinen Verletzungen kommen muss.

Wichtig ist uns, noch zwei weitere Schleimhäute zu nennen, die durch die hormonelle Veränderung ebenfalls belastet werden können: das Zahnfleisch und die Darmschleimhaut. Das Zahnfleisch kann durch den sinkenden Östrogenspiegel anfälliger für Bakterien und Entzündungen werden. Zu nennen ist hier vor allem die hormonell bedingte Zahnfleischentzündung (Gingivitis), die meist mit einem geschwollenen, oft auch geröteten Zahnfleisch einhergeht, das leicht blutet. Hier solltest du nicht den Fehler machen und die Zähne aufgrund der Empfindlichkeit weniger putzen, denn dadurch können Beläge entstehen, die wiederum Entzündungen triggern. Neben einer regelmäßigen zahnärztlichen Kontrolle und einer guten Zahnhygiene ist es wichtig, den Speichelfluss, der für eine gesunde Mundflora sorgt, stets intakt zu halten (siehe »Tipps und einfache Anwendungen« ab Seite 236). Da immer noch viel zu wenig bekannt ist, dass viele Mund- und Zahnbeschwerden mit den Wechseljahren in Zusammenhang stehen können, werden Frauen oft falsch behandelt. Weise also auf jeden Fall deine Zahnärztin darauf hin, dass du im Wechsel bist.

Auch der Darm ist mit Schleimhaut ausgekleidet; hier kannst du über die Ernährung und eine ausreichende Flüssigkeitszufuhr viel Gutes zur Gesundheit der Darmwände beitragen. Denn ist die Darmschleimhaut intakt, kann der Darm seine vielen und wichtigen Funktionen optimal ausführen.

TIPPS UND EINFACHE ANWENDUNGEN

Die routinierte Intimpflege ist circa ab 50 genauso wichtig wie die tägliche Beauty-Routine. Leider ist das den wenigsten Frauen bekannt und wird auch selten kommuniziert – dabei kannst du dir viele Leiden ersparen, wenn du dich frühzeitig und mit geeigneten Mitteln um die Hautgesundheit deiner Vulva und Vagina kümmerst. Dazu ist keinesfalls eine übertriebene Hygiene nötig, denn die Vagina reinigt sich selbst und sollte nicht »ausgewaschen« werden. Zur Reinigung der Vulva reicht lauwarmes Wasser. Wenn etwas Duschgel verwendet werden soll, dann nur eine kleine Menge eines sehr milden Produkts. Viel wichtiger ist die regelmäßige Anwendung von Ölen oder Cremes zur Befeuchtung und Pflege des Intimbereichs – passende Heilpflanzen dazu stellen wir im Weiteren vor.

Auch mit der Wahl der Unterwäsche kannst du eine weitere Reizung der zarten Haut vermeiden: Achte hier auf eine gute Passform, denn alles, was einschneidet oder Reibung erzeugt, kann reizen – beispielsweise eine Naht. Bei besonders empfindlichen Frauen sind Tangas deshalb oft keine Option. Trage neu gekaufte Höschen immer erst, nachdem du sie mit einem milden Waschmittel gewaschen hast. Hautfreundliche Stoffe sind atmungsaktive Baumwolle oder Seide. Wichtig ist vor allem, dass der Schritt nicht von synthetischem Material bedeckt ist.

Unser Tipp

Trage nachts keinen Slip! Wenn die Haut an der frischen Luft ist und nichts scheuern kann, kann sie sich regenerieren.

MENSTRUATIONSHYGIENE IN DER WECHSELZEIT

Hast du noch deine Periode, entweder regelmäßig oder ab und zu, dann solltest du jetzt auf Tampons verzichten, da diese nicht nur die Periodenblutung aufsaugen, sondern auch die natürliche Feuchtigkeit der Vagina. Vielleicht ist dir auch schon aufgefallen, dass das Einführen eines Tampons immer beschwerlicher wird und sogar wehtun kann. Einige Frauen greifen dann zu Einführhilfen oder beschichteten Tampons, die mit synthetischen Polymeren ummantelt sind, also mit Kunststoffen. Zwar besteht auch eine Menstruationstasse aus Kunststoff, aber sie ist wiederverwendbar und aus medizinischem Silikon ohne Weichmacher hergestellt. Eine Tasse ist auf alle Fälle eine gute Alternative und trocknet zudem die Vagina nicht aus. Das gilt auch für Binden, aber auch hier solltest du darauf achten, Produkte ohne synthetische Fasern zu verwenden, da diese dem vaginalen Milieu und auch der Vulvahaut durch vermehrtes Schwitzen schaden können und sie somit anfällig für Intiminfektionen machen.

VORSICHT BEIM RASIEREN!

Die Intimrasur, insbesondere die vollständige Entfernung der Schamhaare mit einem Nassrasierer, birgt durchaus Verletzungsgefahr. Wir kennen das alle, wenn es morgens wieder mal schnell gehen muss, die Klinge nicht die neuste ist und man noch verschlafen grobmotorisch ohne viel Schaum den Rasierer schwingt ... Und schon tropft etwas Blut. Aua! Nein, das sollte uns jetzt nicht mehr passieren. Denn bereits kleine Schnitte sind ideale Eintrittspforten für Keime aller Art.

Der Übergang von äußerer zu innerer Schamlippe ist besonders heikel und empfindlich, sodass Rasieren, ein *Waxing* oder *Sugaring* so nah an der beginnenden Schleimhaut nicht zu empfehlen sind. Auch beim Epilieren kann es durch eingewachsene Haare zu Entzündungen kommen. Wenn du jetzt rasierst, solltest du ganz besonders vorsichtig sein und deine Haut anschließend gut pflegen, eventuell mit einer Wundheilsalbe. Vor allem: Rasiere nicht täglich, damit sich die Haut zwischenzeitlich regenerieren und sich kleine Wunden wieder verschließen können. Eine weitere Möglichkeit ist, das Schamhaar nahe den Schamlippen mit einer Schere (mit abgerundeten Spitzen) oder einem elektrischen Langhaarrasierer zu kürzen.

NATÜRLICHE PFLEGE UND GLEITMITTEL FÜR VULVA UND VAGINA

Es macht einen großen Unterschied, ob die Haut schon irritiert ist und schmerzt oder ob du etwas gegen die Trockenheit tun möchtest, eventuell vorbeugend. Empfehlenswert sind bei irritierter Haut regenerierend wirkende milde Öle wie das **Nachtkerzenöl** oder **Granatapfelsamenöl**. Interessant ist auch der wertvolle neuseeländische **Manuka-Honig**, dessen heilende Wirkung entzündungshemmend und pilzfeindlich ist. Zudem lässt er kleine Wunden schneller abheilen und unterstützt die Neubildung der Hautzellen. Enthält dieser Honig mindestens 400 Milligramm MGO (Methylglyoxal), spricht man von einer ausgezeichneten Qualität. Du brauchst hier, genauso wie bei den Ölen, nur eine minimale Menge (einige Tropfen), die je nach Stärke deiner Beschwerden ein- bis dreimal täglich auf die Vulva und den Eingang der Vagina aufgetragen werden. Am einfachsten geht das mit deinem gut gewaschenen Finger.

Als tägliche vorbeugende Pflege wie auch als Gleitgel beim Sex ist reines, unparfümiertes **Aloe-vera-Gel** in Bioqualität sehr gut geeignet. Es befeuchtet die Haut und wirkt leicht antiseptisch. Viele Frauen mögen die angenehm kühlende Konsistenz des Gels, das schnell einzieht und sich im Gegensatz zu einem Öl nicht fettig anfühlt.

REGENERIERENDE BLÜTEN FÜR ALLE SCHLEIMHÄUTE

Es gibt einige Pflanzen, die Schleimstoffe beinhalten, die sich umhüllend auf unsere gesamten Schleimhäute legen und dadurch reizmildernd und feuchtigkeitsbewahrend sind. Innerlich eingenommen, können sie bereits ab dem Mundraum und über den Verdauungstrakt ihre Wirkung entfalten, lokal angewandt im Intimbereich. Die **weiße Taubnessel** ist eine aus der Klostermedizin bekannte Heilpflanze, die antientzündlich und schützend auf Schleimhäute wirkt, ebenso wie die **wilde Malve** (bitte nicht mit Hibiskus verwechseln). Ein bewährter Klassiker für die Hautgesundheit ist das wundheilende, hautsanierende und juckreizlindernde **wilde Stiefmütterchen**, medizinisch *Viola tricolor* nach seiner hübschen Dreifarbigkeit benannt. Ein Tee aus allen drei Heilkräutern befeuchtet und regeneriert die Schleimhaut von innen heraus, eine Waschung oder ein Sitzbad helfen von außen.

Anleitung für die Schleimhautpflege mit Tee, Waschungen und Sitzbad

20 g wilde Malve • 20 g Stiefmütterchen • 20 g Taubnesselblüten

1. Mische die Heilpflanzen aus der Apotheke oder dem Kräuterladen zusammen. Übergieße für 1 Tasse Tee circa 2 Teelöffel der Mischung mit abgekochtem Wasser und lasse sie 10 bis 15 Minuten ziehen, bevor du die Kräuter abseihst. Hiervon kannst du täglich 2 Tassen zur Stärkung der innerlichen Schleimhautfunktion trinken.
2. Den Tee nach selbem Rezept kannst du auch abgekühlt zur regenerierenden Waschung im Schambereich nutzen oder für ein reizlinderndes Sitzbad. Koche dafür 5 Esslöffel der getrockneten Blütenmischung in einem Topf mit 1 Liter Wasser auf. Lasse sie 15 Minuten ziehen, bevor du sie abseihst. Mische sie in der Bade- oder Duschwanne mit warmem Wasser und wende die Intimpflege bei angenehmen 36 bis 38 Grad Celsius für 10 bis 20 Minuten an.

BEFEUCHTUNG VON NASEN- UND MUNDSCHLEIMHAUT

Wenn sich die Schleimhäute der Nase trocken anfühlen, kannst du sie mit Sesamöl pflegen. Gib einfach ein bis zwei Tropfen Öl auf deine saubere Fingerkuppe und massiere es sanft in beide Nasenlöcher ein.

Für die Befeuchtung der Mundschleimhaut hier ein einfacher Tipp: Kaue zuckerfreies, mineralölfreies Kaugummi oder lutsche zuckerfreie Bonbons – das regt die Speichelproduktion an, die für eine gesunde Mundflora sorgt. Auch Joghurt hilft vielen bei Mundtrockenheit; er kühlt nicht nur, sondern neutralisiert mit einem pH-Wert von über sechs Säuren und unterstützt die Balance des Mikrobioms im Mund. Wenn du magst, kannst du auch einmal Ölziehen mit Sesam- oder Kokosöl probieren: Nimm morgens vor dem Zähneputzen einen Esslöffel mit Öl und bewege es rund fünf Minuten im Mund hin und her. Spucke es danach aus (nicht ins Waschbecken, besser in den Mülleimer) und spüle den Mund gut aus. Ölziehen kann man bei Bedarf täglich anwenden oder sooft man möchte.

Stilles Wasser trinken

Wie auch der äußeren Haut tust du den Schleimhäuten etwas wirklich Gutes, indem du Wasser trinkst. Nur stilles Wasser ist ähnlich unserem ursprünglichen Körperwasser. In allen unseren Zellen ist Wasser der Hauptbestandteil, im gesamten weiblichen Körper macht es 45 bis 60 Prozent aus und nimmt im Alter ab. Eine tägliche ideale Trinkmenge liegt bei 35 Milliliter pro Kilogramm Körpergewicht.

WIE NATURHEILKUNDE UND HOMÖOPATHIE HELFEN KÖNNEN

Die vulvovaginale Gesundheit, genauer gesagt die Aufklärung darüber, ist leider mal wieder ein Paradebeispiel für das Missachten der Bedürfnisse von Frauen in den Wechseljahren. Die vielen Beschwerden, die durch den Rückgang der Schleimhaut entstehen, könnten frühzeitig behandelt werden und würden sogar, wenn man bereits prophylaktisch vorsorgt, nicht unbedingt entstehen. Also bitte scheue dich nicht, deine Ärztin oder Heilpraktikerin darauf anzusprechen, und gehe zur Gynäkologin, wenn du Schmerzen hast oder immer wieder unter Infektionen leidest.

Viele vorbeugende Maßnahmen, besonders aus der Pflanzenheilkunde, helfen sehr effektiv und nachhaltig. Wie bereits erwähnt, ist die regelmäßige Pflege das Wichtigste. Eine Unterstützung durch eine Vaginalsalbe mit dem bioidentischen Hormon Estriol ist für manche Frauen, die bereits erhebliche Schmerzen, chronische Hautveränderungen, häufige Blasenentzündungen oder wiederkehrende Infektionen erleiden müssen, mitunter eine sinnvolle Therapie, die mit der Gynäkologin besprochen werden kann (mehr Informationen zu bioidentischen Hormonen findest du ab Seite 134). Auch bieten immer mehr speziell ausgebildete Gynäkologinnen eine Laserbehandlung an, die in mehreren Sitzungen die atrophische Schleimhaut nachhaltig sanieren soll.

»GUTE« BAKTERIEN FÜR DIE VAGINALE FLORA

Die Vagina wird von verschiedenen Keimen besiedelt und hat ein eigenes Mikrobiom. Unter dem Begriff »Mikrobiom« versteht man die Gesamtheit aller Mikroben – in der Vagina besteht es zu circa 70 Prozent aus Laktobazillen, auch **Milchsäurebakterien** genannt. Wenn das Mikrobiom durch hormonelle Schwankungen durcheinandergerät, ist es möglich, die Flora, die sich normalerweise von ganz allein bildet, zu unterstützen. Ein feuchtigkeitsspendendes Gel mit Milchsäurebakterien hilft dabei, die Vaginalflora zu stabilisieren. Das gilt besonders dann, wenn es bereits im Vorfeld zu Infektionen kam. Hier nimmst du circa eine Woche lang jeden Abend vor dem Schlafengehen eine Dosis eines Gels, das meistens in praktischen Applikatoren einfach in die Vagina einzuführen ist (z. B. KadeFungin Milchsäurekur oder Lactofem). Lokal bewirken auch Vaginalzäpfchen oder Kapseln mit Bakterien effektiv eine schnelle Ansäuerung des pH-Werts. Die Zäpfchen sollten vor der Verwendung eher kühl gelagert werden (am besten im Kühlschrank), da es sich um lebendige, aber gefriergetrocknete Kulturen von Bakterien handelt. Für eine Wochenkur täglich oder prophylaktisch kannst du diese Kapseln oder Zäpfchen ein- bis zweimal pro Woche vaginal anwenden (z. B. Döderlein Vaginalkapseln oder Vagiflor Vaginalzäpfchen).

PFLANZENKRAFT FÜR DIE VULVOVAGINALE HAUT

Bei vulvovaginaler Trockenheit empfiehlt sich **Sanddornöl** *(Hippophae rhamnoides)* aus den Kernen und dem Fruchtfleisch. Sanddornöl verschafft rasche Linderung durch die satte Kombination aus Fruchtsäuren und den Vitaminen A, C und E. Leider färbt das wundheilende Öl durch seine kräftig orangene Farbe stark und ist deshalb nicht ohne Schutz für die Unterwäsche auf der Haut zu empfehlen. Alternativ lassen sich die Inhaltstoffe des Öls auch oral einnehmen (z. B. Femisanit Kapseln, 2-mal täglich bis zu 2 Kapseln).

Die Samen des köstlichen **Granatapfels** *(Punica granatum)* enthalten eine Art »pflanzliches Östrogen« und unterstützen die hormonelle Balance, durchfeuchten und regenerieren. Von der Firma PEKANA gibt es Kapseln, die oral (Delima, 2-mal täglich 1 Kapsel) eingenommen werden können und durch den leichten östrogenisierenden Effekt auch gegen Hitzewallungen helfen, sowie zur lokalen Anwendung Vaginalzäpfchen (Delima feminin) mit dem wertvollen Granatapfelsamenkernöl. Vorbeugend eignen sich die Zäpfchen zwei- bis dreimal in der Woche vor dem Schlafengehen. Sie können auch ungefähr 15 Minuten vor dem Sex eingeführt werden und sind ein tolles pflegendes Gleitmittel. Bei der Verhütung mit Kondomen solltest du sie aber vorsichtshalber nicht anwenden.

Ein Extrakt des »Phytohormons« **Hopfen** *(Humulus lupulus)* schützt durch antioxidative Eigenschaften die Vaginalflora und bewahrt die Elastizität des vulvovaginalen Gewebes. Das Gel Gynomunal kann äußerlich und innerlich verwendet werden und beinhaltet neben dem Hopfen auch Hyaluronsäure zum Erhalt der Feuchtigkeit. Du kannst es als intensive einwöchige Kur oder präventiv ein- oder zweimal wöchentlich anwenden.

INFEKTIONEN VORBEUGEN UND HILFE BEI AUSFLUSS

Wenn es darum geht, wiederkehrende Infekte und störenden Ausfluss vorzubeugen und bestenfalls bei ersten Anzeichen abzuwenden, werden neben feuchtigkeitsspendenden auch antiseptische, also keimtötende, Wirkstoffe benötigt. Das **Teebaumöl** *(Melaleuca alternifolia)* hemmt das Wachstum von Keimen sehr zuverlässig. Die Zäpfchen von Vulniphan beinhalten Teebaumöl, Ringelblume, Aloe vera und Hyaluronsäure – eine gute Kombination, um zu pflegen sowie reizlindernd und antientzündlich zu wirken.

Der aromatische **Majoran** *(Origanum majorana)* hat durch seine ätherischen Öle eine große antimikrobielle Kraft, besonders bei bakteriellem Ausfluss. Dieser ist typischerweise eher dünnflüssig, manchmal auch etwas schaumig, weist eine gräulich-weiße Färbung auf und riecht unangenehm fischartig. Ein Juckreiz ist, im Gegensatz zu Pilzinfektionen, meist nicht dabei. Das Majorana Vaginalgel von WALA wird ein- bis zweimal am Tag für circa drei Tage mit einem Applikator, am besten im Liegen, in die Vagina eingeführt. Sollte keine Besserung eintreten, solltest du deine Gynäkologin aufsuchen. Eine große Frauenheilpflanze ist die **Melisse** *(Melissa officinalis)*, die auch bei Ausfluss und nicht intakter Schleimhaut von großem Nutzen sein kann. In den Vaginalzäpfchen Majorana/Melissa von Weleda ergänzt sie den

Majoran. Falls doch mal eine Antibiotikagabe nötig ist, beispielsweise bei einer Blasenentzündung, sind die Zäpfchen gut zur Nachbehandlung und Instandsetzung der vaginalen Flora geeignet. Abends wird ein Zäpfchen vor dem Zubettgehen für circa drei Nächte angewandt.

GEREIZTE UND TROCKENE AUGEN

Vielen Frauen fällt die erhöhte Empfindlichkeit der Augen auf, wenn ihnen windiges Wetter zu schaffen macht oder die Sonnenbrille vergessen wurde. Andere haben nach einem Arbeitstag vor dem Bildschirm vermehrt rote, brennende Augen. Neben den hormonell bedingten Beschwerden verändert sich außerdem die Sehkraft und eine Weitsichtigkeit macht sich bemerkbar. Es lohnt sich, die Augen zu pflegen und zu entlasten, denn sie sind stark gefordert und verarbeiten alle visuellen Eindrücke.

Gereizte Lidränder und trockene Bindehaut kannst du sehr einfach mit Tee aus **Fenchelsamen** beruhigen. Gib etwas abgekühlten Tee auf Kompressen oder Wattepads und lege diese auf die Augen. Zur reinen Befeuchtung gibt es viele Tropfenpräparate mit **Hyaluronsäure**, die einen schützenden Film auf den Augen bildet. Die traditionelle und bewährte Heilpflanze für die Augen ist der **Augentrost** *(Euphrasia officinalis)*, denn er wirkt reizlindernd und schützt das Auge vor schädlichen Keimen. Es gibt verschiedene wohltuende Augentropfen (z. B. Euphrasia Augentropfen von WALA, Visodoron-Euphrasia-Augentropfen von Weleda oder Herba-Vision Augentrost). Das homöopathisch verarbeitete **Schöllkraut** *(Chelidonium)* hilft gegen das störende Trockenheitsgefühl, erfrischt müde Augen und unterstützt die Bildung von mehr Tränenflüssigkeit (z. B. Chelidonium Rh D 4 Augentropfen von Weleda oder Chelidonium comp. Augentropfen von WALA).

ERNÄHRUNGSEMPFEHLUNGEN

Um deine Schleimhäute im gesamten Organismus gut zu durchfeuchten, hilft als Erstes, ausreichend zu trinken. Wir empfehlen wie immer Wasser und ungesüßte Kräutertees. Es wird oft behauptet, dass Kaffee eine austrocknende Wirkung hat – allerdings haben das Studien inzwischen widerlegt.[78] Zudem macht immer die Menge das Gift. Im Gegensatz zu Kaffee entzieht Alkohol dem Körper Wasser. Wer also abends ein Glas Wein trinkt, sollte parallel dazu mindestens zwei Gläser Wasser zu sich nehmen. Leidest du stark unter der Trockenheit deiner Schleimhäute, solltest du versuchen, deinen Salzkonsum einzuschränken – es gibt inzwischen jede Menge Würzmittel in allen erdenklichen Geschmacksnoten (wie mediterran oder bayerisch), die ausschließlich aus Kräutern bestehen und ganz ohne Salz auskommen. Um die Schleimhäute gesund zu halten, hilft hier allgemein – wie schon im Abschnitt zur gesunden Haut ab Seite 80 beschrieben – eine Ernährung, die reich an Biotin, Betacarotin und Vitamin B_2 ist. Damit die Schleimhaut die Feuchtigkeit besser speichert, sind ungesättigte Omega-3-Fettsäuren hilfreich. Du kannst sie vor allem über fette Fische wie Lachs, Hering, Makrele und Sardellen, aber auch in Form von nussig schmeckenden Hanfsamen (1 Esslöffel pro Tag ins Müsli, in einen Joghurt oder über den Salat – viel trinken, da die Samen aufquellen), Brennnesselsamen (täglich 1 bis 2 Teelöffel zum Verfeinern von Salaten, Suppen oder ins Pesto), geschroteten Leinsamen (1 Esslöffel pro Tag ins Müsli) oder Leinöl (1 bis 2 Esslöffel pro Tag über Kräuterquark oder Salat) zu dir nehmen.

Unser Tipp

Laut einer Studie soll der Verzehr von ein bis zwei Äpfeln täglich für eine gute Durchblutung und Durchfeuchtung der Vagina sorgen.[79] Warum das hilft, ist nicht eindeutig geklärt. Es könnte am enthaltenen Flavonoid Phloridzin liegen, der dem weiblichen Sexualhormon Estradiol ähnelt.

Zur Durchfeuchtung der Schleimhaut hast du schon den Granatapfel kennengelernt. Das **Granatapfelsamenöl** enthält Punicinsäure, die zu den eher seltenen Omega-5-Fettsäuren gehört und besonders hautregenerierende und feuchtigkeitsspendende Eigenschaften besitzt. Das nussig schmeckende Öl passt hervorragend zu Salaten, Dips oder über Kräuterquark. Küchenkräuter wie **Rosmarin** und **Basilikum**, **Thymian** und **Majoran** sind nicht nur lecker, sie gelten auch als wärmend und sorgen für eine gute Durchblutung des Beckens, die wiederum für Durchfeuchtung und Regeneration sorgt. Es lohnt, diese Pflanzen vermehrt in den Speiseplan einzubauen.

PROBIOTIKA FÜR EINE GESUNDE VAGINA

Auch über die Ernährung kannst du dafür sorgen, dass deine Vaginalflora intakt bleibt und eine bunte Vielfalt an schützenden Milchsäurebakterien *(Lactobacillus)* besitzt. Geeignete Lebensmittel mit Probiotika sind Naturjoghurt, Kefir, Ayran, Lassi und Dickmilch, Sauerkraut, Kimchi, Tempeh und Miso.

EMPFEHLUNGEN AUS DEM AYURVEDA UND DER TCM

Die wichtigste Empfehlung aus dem Ayurveda bei trockenen Schleimhäuten ist, ausreichend warme, saftige und feuchte Nahrung zu sich zu nehmen, wie Suppen und Eintöpfe aus frischem Gemüse mit leichtem Getreide wie Dinkel, Reis oder Couscous und eventuell Hähnchenfleisch. Zum Frühstück empfiehlt sich gedünstetes Obst oder warmes Porridge, als leichtes Mittagessen auch mal Milchreis oder Grießbrei. Verwende hochwertige Fette und Öle wie Ghee, Olivenöl und Sesamöl und milde, verdauungsfördernde Gewürze wie Kurkuma, Koriander, Kardamom, Kümmel und Vanille. Vermeiden solltest du scharfe Gewürze, Fettes und Frittiertes sowie kalte Speisen, Salate, Rohkost, Limonade und Eis.

Auch die TCM empfiehlt bei trockenen Schleimhäuten warme, gekochte Kompotte (vor allem Birnenkompott) und Suppen, vorzugsweise aus rotem und grünem Gemüse wie Karotte, Kürbis, Süßkartoffel, rote Rüben, Spinat und Fenchel – oder aus Gerste, die aus Sicht der TCM bei Trockenheitssymptomen und entzündeten Schleimhäuten als hilfreich gilt.

BEWEGUNGSTIPPS

Um Schleimhäute intakt zu halten, ist es vor allem entscheidend, ihre Durchblutung zu verbessern. Das gelingt durch alle Sportarten, die Bewegung in die Beckenregion bringen, damit der Intimbereich gut durchwärmt und durchblutet wird, wie beispielsweise Bauchtanz, Luna-Yoga, Hula-Hoop. Du kannst aber auch einfach zu Hause die Hüfte kreisen und tanzen. Wenn das nichts für dich ist, sind auch Beckenbodenübungen (siehe ab Seite 198) sehr hilfreich.

Die vergnüglichste Art zur optimalen Durchblutung der Schleimhäute ist eigentlich Sex – wenn da nicht die Scham vor der Trockenheit wäre oder die Schmerzen, weil man nicht so schnell feucht wird. Wenn dir Sex Spaß macht, solltest du keinesfalls in eine Vermeidungshaltung verfallen, denn du weißt ja jetzt, wie du deine Vulva und Vagina pflegen, schützen und befeuchten kannst.

UNTERSTÜTZUNG FÜR DIE SEELE

Aus vulvovaginalen Beschwerden ergeben sich eine ganze Reihe von unangenehmen Gefühlen und Zuständen, über die man ungern spricht, wie zum Beispiel:

- Ich leide unter Juckreiz, Brennen, Entzündungen, geschwollenen Schamlippen, Schmerzen.
- Ich habe überhaupt keinen Spaß beim Sex. Alles tut mir weh.
- Ich bekomme keinen Orgasmus mehr; alles fühlt sich anders an.
- Ich bin so empfindlich – mal ungewohnt übererregt, mal ist jede Berührung unerträglich.
- Ich werde nicht richtig feucht; ich habe Sorgen, dass der Eindruck entsteht, ich hätte keine Lust.
- Ich fühle mich unhygienisch, habe immer Ausfluss und einen strengen Geruch.

Das alles sind zutiefst einschränkende und belastende Empfindungen, die uns extrem peinlich sind und die wir oft in der Partnerschaft nicht ansprechen. Stattdessen ziehen wir uns nicht selten immer mehr aus sexuellen Aktivitäten zurück. Mit Freundinnen teilen wir diese intimen Dinge meist ebenso wenig. Leider entgeht uns deswegen, wie häufig auch sie betroffen sind. Es ist wirklich wichtig zu wissen, dass sich Begebenheiten in den Wechseljahren verändern, die uns ganz besonders betreffen, und vielleicht auch in Bereichen, mit denen wir nicht damit gerechnet haben. Oft fällt es uns dann besonders schwer, darüber zu sprechen. Das kann so weit gehen, dass manche Frauen keine Vorsorgeuntersuchung mehr bei der Gynäkologin zulassen, weil sie sich für den »Zustand« ihrer Geschlechtsorgane schämen und sie es als Tortur empfinden, vaginal untersucht zu werden.

So weit darf es nicht kommen. Auch wenn sich deine Vulva und Vagina verändern, sie anspruchsvoller, pflegeintensiver und empfindlicher werden – sie sind ein wichtiger Teil von dir und deinem Frausein. Thematisiere sie, nimm sie wahr und tausche dich über deine Probleme und Fragen mit anderen Frauen aus.

SPECIAL

Übersicht über die wichtigsten Wechseljahreshelfer

Es gibt Heilpflanzen, Vitalpilze, homöopathische Mittel oder Mineralstoffe, die wir im Buch bei den unterschiedlichsten Beschwerden immer wieder beschreiben und empfehlen. Grund dafür ist, dass sie erfahrungsgemäß als wirkungsvolle Begleiter in den Wechseljahren gelten und praktischerweise gleich mehrere Beschwerden lindern können. Wir stellen dir hier noch mal zusammengefasst **unsere Best-of** vor.

Brennnessel *(Urtica dioica)*: bei Blutarmut, Haarausfall, Gelenkschmerzen, Wassereinlagerungen, Reizblase, sexueller Unlust

Frauenmantel *(Alchemilla vulgaris)*: bei Zyklusstörungen, prämenstruellen Beschwerden, Bindegewebsschwäche, Senkungsbeschwerden, starken Blutungen, schmerzhaften Blutungen, Wassereinlagerungen, Vaginalinfekten

Hopfen *(Humulus lupulus)*: bei Hitzewallungen, nervöser Unruhe, Schlafstörungen, Verdauungsstörungen, Schleimhauttrockenheit, Libidoverlust
Gegenanzeigen: Bei östrogenabhängigen Tumorerkrankungen sollte Hopfen nicht angewendet werden.

Magnesium (Mineralstoff): bei Herzrhythmusstörungen, Muskelkrämpfen, Kopfschmerzen, Konzentrationsschwierigkeiten, Reizbarkeit, Nervosität, Verstopfung, Schlafstörungen
Gegenanzeigen: Bei eingeschränkter Nierenfunktion oder sehr niedrigem Blutdruck sollte Magnesium nicht angewendet werden.

Melisse *(Melissa officinalis)*: bei nervöser Unruhe, Herzbeschwerden, gereizten Schleimhäuten, vaginalen Infekten, Schlafstörungen, Stressbelastung, Stimmungsschwankungen, Ängsten

Reishi (*Ganoderma lucidum*): bei Stimmungsschwankungen, Schlaflosigkeit, Konzentrationsschwierigkeiten, Hitzewallungen, Herz-Kreislauf-Problemen, Hormonschwankungen, nervöser Unruhe, Hautalterung, Haarausfall, Bluthochdruck

Rhapontikrhabarber (Sibirischer Rhabarber, *Rheum rhaponticum*): bei Hitzewallungen, Schleimhauttrockenheit, Schlafstörungen, Ängstlichkeit, depressiven Verstimmungen, Kopfschmerzen

Gegenanzeigen: Bei östrogenabhängigen Tumorerkrankungen sollte Rhapontnikrhabarber nicht angewendet werden.

Rosmarin (*Rosmarinus officinalis*): bei Konzentrationsschwierigkeiten, Kreislaufschwäche, Verdauungsschwäche, Blähungen, niedrigem Blutdruck, geistiger Erschöpfung, depressiven Verstimmungen, Kopfschmerzen

Sepia (*Sepia officinalis*): bei Hitzewallungen, Schweißausbrüchen, Müdigkeit, Kälteempfinden, Schlafstörungen, Haarausfall, Reizbarkeit, Traurigkeit, Ängstlichkeit, Erschöpfung, Blasenschwäche, Senkungsbeschwerden, Kopfschmerzen

Traubensilberkerze (*Cimicifuga*): bei Hitzewallungen, Schleimhauttrockenheit, Schlafstörungen, nervöser Unruhe, depressiven Verstimmungen, Erschöpfung, Muskel- und Gelenkschmerzen

Gegenanzeigen: Bei Lebererkrankungen und östrogenabhängigen Tumorerkrankungen sollte Silberkerze nicht angewendet werden.

Yamswurzel (*Dioscorea villosa*): bei Gelenkschmerzen, Magen-Darm-Beschwerden, nervöser Unruhe, Stimmungsschwankungen, prämenstruellen Beschwerden, Brustspannen, Wassereinlagerungen

Gegenanzeigen: Bei östrogenabhängigen Tumorerkrankungen sollte Yamswurzel nicht angewendet werden.

Kapitel 4

Jede Frau ist anders

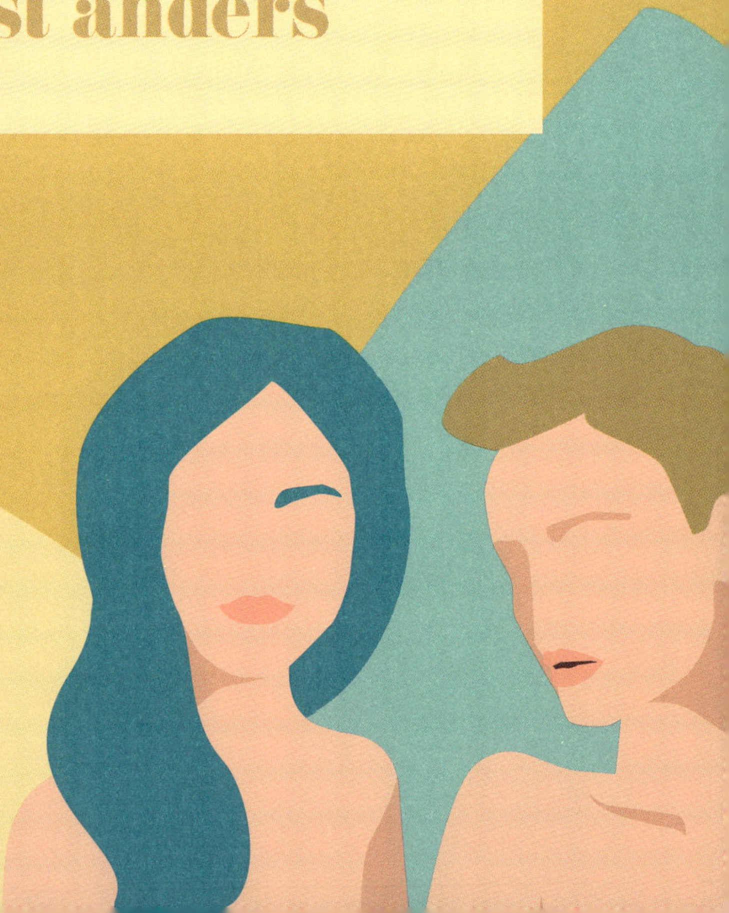

Meine Freundin hat ganz andere Wechseljahresbeschwerden als ich! Warum bekomme ich meine Periode nicht mehr, obwohl meine Schwester ein paar Jahre älter ist und immer noch regelmäßig blutet?

Wechseljahre haben viele unterschiedliche Facetten, Ausprägungen, Vorgeschichten, Zeitpunkte, Abläufe. Jede Frau empfindet und erlebt sie anders und dennoch scheint es manchmal so, als würde vieles wahllos die eine treffen und die andere gar nicht oder zumindest nicht so schlimm. Nur eins ist gleich: Alle Frauen kommen in die Wechseljahre. Tausche dich mit anderen Frauen aus, ohne ständige Vergleiche zu ziehen, und finde mehr über dich heraus. Ein Blick auf die eigene Lebenssituation ist unvermeidlich, um das, was dir in den nächsten Jahren passieren wird, besser einschätzen und leiten zu können. Unser Lebensstil spielt eine nicht unerhebliche Rolle dabei, auch deine individuelle Stressbelastung und die Art und Weise, wie du mit Stress umgehst. Ebenso haben der grundsätzliche Umgang mit Veränderung und dem Älterwerden einen Einfluss. Zufriedenheit und Gelassenheit werden weder Hitzewallungen noch trockene Schleimhäute verhindern, aber vielleicht den Blick darauf.

Auch wenn es herausfordernde Phasen geben wird, können ebenso Veränderungen passieren, die durchaus bereichernd oder wegweisend sind. Mit der für dich geeigneten Unterstützung und Hilfe sowie dem Bewusstsein, dass eine Wandlung bevorsteht, die ein wichtiger, naturgegebener Teil des Frauseins ist, musst du dich sicherlich nicht mit vielen Jahren des Leidens abfinden, sondern kannst deinen Weg durch die Wechseljahre so gestalten, wie es dir guttut.

Sich selbst bewusst werden

»Wir haben zwei Leben, und das zweite beginnt, wenn du erkennst, dass du nur eins hast«, soll der brasilianische Schriftsteller Ricardo Gondim geschrieben haben. Genau diese Erkenntnis fällt meist in die Lebensmitte, also mitten in die Zeit des Wechsels. Auch wenn uns vielleicht klar ist, dass sich hier die Chance zu einer befreienden Zäsur oder einer Neuorientierung auftun kann, wenn die Kinder aus dem Haus oder aus dem Gröbsten raus sind und wenn uns das Altern nicht völlig verschreckt, kann es dennoch sein, dass wir durch Wechseljahresbeschwerden und unsere Lebensumstände zeitweise zu erschöpft sind, um uns bewusst neu zu sortieren, und keinen klaren Kopf haben, die Chancen des Wechsels anzugehen. Die hormonelle Situation des Wechsels kann uns immens schwächen, unsicher machen oder viel zu genervt, um auch nur einen Funken Interesse an tiefgehenden Sinnfragen zu haben.

Wenn du dich in diesem nicht unüblichen Stadium befindest, solltest du wissen: Auch das ist eine Phase, die mehr als berechtigt ist. Der Körper hat viel zu regulieren und neu zu ordnen. Der Wechsel vollzieht sich glücklicherweise nicht innerhalb weniger Wochen oder Monate, sondern es sind mehrere Jahre, in denen sich wellenförmige Veränderungen auf körperlicher und seelischer Ebene zeigen. Oft rauben diese Umstellungen Energie und sicherlich wird das eine oder andere Tal zu durchwandern sein. Dieser Weg lässt sich nicht nur durch Aktivitäten, wie Hormon-Yogakurse, Ernährungsumstellungen oder anregende Gespräche mit Freundinnen, beschreiten. Wichtige Prozesse zum Wandel der persönlichen Situation können genauso zurückgezogen in der Badewanne oder in der löchrigen Jogginghose auf der Couch angestoßen werden. Es ist wichtig, zur Ruhe zu kommen, um überhaupt spüren zu können, wohin es gehen könnte. Was ist mir wichtig, was will ich, was nicht? Das sind die Fragen, die dir begegnen werden.

Durch die hormonellen Umstellungen werden wir nicht zu einer neuen Person, aber wir verändern uns. In unserem Leben sind wir bislang in zahlreiche Rollen geschlüpft. In manche davon aus Unsicherheit, vor allem in der Jugend, als wir noch nach Orientierung und einer Identität gesucht haben. In andere aus Überzeugung und Liebe, wie in die Rolle der Mutter, der Ehefrau, der Freundin oder der (Geschäfts-)Partnerin. Einige davon sind uns geblieben und wurden Teil von unserem Selbst – aus Überzeugung und Liebe eben. Andere Rollen haben wir einfach immer weitergespielt, obwohl sie nicht wirklich eins mit uns wurden – vielleicht, weil wir keine andere Wahl hatten oder weil wir Menschen um uns herum nicht enttäuschen oder verletzen wollten. Denn manche Rollen sind Erwartungen anderer, die von außen seit Jahren an uns herangetragen werden. Wäre es nicht jetzt an der Zeit, sich von diesen zu befreien? Es gilt auch, genau hinzuschauen: Kann ich vielleicht etwas abstreifen, das nicht mehr zu mir passt, das mich bremst oder in meiner Entwicklung und meiner Zufriedenheit behindert? Kann ich viel mehr ich selbst sein?

Da wir hier beim Thema Rollen angekommen sind: Warum gibt es eigentlich kaum Frauenbilder in der Öffentlichkeit, die uns mit »50+« widerspiegeln und uns vielleicht als Vorbilder dienen könnten? »Spätestens ab 40 fangen die meisten Frauen an zu spüren, dass sie anders wahrgenommen werden. Dabei gibt es eigentlich nur einen Punkt, über den sie offen reden: den Verschwindefluch. Wenn sie in einen Raum kommen, schauen immer weniger Männer – und Frauen! – sie an. Sie werden unsichtbar«,[80] sagt Bascha Mika, die ehemalige Chefredakteurin der *taz*, die das Buch *Mutprobe* über das Älterwerden von Frauen geschrieben hat.[81] Frauen in unserem Alter sind einfach weg, uninteressant, unsichtbar – in der Öffentlichkeit, in der Werbung, in Filmen.

Rund acht Millionen Frauen hierzulande befinden sich in den Wechseljahren. Statt eine Vielfalt dieser Frauen abzubilden, bekommen wir sie entweder gar nicht zu sehen oder in Form von folgenden Stereotypen: die von Selbstoptimierung getriebene Frau ohne Alter, die dank sämtlicher Tricks moderner Anti-Aging-Medizin, kosmetischer Eingriffe und Mode- und Beauty-Trends den Wechsel sowie das Altern ignoriert. Und das genaue Gegenteil: die nicht dem gängigen Schönheitsideal entsprechende Frau in praktischer Funktionskleidung, die kaum noch wahrgenommen wird und ihre Weiblichkeit nun endgültig an den Nagel gehängt hat. Besonders beliebt ist auch ein dritter grotesker Prototyp, und zwar die superfitte, vitale Mittfünfzigerin, durchaus attraktiv mit kurzem weißem Haar, die täglich viele Stunden Yoga macht, bewusst lebt, sich gesund ernährt und einem locker-lebensfroh und rundum zufrieden zuzurufen scheint: »50 ist das neue 30!« Eine Frau also, die uns in zahlreichen Zeitschriftenartikeln und Ratgebern mit einem dezent bearbeiteten Photoshop-Gesicht anlächelt und vorgaukelt, dass man sich als Frau nie besser gefühlt hat als mit 50 und dass Altern als ausschließlich beglückend gilt. Nach dem Motto: Du musst nur schnell durch die Hormonhölle, Baby, aber du wirst besser dadurch!

Findest du dich da wieder? Also wir nicht.

In der Realität gibt es über 45-jährige Frauen mit Ausstrahlung, eigener weiblicher Identität und einer Beauté, die auf Lebenserfahrung basiert. Dabei ist es nicht wichtig, ob sie ein paar Kilos mehr auf der Hüfte haben oder zu Fillern und Botox greifen. Es geht um ein authentisches Glücklichsein mit sich selbst. Warum erkennen wir diese Stärke und Schönheit kaum, wollen sie nicht wahrhaben und bleiben stattdessen zwischen Jugendwahn und unrealistischen Beauty-Standards stecken? Denn sein wir mal ehrlich: Trotz Emanzipation und zunehmendem weiblichem Selbstbewusstsein unterwerfen wir uns immer noch diesem Diktat der Jugendlichkeit. Und egal, in welchem Alter wir uns befinden, vergleichen wir uns eher mit 30-jährigen Models statt mit normalen Frauen unseres Alters. Warum nur ist das so? Die Autorin Susan Sontag schreibt in ihrem Essay »The Double Standard of Aging«, dass dem Mann zwei Variationen eines Schönheitsideals zustehen – die des Jungen und die des Mannes.[82] Für die weibliche Schönheit hingegen sei nur eine Norm akzeptabel: die des Mädchens. Diesen Essay hat sie 1978 verfasst – seitdem hat sich kaum etwas geändert.

Wir leben in einer Zeit, in der alle immer älter werden wollen, aber keiner alt aussehen will. Oder wie die Moderatorin und Autorin Nina Ruge es überspitzt ausdrückt: Es ist unser Ziel, jung zu sterben – aber so alt wie möglich.[83] Denn in dieser Gesellschaft besteht der Anspruch an alternde Frauen, sich so jung zu präsentieren, wie es nur geht.

Es wird Zeit, ein anderes Bild von Alter und der älteren Frau zu entwerfen. Jede sollte bei sich selbst anfangen und »Alter« neu denken, Alter als Wert und als wertvoll begreifen. Dafür müssen wir ihm eine eigene Qualität, eine eigene Schönheit und vor allem neue Rollenbilder beimessen. Was wir brauchen, sind Bilder, die Vorbilder entwerfen, also Mutmacherinnen, Überzeugerinnen, die unsere Lebenswelt realistisch abbilden. Und die unsere Träume genauso zeigen wie unsere Ängste. Wir wollen

Frauen sehen, die eins sind mit ihrer Physis, mit wahrhaftigen Abdrücken ihres Lebens, mit Linien, Falten und einer eigenen Meinung. Die auf der Suche nach »ihrem« Leben sind, gerade einen kleinen Umweg machen oder ihren Weg gefunden haben. Es geht darum, dass man das Leben, das man gelebt hat, auch sieht – das ist wirkliche Sexyness. Dazu muss man eins werden mit sich selbst, sich vielleicht auch noch einmal neu kennenlernen. Auf jeden Fall muss man sich selbst die Chance geben herauszufinden, wer man ist, was einen ausmacht und welche Träume und Ziele man noch verwirklichen möchte.

Den eigenen Weg finden

Du kennst dich jetzt rund 50 Jahre lang. Einen Großteil dieser Jahre hast du vielleicht nicht immer das geführt, was man ein selbstbestimmtes Leben nennt. Du hast dich gekümmert, du hast Jobs gemacht, die dich nicht immer erfüllt haben, nur um weiterzukommen oder um Geld zu verdienen. Du hast Freundschaften gewonnen und verloren, Partnerschaften gewechselt und unterschiedliche Formen der Liebe kennengelernt. Diese Lebensjahre waren durch Suche und Erfahrungen geprägt. Eigentlich solltest du dich jetzt ganz gut begreifen. Doch oft fehlte es schlicht an ausreichend Zeit, sich auch wirklich wahrzunehmen. Jobwechsel, Ortswechsel, Liebeskummer, Kinder großziehen, alternde Eltern versorgen und so weiter – immer war etwas anderes wichtiger als ein ruhiger Moment mit dir selbst. Vielleicht war auch gewollte Ablenkung dabei, weil du eben genau diesen Moment der Innenschau gescheut hast, dir selbst bewusst zu werden: Wo stehe ich momentan? Wie war mein Leben bisher? Was belastet mich, wovon möchte ich mich trennen? Was tut mir gut, welches sind meine Wünsche oder Ziele?

Die Zeit des Wechsels fällt für viele genau in eine Phase, in der man nach der Hektik der vergangenen 30 Jahre auch durch den hormonellen Wandel gebremst wird – da sowohl Körper wie auch Seele signalisieren: Horche in dich hinein, um zu erfahren, was du jetzt brauchst, damit du diese Zeit der Umstellung gut meisterst. Nutze diese Gelegenheit, starte einen Dialog mit dir selbst und stelle weitere wichtige Fragen: Lebe ich »mein« Leben? Wie viel Genuss ist da? Wie viel Zufriedenheit? Auch auf der körperlichen Ebene? Ein Körper, der wahrgenommen wird, ist auch zu mehr Freude und Genuss fähig als ein System, das nebenherläuft und auch so funktionieren soll.

Gleich eins vorweg: Es wird eine Herausforderung sein, in dich hineinzuhorchen, und es wird Kraft kosten, überhaupt die Gegebenheiten zu schaffen, um in Ruhe und ungestört über dich nachzudenken. Schließlich fällt der Wechsel, anders noch als bei unseren Müttern, für viele von uns heute in eine Zeit, in der die Rolle der Kümmerin noch längst nicht zu Ende ist. Denn parallel zu unserer Menopause stecken die Kinder vielleicht in der Pubertät und die Eltern bedürfen der Unterstützung. Aber die Kinder werden groß und unabhängig, und auch das kann neue Freiheiten und Möglichkeiten der eigenen Entfaltung bringen – vor allem dann, wenn wir unser Leben wieder mehr selbst in die Hand nehmen, statt uns nur vom Leben überraschen oder vom Schicksal, anderen Menschen oder äußeren Umständen lenken zu lassen.

Wenn nicht jetzt, wann dann besteht die Chance, noch einmal etwas grundlegend zu ändern? Das bedeutet Abschied und kann ein sehr schmerzvoller Weg sein, aber zugleich ein Neuanfang. Denn du darfst nicht vergessen: Wo sich eine Tür schließt, öffnet sich eine neue. Jetzt kannst du dich deinem Selbst zuwenden. Du kannst dich fragen, welche ungelebten Träume du noch verwirklichen willst, welche Erfahrungen du nachholen möchtest, vielleicht auch, welche neue Richtung dein Leben nehmen sollte.

Anmerkungen zur Naturheilkunde und Homöopathie

Arzneien aus der Naturheilkunde oder der Homöopathie können eine große Hilfe bei vielen der typischen Beschwerden leisten. Wir versuchen, die Empfehlungen zum jeweiligen Anwendungsgebiet so zu beschreiben, dass dir ein Eindruck der Wirkweise vermittelt wird.

Achte bitte besonders auf Hinweise zu Allergien; das ist besonders bei Pflanzenstoffen wichtig. Berücksichtige ebenso Neben- oder Wechselwirkungen, die du unbedingt in der jeweiligen Packungsbeilage nachlesen solltest. Lasse dich bei Fragen oder Unklarheiten von einer Apothekerin beraten.

Wir nennen Markennamen und Arzneimittelfirmen nicht aus Gründen der Werbung oder weil wir daraus Vorteile ziehen, sondern lediglich als Empfehlungen aufgrund von Erfahrungswerten. Das Angebot an Firmen und Marken für naturheilkundliche oder homöopathische Arzneien ist natürlich viel größer und umfangreicher.

Es werden im Buch nur frei verkäufliche Mittel benannt, die du in geprüfter Qualität in Apotheken erhältst oder teilweise auch in Reformhäusern. Besonders haben wir darauf geachtet, geeignete Therapiekonzepte für die Selbstbehandlung auszuwählen, wie zum Beispiel die bewährten Schüßler-Salze.

In manchen Fällen stellt sich der erwartete Effekt leider nicht ein, obwohl das empfohlene Mittel bei einer anderen Frau mit gleicher Symptomatik gut geholfen hat. Produkte aus der Natur können bei jeder von uns anders wirken. Das kann beispielsweise an individuellen Stoffwechselvorgängen, Vorerkrankungen oder an Wechselwirkungen mit anderen Medikamenten liegen.

Die Homöopathie ist eine beliebte Methode, die die Selbstheilung fördern soll, und zugleich eine anspruchsvolle und komplexe Therapieform, bei der sich eine Therapeutin viel Zeit für eine umfassende Anamnese nimmt, um ein zur Person passendes Mittel zu finden. Es ist möglich, dass in manchen Fällen der Selbstbehandlung das Ergebnis nach der Einnahme nicht zufriedenstellt, weil das Mittel nicht zur Person passt.

Weitere Mittel, wie beispielsweise manch pflanzliche Extrakte, müssen über einen bestimmten Zeitraum angewandt werden, bis sich eine Verbesserung einstellt.

Bei der Dosierung einer Arznei sollte unbedingt die Packungsbeilage beachtet werden sowie die darin beschriebene Dauer der Anwendung. Die wenigsten Arzneien eignen sich zu einer Daueranwendung und sollten nur im angegebenen Zeitraum eingenommen werden.

Neben unseren Empfehlungen gibt es sehr viele weitere gute Tipps, Rezepte, Anwendungen und Übungen sowie naturheilkundliche und homöopathische Medikamente, die ähnliche Wirkweisen und Zusammensetzungen haben. Sprich mit deiner Ärztin, Heilpraktikerin, Therapeutin oder Apothekerin, denn auch hier gibt es sicherlich wertvolle Erfahrungswerte, von denen du sehr profitieren kannst.

Bitte beobachte dich aufmerksam und gehe mit jeglicher Arznei verantwortungsvoll um.

WICHTIGER HINWEIS

Die Medizin ist wie jede Wissenschaft ständig neuen Erkenntnissen und Erfahrungen unterworfen. Das gilt auch für Therapie- und Arzneimittelempfehlungen, die sich durch neue Studien immer wieder ändern können. Wir Autorinnen sowie der Verlag haben die Auswahl aller Tipps und Empfehlungen bei Dosierungen, Applikationen, Rezepten und Übungen nach dem jetzigen Wissensstand sorgfältig geprüft. Du bist als Leserin für dein Handeln selbst verantwortlich und für die Einnahme der Heilmittel, die Anwendung der Rezepte und Tipps sowie für die Ausführung der Übungen. Eine Garantie kann nicht übernommen werden.

Geschützte Warennamen sind nicht sonderlich kenntlich gemacht.

Stichwortverzeichnis

Quellen

1 Love, S. (1999): *Das Hormonbuch*. Fischer Verlag

2 Rindner, L. (2021): *Women's health in midlife – a person-centered approach in primary care – effects on mental, somatic, and urogenital symptoms, and quality of life*. Gothenburg University Library. Verfügbar unter: https://gupea.ub.gu.se/handle/2077/67648. Abgerufen am 19.7.2023

3 zitiert nach Bigalke, K. (2019): »Die Suche nach dem richtigen Weg durch die Wechseljahre«. Verfügbar unter: https://www.deutschlandfunkkultur.de/menopause-die-suche-nach-dem-richtigen-weg-durch-die-100.html. Abgerufen am 19.7.2023

4 Arnot, M.; Mace, R. (2020): »Sexual frequency is associated with age of natural menopause: results from the Study of Women's Health Across the Nation«. In: *Royal Society Open Science* 7 (1). Verfügbar unter: https://royalsocietypublishing.org/doi/10.1098/rsos.191020. Abgerufen am 19.7.2023

5 Brooks, M./SWAN Coordinating Center (2023): *Investigating Health for Mid-Life and Older Women (SWAN)*. Verfügbar unter: https://www.swanstudy.org. Abgerufen am 19.7.2023

6 Techniker Krankenkasse (2022): *TK-Auswertung: Nur noch jede 16. Frau nimmt Hormonpräparate*. Verfügbar unter: https://www.tk.de/presse/themen/arzneimittel/hormonpraeparate-2132966. Abgerufen am 19.7.2023

7 Standard Chartered & Financial Services Skills Commission (2021): *Menopause in the Workplace: Impact on Women in Financial Services*. Verfügbar unter: https://av.sc.com/corp-en/content/docs/Menopause-in-the-Workplace-Impact-on-Women-in-Financial-Services.pdf. Abgerufen am 19.7.2023

8 Vichy (2022): *Frauen & die Wechseljahre*. Verfügbar unter: https://www.vichy.de/-/media/project/loreal/brand-sites/vchy/emea/de/articles/wechseljahre/hautveraenderungen-in-den-wechseljahren/fv_vy357422_neovadiol_wechseljahre_studien_booklet_110810.pdf?rev=90a619eda92c49efac27e84a9afdbb87&hash=1B7EF609B12344B74514AD609D834E26. Abgerufen am 19.7.2023

9 Ebd.

10 Ebd.

11 Proctor, M. L.; Murphy, P. A. (2001): »Herbal and dietary therapies for primary and secondary dysmenorrhea«. In: *Cochrane Database of Systematic Reviews* 3: CD002124

12 Onieva-Zafra, M. D. et al. (2020): »Relationship between Diet, Menstrual Pain and other Menstrual Characteristics among Spanish Students«. In: *Nutrients* 12 (6): S. 1759

13 Vaghela, N. et al. (2019): »To compare the effects of aerobic exercise and yoga on Premenstrual syndrome«. In: *Journal of Education and Health Promotion* 8: S. 199

14 Oates, J. (2017): »The Effect of Yoga an Menstrual Disorders: A Systematic Review«. In: *The Journal of Alternative and Complementary Medicine* 23 (6). Verfügbar unter: https://www.liebertpub.com/doi/10.1089/acm.2016.0363. Abgerufen am 19.7.2023

15 Treben, M. (2013): *Gesundheit aus der Apotheke Gottes*. Steyr: Ennsthaler Verlag, S. 36

16 Barrea, L.; Pugliese, G.; Laudisio, D.; Colao, A.; Savastano, S.; Muscogiuri, G. (2021): »Mediterranean diet as medical prescription in menopausal women with obesity: a practical guide for nutritionists«. In: *Critical Reviews in Food Science and Nutrition* 61 (7): S. 1201–1211

17 Bajracharya, R.; Katzke, V.; Mukama, T.; Kaaks, R. (2023): »Effect of Iso-Caloric Substitution of Animal Protein for Other Macro Nutrients on Risk of Overall, Cardiovascular and Cancer Mortality: Prospective Evaluation in EPIC-Heidelberg Cohort and Systematic Review«. In: *Nutrients* 15 (3): S. 794

18 Dall'Oglio, F.; Nasca, M. R.; Fiorentini, F.; Micali, G. (2021): »Diet and acne: review of the evidence from 2009 to 2020«. In: *International Journal of Dermatology* 60 (6): S. 672–685

Penso, L.; Touvier, M.; Deschasaux, M.; Szabo de Edelenyi, F.; Hercberg, S.; Ezzedine, K.; Sbidian, E. (2020: »Association Between Adult Acne and Dietary Behaviors: Findings From the NutriNet-Santé Prospective Cohort Study«. In: *JAMA Dermatology* 156 (8): S. 854–862

19 Guo, E. L.; Katt, R. (2017): »Diet and hair loss: effects of nutrient deficiency and supplement use«. In: *Dermatology Practical & Conceptual* 7 (1): S. 1–10

20 Lupu, M. A.; Gradisteanu Pircalabioru, G.; Chifiriuc, M. C.; Albulescu, R.; Tanase, C. (2020): »Beneficial effects of food supplements based on hydrolyzed collagen for skin care (Review)«. In: *Experimental and Therapeutic Medicine* 20 (1): S. 12–17
Schunck, M.; Zague, V.; Oesser, S.; Proksch, E. (2015): »Dietary Supplementation with Specific Collagen Peptides Has a Body Mass Index-Dependent Beneficial Effect on Cellulite Morphology«. In: *Journal of Medcinal Food* 18 (12): S. 1340–1348
Borumand, M.; Sibilla, S. (2015): »Effects of a nutritional supplement containing collagen peptides on skin elasticity, hydration and wrinkles«. In: *Journal of Medical Nutrition and Nutraceuticals* 4: S. 47–53

21 Goluch-Koniuszy, Z. S. (2016): »Nutrition of women with hair loss problem during the period of menopause«. In: *Menopause Review* 15 (1): S. 56–61

22 Saini, K.; Mysore, V. (2021): »Role of vitamin D in hair loss: A short review«. In: *Journal of Cosmetic Dermatology* 20 (11): S. 3407–3414

23 Goluch-Koniuszy, Z. S. (2016): »Nutrition of women with hair loss problem during the period of menopause«. In: *Menopause Review* 15 (1): S. 56–61

24 Tew, G. A.; Klonizakis, M.; Saxton, J. M. (2010): »Effects of ageing and fitness on skin-microvessel vasodilator function in humans«. In: *European Journal of Applied Physiology* 109: S. 173–181

25 Reynolds, G. (2014): »Younger Skin Through Exercise«. In: *New York Times.* Verfügbar unter: https://archive.nytimes.com/well.blogs.nytimes.com/2014/04/16/younger-skin-through-exercise/index.html. Abgerufen am 19.7.2023

26 Gardner, C.; Vadiveloo, M.; Petersen, K.; Anderson, C.; Springfield, S.; Van Horn, L.; Khera, A.; Lamendola, C.; Mayo, S.; Joseph, J. (2023): »Popular Dietary Patterns: Alignment With American Heart Association 2021 Dietary Guidance: A Scientific Statement From the American Heart Association«. In: *Circulation* 147: S. 1715–1730
Koch, C. A. et al. (2023): »Vegetarian or vegan diets and blood lipids: a meta-analysis of randomized trials«. In: *European Heart Journal:* ehad211

27 Cicero, A. F. G.; Fogacci, F.; Veronesi, M.; Strocchi, E.; Grandi, E.; Rizzoli, E.; Poli, A.; Marangoni, F.; Borghi, C. (2020): »A randomized Placebo-Controlled Clinical Trial to Evaluate the Medium-Term Effects of Oat Fibers on Human Health: The Beta-Glucan Effects on Lipid Profile, Glycemia and intestinal Health (BELT) Study«. In: *Nutrients* 12 (3): S. 686

28 Klenow, S.; Mensink, G. B. M. (2016): »Natriumzufuhr in Deutschland«. In: *Journal of Health Monitoring* 1 (2): DOI 10.17886/RKI-GBE-2016-035

29 Ko, J.; Deprez, D.; Shaw, K. et al. (2020): »Stretching is Superior to Brisk Walking for Reducing Blood Pressure in People With High–Normal Blood Pressure or Stage I Hypertension«. In: *Journal of Physical Activity and Health* 18 (1): S. 21–28

30 Rosenberg, S. (2021): *Der Selbstheilungsnerv.* Kirchzarten: VAK Verlag

31 European Medicines Agency (EMA) (2017): »Assessment report on Cimicifuga racemosa (L.) Nutt., rhizoma Draft-Revision«. Verfügbar unter: https://www.ema.europa.eu/en/documents/herbal-report/draft-assessment-report-cimicifuga-racemosa-l-nutt-rhizome-revision-1_en.pdf. Abgerufen am 19.7.2023

32 Boblitz, N. (2002): »Therapie klimatischer Beschwerden mit Cimicifuga racemosa: Erkenntnisse zu Wirkung und Wirksamkeit«. In: *Journal für Menopause, Ausgabe für Deutschland* 9 (3): S. 21–25

33 Meissner, H. O.; Mscisz, A., Reich-Bilinska, H. et al. (2006): »Hormone-Balancing Effect of Pre-Gelatinized Organic Maca (Lepidium peruvianum Chacon): (II) Physiological and Symptomatic Responses of Early-Post-

menopausal Women to Standardized doses of Maca in Double Blind, Randomized, Placebo-Controlled, Multi-Centre Clinical Study«. In: *International Journal of Biomedical Science* 2 (4): S. 360–374

34 Rotolo, O.; Zinzi, I.; Veronese, N. et al. (2019): »Women in LOVe: Lacto-Ovo-Vegetarian Diet Rich in Omega-3 Improves Vasomotor Symptoms in Postmenopausal Women. An Exploratory Randomized Controlled Trial«. In: Endocrine, Metabolic and Immune Disorders – Drug Targets 19 (8): S. 1232–1239

35 Patade, A.; Devareddy, L.; Lucas, E. A.; Korlagunta, K.; Daggy, B. P.; Arjmandi, B. H. (2008): »Flaxseed reduces total and LDL cholesterol concentrations in Native American postmenopausal women«. In: *Journal of Women's Health* 17 (3): S. 355–366

36 van Driel, C. M.; Stuursma, A.; Schroevers, M. J.; Mourits, M. J.; de Bock, G. H. (2018): »Mindfulness, cognitive behavioural and behaviour-based therapy for natural and treatment-induced menopausal symptoms: a systematic review and meta-analysis«. In: *BJOG* 126 (3): S. 330–339

37 *Eine Million Frauen Studie*. Verfügbar unter: http://www.millionwomenstudy.org/introduction. Abgerufen am 19.7.2023

38 Lin, B. M.; Curhan, S. G.; Wang, M. et al. (2017): »Duration of Analgesic Use and Risk of Hearing Loss in Women«. In: *American Journal of Epidemiology* 185 (1): S. 40–47
Wolf, E. (2021): »Warum Frauen mehr Schmerzmittel brauchen als Männer«. In: *Pharmazeutische Zeitung*. Verfügbar unter: https://www.pharmazeutische-zeitung.de/warum-frauen-mehr-schmerzmittel-brauchen-als-maenner-129579. Abgerufen am 19.7.2023

39 Gilbert, N. C.; Gerstmeier, J.; Schexnaydre, E. E. et al. (2020): »Structural and mechanistic insights into 5-lipoxygenase inhibition by natural products«. In: *Nature Chemical Biology* 16 (7): S. 783–790

40 Industrieforum (2016): »Brennessel-Extrakt mindert Arthroseschmerz«. In: *Orthopädie & Rheuma* 19: S. 55

41 Bachmann, C. (2016): »Curcuma bei Arthrose und rheumatoider Arthritis: Klinische Studien dokumentieren die Wirksamkeit von Gelbwurz-Extrakten«. In: *Schweizerische Zeitschrift für Ganzheitsmedizin* 28: S. 321–323

42 Kuptniratsaikul, V.; Dajpratham, P.; Taechaarpornkul, W. et al. (2014): »Efficacy and safety of Curcuma domestica extracts compared with Ibuprofen in patients with knee osteoarthritis: a multicenter study«. In: *Clinical Interventions in Aging* 9: S. 451–458

43 Fuchs, J.; Scheidt-Nave, C.; Kuhnert, R. (2017): »12-Monats-Prävalenz von Osteoporose in Deutschland«. In: *Journal of Health Monitoring* 2 (3): S. 61–64

44 Metti, D.; Shamloufard, P.; Cravinho, A. et al. (2015): »Effects of Low Dose of dried Plums (50 g) on Bone Mineral Density and Bone Biomarkers in Older Postmenopausal Women«. In: *The FASEB Journal* 29 (S1): DOI: 10.1096/fasebj.29.1_supplement.738.12

45 Radspieler, H. (2006): »Vitamine und Mineralstoffe«. In: *BfO Osteoporose Aktuell* 2: S. 13

46 Alijaniha, F.; Naseri, M.; Afsharypuor, S.; Fallahi, F.; Noorbala, A.; Mosaddegh, M.; Faghihzadeh, S.; Sadrai, S. (2015): »Heart palpitation relief with Melissa officinalis leaf extract: double blind, randomized, placebo controlled trial of efficacy and safety«. In: *Journal of Ethnopharmacology* 164: S. 378–384

47 Kast, B. (2023): *Kompass für die Seele*. München: C. Bertelsmann Verlag: S. 61

48 Ebd.: S. 66

49 Bernstein, E. E.; Curtiss, J. E.; Wu, G. W. Y. et al. (2018): »Exercise and emotion dynamics: An experience sampling study«. In: *Emotion* 19 (4): S. 637–644

50 Ebd.: S. 67

51 Andresen, V.; Becker, G.; Frieling, T. et al. (2022): *Aktualisierte S2k-Leitlinie chronische Obstipation der Deutschen Gesellschaft für Gastroenterologie, Verdauungs- und Stoffwechselkrankheiten (DGVS) und der Deutschen Gesellschaft für Neurogastroenterologie & Motilität (DGNM)*. AWMF-Registriernummer: 021–019. Verfügbar unter: https://register.awmf.org/assets/guidelines/021-019l_S2k_Chronische_Obstipation_2022-04_01.pdf. Abgerufen am 19.7.2023

52 Gerhard, I. (2022): »Befriedigende Sexualität auf natürliche Art«. In: *Der Privatarzt digital*. Verfügbar unter: https://www.der-privatarzt.de/artikel/fokus-naturmedizin-befriedigende-sexualitat-pag-05-21. Abgerufen am 19.7.2023

53 Zitiert nach Schneider, M.: »Die Mischpoche der Psychoanalyse ist weiblich«. In: Cicero. Verfügbar unter: https://www.cicero.de/kultur/die-mischpoche-der-psychoanalyse-ist-weiblich/44508#:~:text=Vor%20gut%20ein-hundert%20Jahren%20setzte,Kontinent%20bezeichnete%3A%20die%20weibliche%20Sexualit%C3%A4t. Abgerufen am 19.7.2023

54 Zhang, Z. J.; Tong, Y.; Zou, J.; Chen, P. J.; Yu, D. H. (2009): »Dietary supplement with a combination of Rhodiola crenulata and Ginkgo biloba enhances the endurance performance in healthy volunteers«. In: *Chinese Journal of Integrative Medicine* 15 (3): S. 177–183

55 Oh, K. J.; Chae, M. J.; Lee, H. S.; Hong, H. D.; Park, K. (2010): »Effects of Korean red ginseng on sexual arousal in menopausal women: placebo-controlled, double-blind crossover clinical study«. In: *The Journal of Sexual Medicine* 7 (4): S. 1469–1477

56 Meissner, H. O.; Mscisz, A.; Reich-Bilinska, H. et al. (2006): »Hormone-Balancing Effect of Pre-Gelatinized Organic Maca (Lepidium peruvianum Chacon): (II) Physiological and Symptomatic Responses of Early-Postmenopausal Women to Standardized doses of Maca in Double Blind, Randomized, Placebo-Controlled, Multi-Centre Clinical Study«. In: *International Journal of Biomedical Science* 2 (4): S. 360–374

57 Georgiev, D. B.; Metka, M.; Huber, J. C.; Goudev, A. R.; Manassiev, N. (2004): »Effects of an herbal medication containing bee products on menopausal symptoms and cardiovascular risk markers: results of a pilot open-uncontrolled trial«. In: *Medscape General Medicine* 6 (4): S. 46

58 Mehr zu dieser therapeutisch-sexologischen Methode unter: https://sexocorporel.com/de/was-ist-sexocorporel/

59 Siehe https://de.wikipedia.org/wiki/Klitoris. Für einen aufgeklärten Blick auf die weibliche Sexualanatomie sorgt das Buch von Laura Méritt (2020): *Frauenkörper neu gesehen. Ein illustriertes Handbuch*. Orlanda Frauenverlag

60 Li, C.; Krautwald, U. (2010): *Der Weg der Kaiserin*. Fischer Verlag

61 Umweltbundesamt (2020): »PFAS – Gekommen, um zu bleiben«. In: *Magazin des Umweltbundesamtes* 01/2020. Verfügbar unter: https://www.umweltbundesamt.de/sites/default/files/medien/2546/publikationen/uba_sp_pfas_web_0.pdf. Abgerufen am 19.7.2023

62 Guenther, K.; Heinke, V.; Thiele, B.; Kleist, E.; Prast, H.; Raecker, T. (2002): »Endocrine disrupting nonylphenols are ubiquitous in food«. In: *Environmental Science & Technology* 15; 36 (8): S. 1676–1680
»Spuren hormonell wirksamer Stoffe in vielen Lebensmitteln«. In: *Pharmazeutische Zeitung* 16/2002. Verfügbar unter: https://www.pharmazeutische-zeitung.de/medizin4–16–2002/. Abgerufen am 19.7.2023

63 Bund für Umwelt und Naturschutz Deutschland (2013/2014): »Der Kosmetik Check. Hormoncocktail im Badezimmer. BUND-Studie zu hormonell wirksamen Stoffen in Kosmetika«. Verfügbar unter: https://www.bund.net/fileadmin/user_upload_bund/publikationen/chemie/kosmetik-check_studie.pdf. Abgerufen am 19.7.2023

64 Mishra, G. D.; Pandeya, N.; Dobson, A. J. et al. (2017): »Early menarche, nulliparity and the risk for premature and early natural menopause«. In: *Human Reproduction* 32 (3): S. 679–686

65 Bergmann, A.; Heindel, J. J.; Jobling, S.; Kidd, K. A.; Zoeller, R. T. (World Health Organization, WHO) (2013): *State of the Science of Endocrine Disrupting Chemicals 2012*. Verfügbar unter: https://apps.who.int/iris/bitstream/handle/10665/78102/WHO_HSE_PHE_IHE_2013.1_eng.pdf;jsessionid=B37E463E97246C63A28DB0DC337C5845?sequence=1. Abgerufen am 19.7.2023

66 Bromberger, J. T.; Meyer, P. M.; Kravitz, H. M. et al. (2001): »Psychologic distress and natural menopause: a multi-ethnic community study«. *In: American Journal of Public Health* 91 (9): S. 1435–1442

67 Mosconi, L. *(2021): Das weibliche Gehirn*. Rowohlt Verlag: S. 43

68 Ebd.: S. 44

69 Pratt, L. A.; Brody, D. J.; Gu, Q. (2017): »Antidepressant Use Among Persons Aged 12 and Over: United States, 2011–2014«. In: *NCHS Data Brief* 283: S. 1–8

70 Lam, R. W.; Levitt, A. J.; Levitan, R. D. (2016): »Efficacy of Bright Light Treatment, Fluoxetine, and the Combination in Patients With Nonseasonal Major Depressive Disorder. A Randomized Clinical Trial«. *JAMA Psychiatry* 73 (1). S. 56–63

71 Dai, L.; Chen, L.; Wang, W. (2020): »Safety and efficacy of saffron (Crocus sativus L.) for treating mild to moderate depression: A systematic review and meta-analysis«. In: *Journal of Nervous and Mental Disease* 208 (4): S. 269–276
Lechtenberg, M.; Hensel, A. (2016): »Safran gegen Depressionen«. In: *Deutsche Apothekerzeitung* 156: S. 46–48

72 Madejsky, M.; Rippe, O. (2018): *Heilmittel der Sonne*. AT Verlag: S. 216

73 Riecher-Rössler, A. (2011): »Psychoprotektive Effekte von Östrogenen«. In: *Journal für Neurologie, Neurochirurgie und Psychiatrie* 12 (2): S. 152–156

74 Berufsverband Deutscher Internistinnen und Internisten e.V. (2009): »Kohlenhydratarme Diät belastet die Psyche stärker als fettarme Diät«. Verfügbar unter: https://www.internisten-im-netz.de/aktuelle-meldungen/aktuell/kohlenhydratarme-diaet-belastet-die-psyche-staerker-als-fettarme-diaet.html. Abgerufen am 21.7.2023

75 Hollstein, T. (2019: »Sport als Prävention: Fakten und Zahlen für das individuelle Maß an Bewegung«. In: *Deutsches Ärzteblatt* 116 (35-36): A-1544–1548
World Atheltics (2022): »State of mind study proves positive impact of movement on mental health«. Verfügbar unter: https://worldathletics.org/personal-best/performance/state-mind-study-asics-positive-impact-movement-mental-health. Abgerufen am 19.7.2023

76 Lialy, H. E.; Mohamed, M. A.; AbdAllatif, L. A.; Khalid, M.; Elhelbawy, A. (2023) »Effects of different physiotherapy modalities on insomnia and depression in perimenopausal, menopausal, and post-menopausal women: a systematic review«. In: *BMC Womens Health* 23 (1): S. 363
Klatte, R.; Pabst, S.; Beelmann, A.; Rosendahl, J. (2016): »Wirksamkeit von körperorientiertem Yoga bei psychischen Störungen. Systematische Literaturübersicht und Metaanalyse«. In: *Deutsches Ärzteblatt International* 113: S. 195–202
Streeter, C. C. et al. (2017): »Treatment of Major Depressive Disorder with Iyengar Yoga and Coherent Breathing: A Randomized Controlled Dosing Study«. In: *Journal of Alternative and Complementary Medicine* 23 (3): S. 201–207

77 Klatte, R.; Pabst, S.; Beelmann, A.; Rosendahl, J. (2016): »Wirksamkeit von körperorientiertem Yoga bei psychischen Störungen: Systematische Literaturübersicht und Meta-Analyse«. In: *Deutsches Ärzteblatt International* 113 (12): S. 195–202

78 Killer, S. C.; Blannin, A. K.; Jeukendrup, A. E. (2014): »No Evidence of Dehydration with Moderate Daily Coffee Intake: A Counterbalanced Cross-Over Study in a Free-Living Population«. In: *PLoS One* 9 (1): e84154

79 Cai, T.; Gacci, M.; Mattivi, F. et al. (2014): »Apple consumption is related to better sexual quality of life in young women«. *Archives of Gynecology and Obstetrics* 290 (1): S. 93–98

80 Luig, J. (2014): »Warum alternde Frauen einfach unsichtbar werden«. In: *Berliner Morgenpost*, Februar 2014. Verfügbar unter: https://www.morgenpost.de/kultur/article124833195/Warum-alternde-Frauen-einfach-unsichtbar-werden.html. Abgerufen am 19.7.2023

81 Mika, B. (2014): *Mutprobe*. C. Bertelsmann Verlag

82 Sontag, S. (1972): »The double standard of aging«. In: *Project 6-H*: S. 285– 294. Verfügbar unter: https://warwick.ac.uk/fac/arts/english/currentstudents/undergraduate/modules/literaturetheoryandtime/susan_sontag_the_double_standard_of_aging.pdf. Abgerufen am 19.7.2023

83 Zitiert nach: Von Taube, D. (2021): »Das Ziel ist, jung zu sterben, und zwar so spät wie möglich«. In: *Iconist*. Verfügbar unter: https://www.welt.de/iconist/partnerschaft/plus234795762/Moderatorin-Nina-Ruge-Das-Ziel-ist-jung-zu-sterben-und-zwar-so-spaet-wie-moeglich.html. Abgerufen am 19.7.2023

Weiterführende Literatur

Awe, M. (2019): *Wohlfühlgewicht: Wie du dich vom Diät-Zwang befreist und intuitiv deine Wohlfühlfigur erreichst.* Verlag Knaur Balance

Buchner, E. (2007): *Wenn Körper und Gefühle Achterbahn spielen: Hormone natürlich ins Gleichgewicht bringen.* Familienverlag Buchner

Bühring, U. (2016): *Heilpflanzen Kuren.* Ulmer Eugen Verlag

Daub-Amend, E. (2010): *Wechseljahre.* aethera im Verlag Freies Geistesleben & Urachhaus

Dobos, G. (2020): *Die gestresste Seele: Naturheilkunde für Körper und Gefühle.* Scorpio Verlag

Dubben, H. (2012): *Die ganzheitliche Frauenapotheke.* BoD – Books on Demand

Ell-Beiser, H. (2019): *Naturheilkunde für Frauen.* Ulmer Eugen Verlag

Fischer, H. (2009): *Frauenheilpflanzen.* Nymphenburger Verlag

Fischer, H. (2020): *Frauenheilbuch.* Herbig Verlag

Fischer, H. (2016): *Ab 40. Gesund und munter durch hormonelle Turbulenzen.* Nymphenburger Verlag

Fleck, A. (2023): *Energy! Der gesunde Weg aus dem Müdigkeitslabyrinth.* dtv Verlag

Fleck, A.; Riedl, M.; Klasen, J. (2019): *Die Ernährungs-Docs. Gesunde Haut: Die besten Ernährungsstrategien bei Neurodermitis, Schuppenflechte Akne & Co.* ZS Verlag

Gerhard, I. (2021): *Frauengesundheit.* Trias Verlag

Gerhard, I.; Kerckhoff, A. (2019): *Was tun bei Wechseljahresbeschwerden.* KVC-Verlag

Hill, M. (2021): *Superpower für die Wechseljahre.* VAK Verlag

Kalbermatten, R. (2019): *Wesen und Signatur der Heilpflanzen.* AT Verlag

Kalbermatten, R.; Kalbermatten, H. (2021): *Pflanzliche Urtinkturen.* AT Verlag

Love, S. (2004): *Das Hormonbuch. Was Frauen in den Wechseljahren wissen sollen.* Fischer Verlag

Madejski, M.; Rippe, O. (2018): *Heilmittel der Sonne.* AT Verlag.

Madejski, M. (2019): *Praxishandbuch Frauenkräuter.* AT Verlag

Madejski, M. (2000): *Alchemilla.* Goldmann Verlag

Majer-Julian, E. (2012): *Homöopathie für die Wechseljahre.* Narayana Verlag

Marbach, E. (2010): *Schüssler-Salze für die Wechseljahre.* Eva Marbach Verlag

Maris, B. (2012): *Frauenheilkunde und Geburtshilfe.* Salumed Verlag

Michalsen, A. (2021): *Mit Ernährung heilen: Besser essen – einfach fasten – länger leben. Neuestes Wissen aus Forschung und Praxis.* Insel Verlag

Mosconi, L. (2020): *Das weibliche Gehirn.* Rowohlt Verlag

Regensburg, P.; Kappl, A. (2020): *Gesund mit Heilpilzen.* Riva Verlag

Richberg, I.-M. (2006): *Homöopathie für Frauen.* Mosaik bei Goldmann Verlag

Rieger, B. (2018): *Die heimlichen Chefs im Körper: Wie Hormone unser Leben und Handeln bestimmen.* mvg Verlag

Rodrigues, D. (2011): *Hormon Yoga.* Schirner Verlag

Rosenberg, S. (2018): *Der Selbstheilungsnerv.* VAK Verlag

Scheffer, M. (2013): *Die Original Bach-Blütentherapie.* Irisana Verlag

Schulte-Uebbing, C. (2002): *Hildegard-Medizin für Frauen.* Karl F. Haug Verlag

Schumann, D. (2021): *Intuitiv essen mit Ayurveda. Warum dein Kopf auf dein Bauchgefühl hören sollte.* EMF Verlag

Snyder, M. (2022): *Aromatherapie für entspannte Wechseljahre.* Riva Verlag

Stein, M. (2022): *Die gereizte Frau.* Goldmann Verlag

Stern, C.; Ell-Beiser, H. (2022): *Phytotherapie in Theorie und Praxis.* AT Verlag

Storl, W.-D. (2018): *Heilkräuter und Zauberpflanzen.* AT Verlag

Treben, M. (2022): *Heilkräuter aus dem Garten Gottes.* Ennsthaler

Hilfreiche Adressen und Bezugsquellen

UNSERE EXPERTINNEN

Nan Mellinger, Heilpraktikerin für Psychotherapie, systemische Beratung und (Sexual-)Therapie. Ihre Münchner Praxis ARA KARA bietet einen geschützten Raum für Fragen der individuellen Lebensgestaltung, Weiblichkeit und eine von Normen und Erwartungsdruck befreite Sexualität. Mehr Infos unter arakara.de.

Catherine Moll, Vinyasa-Yogalehrerin und Yogatherapeutin mit eigener Yogaschule in München für Gruppen- und Einzelunterricht. Sie arbeitet zusätzlich mit psychiatrischen sowie traumatisierten Patientinnen und bietet in Stabilisierungsgruppen traumasensibles Yoga an. Mehr Infos unter catherinemoll.de.

Andrea Moser, Physiotherapeutin und Heilpraktikerin für funktionelle Beckenbodentherapie für Frauen nach dem Konzept Physio Pelvica. In ihrer Münchner Naturheilpraxis arbeitet sie zusätzlich mit den Schwerpunkten der klassischen Homöopathie, ganzheitlicher Frauenheilkunde und natürlicher Hormontherapie. Mehr Infos unter isar-therapie.de und andreamosernaturheilpraxis.de.

APOTHEKEN MIT NATURHEILKUNDLICHEN REZEPTUREN FÜR FRAUEN

Hier stellen wir einige Apotheken vor, die unter anderem auf Naturheilkunde, traditionelle chinesische Medizin, Aromatherapie, Teekräuter und die eigene Herstellung von pflanzlichen Heilmitteln, Vitalstoffen, Homöopathie, vulvavaginalen Cremes und Zäpfchen sowie bioidentische Hormonrezepturen (meist auch in homöopathischen Potenzierungen) spezialisiert sind.

Bettin's Apotheke (Hamburg): unter anderem bioidentische Hormonrezepturen, Phytotherapie, Homöopathie, TCM-Kräuter, Teemischungen; mehr Infos unter bettins-apotheke.de

Eisbär Apotheke (Karlsruhe): unter anderem eigene Kräutermischungen und Vitalstoffe, Beratung zu Frauengesundheit und Darmgesundheit; mehr Infos unter eisbaerapotheke.de

Engel Apotheke (Freiburg): unter anderem Vaginalpflege – und Naturheilprodukte nach Frauenärztin Heide Fischer, bioidentische Hormonrezepturen, TCM-Kräuter, Homöopathie; mehr Infos unter engel-apotheke-freiburg.de

Hütten Apotheke (Düsseldorf): unter anderem Herstellungen von aromatherapeutischen Rezepturen, bioidentische Hormonrezepturen; mehr Infos unter die-licht-apotheke.de

Klösterl Apotheke (München): unter anderem bioidentische Hormonrezepturen, auch für die Schilddrüse, Homöopathie, Vitamine und Mineralstoffe, Hildegard von Bingen Heilmitteln; mehr Infos unter kloesterl-apotheke.de

Lavendel Apotheke (Dresden): unter anderem Beratung zum Fasten und Darmgesundheit, Aromapflege, Phytotherapie, Bachblüten, Teemischungen; mehr Infos unter lavendel-apotheke.de

Limes Apotheke (Pohlheim): unter anderem Naturheilmittel aus eigener Herstellung, bioidentische Hormonrezepturen, Teemischungen, Gemmotherapie; mehr Infos unter limes-apotheke.net

Linden Apotheke (Pfaffenhofen): unter anderem Herstellung von Klostermedizin nach Hildegard von Bingen, Kräutermischungen und Salben, Vaginalzäpfchen, Naturheilmittel nach Heilpraktikerin Margret Madejski; mehr Infos unter lindenapo-paf.de

Löwen Apotheke (Lübeck): unter anderem eigene pflanzliche Produkte aus der Löwen Manufaktur, anthroposophische Medizin, Vitalstoffe, Wasseranalyse; mehr Infos unter loewen-apotheke-luebeck.de

Markt-Apotheke Greiff (Malching): unter anderem bioidentische Hormonrezepturen für Salben, Globuli und Sprays, auch in Kombination mit pflanzlichen Extrakten, eigene Heilkräutermischungen, Aroma- und Vaginalpflege; mehr Infos unter markt-apotheke-greiff.de

Saint Charles Apotheke (Berlin): unter anderem Homöopathie, Schüßler-Salze, Bachblüten, Spagyrik, anthroposophische Medizin, bioidentische Hormonrezepturen; mehr Infos unter saint-charles.eu/pages/apotheke-berlin

Schützen Apotheke (München): unter anderem bioidentische Hormonrezepturen, TCM-Kräuter, Vitalpilze, Bachblüten, Spagyrik, Naturkeilkunde; mehr Infos unter schuetzenapotheke-muenchen.de

Zieten Apotheke (Berlin): unter anderem Aromatherapie, Herstellung von Vaginalzäpfchen, Teemischungen, TCM-Kräuter, Phytotherapie, Spagyrik; mehr Infos unter zietenapotheke.de

KRÄUTERLÄDEN

Herbathek (Berlin), herbathek.com
Kräuter Seifert (Dresden), kraeuter-seifert.de
Kräuterhaus (Hamburg), kraeuterhaus.net
Kräuterhaus Hackenberg (Düsseldorf), shopware.kraeuterhaus-hackenberg.de
Kräuterhaus Klocke (Essen), kraeuterhaus-klocke.de
Kräuterhaus Kreuzberg (Berlin), kraeuterhaus-kreuzberg.de
Kräuterparadies seit 1887 (München), seit1887.de
Vom Achterhof (Uplengen), vom-achterhof.de

AROMATHERAPIE

Farlalla, farfalla.ch/de
Maienfelser Naturkosmetik Manufaktur, maienfelser-naturkosmetik.de
PRIMAVERA, primaveralife.com
Taoasis, taoasis.com
WADI, etherischeoele.de

INFORMATIONEN FÜR FRAUENGESUNDHEIT UND WECHSELJAHRE

Bundesverband der Frauengesundheitszentren, frauengesundheitszentren.de: Der Bundesverband der Frauengesundheitszentren bietet Information, Hilfe und Beratung rund um die Frauengesundheit, speziell auch für das Thema Wechseljahre. Träger der Einrichtungen sind eigenständige, gemeinnützige Vereine.

HormonSelbsthilfe, hormonselbsthilfe.de: Die Hormonselbsthilfe ist eine unabhängige Initiative von medizinischen Fachkräften und Betroffenen – wer Fragen rund um das Thema Hormone hat, kann sich hier Rat und Unterstützung holen. Zudem findet man hier Adressen von Selbsthilfegruppen zu Hormonthemen.

Netzwerk Frauengesundheit, netzwerk-frauengesundheit.com: Auf dem von Prof. Dr. Ingrid Gerhard ins Leben gerufenen Frauennetzwerk findet man interessante Artikel, Tipps, neue naturheilkundliche Methoden und vieles mehr rund um Frauenthemen (unter anderem auch Wechseljahre) sowie die Möglichkeit einer Arzt- und Therapeutensuche.

Frau im Wechsel, frau-im-wechsel.de: Bei der bundesweiten Arbeitsgesellschaft für Beratung in den Wechseljahren dreht sich alles um das Thema Wechselzeit. Es gibt Online-Videoberatungen, Einzelberatungen sowie Workshops und Vorträge.

Dank

Herzlichsten Dank an all die tollen Frauen, die wir mit diesem Buch und unserer täglichen Arbeit begleiten, beraten und etwas bereichern dürfen! Danke an unsere Mütter, Schwestern und Freundinnen für unseren einzigartigen Zusammenhalt! Danke von ganzen Herzen an die großartigen, unterstützenden und liebevollen Männer und Söhne in unserem Leben!

Über die Autorinnen

Saskia Straße von Ridder, Jahrgang 1974, ist Heilpraktikerin und beschäftigt sich seit 2016 mit ganzheitlichen Heilmethoden in der Frauengesundheit. Seit 2019 führt sie ihre eigene Praxis für Frauen und Naturheilkunde in München. Als Expertin für hormonelle Beschwerden bietet sie unter anderem Phytotherapie, Akupunktur und homöopathische Behandlungen an. Den heimischen Heilpflanzen und deren traditionellen Verwendungen gilt ihr ganz besonderes Interesse. Es ist ihr ein Anliegen, Frauenthemen rund um das Zykluswissen, die weibliche Sexualität, die Wechseljahre der Frau und den unerfüllten Kinderwunsch offener zu thematisieren, da diese noch viel zu oft mit Tabus behaftet sind. Neben ihrer Praxistätigkeit spricht sie dazu auch im Rahmen von Interviews, Workshops und Vorträgen. Sie schreibt Artikel und Beiträge, unter anderem für das Frauenmagazin *ELLE* und diverse Fachzeitschriften. Mehr Infos unter frauennaturheilkunde.com und bei Instagram unter @ praxis_frauen_naturheilkunde.

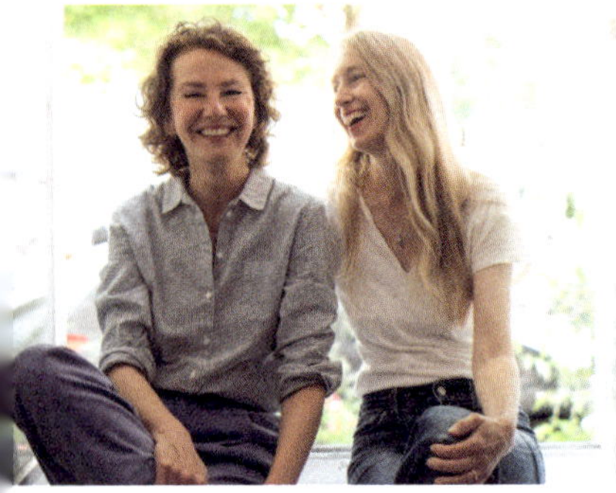

Claudia Rieß ist seit 20 Jahren mit Herz und Seele Journalistin, Kolumnistin und Autorin, unter anderem für *Apotheken Umschau, Baby und Familie, Brigitte Balance* und *FOCUS Gesundheit*. Sie war stellvertretende Chefredakteurin des Magazins *Psychologies* und Chefredakteurin des Naturheilkundemagazins *Natur & Heilen*. Sie hat das Gesundheitsmagazin *Professor Dietrich Grönemeyer* konzipiert und als Autorin sowie Ghostwriterin mehrere Gesundheitsratgeber verfasst. Einer ihrer thematischen Schwerpunkte ist die Ernährung, daher hat sie sich zur zertifizierten Ernährungsberaterin ausgebildet und berät seitdem Frauen zu ihren individuellen Themen. Als Jahrgang 1973 ist sie mitten in den Wechseljahren und hat bei Gesprächen mit Freundinnen festgestellt, dass nach wie vor viel Verwirrung und Falschwissen über die Menopause kursieren. Daraus entstand die Motivation, zusammen mit der Heilpraktikerin Saskia Straße von Ridder einen Guide durch die Wechseljahr zu schreiben. Mehr Infos unter personalfoodcoachmuenchen.de.

Die Website zum Buch:
guide-durch-die-wechseljahre.de; @guide_durch_die_wechseljahre